# 음양승강으로 해석하는 사상의학

## 생리·병리

이 책의 각주에 나오는 《동의수세보원》 조문번호는 전국한의과대학 사상의학교실에서 엮은 2001년판 집문당 《사상의학》에 실린 원문의 분류기호이다.

음양승강으로 해석하는 사상의학
생리·병리

지은이 곽노규

1판 1쇄 인쇄 2021. 07. 15
1판 1쇄 발행 2021. 07. 20

발행처_물고기숲 • 발행인_임민수 • 등록번호_제406-2012-000004호 • 등록일자_2012. 01. 03. • 주소_(우)10906) 경기도 파주시 와석순환로 61, 708-601 • 전화_031)943-2090 • 팩시밀리 _031)943-2091 • 
값은 뒤표지에 있습니다. • ISBN 978-89-98038-71-7 93510 • 카카오톡 ID_fishwood • 카카오스토리_http://story.kakao.com/fishwood • 이메일_ fishwoodbook@naver.com • 블로그_http://blog.naver.com/fishwoodbook • 물고기숲은 독자 여러분의 의견에 귀 기울여 좋은 책을 만들겠습니다.

# 음양승강으로 해석하는 사상의학

## 생리·병리

**곽노규** 지음

물고기숲

# 서문

《중용》은 유학을 공부하는 사람이라면 누구나 읽은 책이며 읽었다면 또한 한 번 읽고 끝내는 그런 책이 아니다. 이제마도 수십 번을 읽지 않았을까. 이 책에서 매번 읽을 때마다 매번 나 자신을 반성하게 하는 구절이 있다. "넓게 배워라[博學], 자세히 물어라[審問], 조심스럽게 생각하라[愼思], 분명하게 구분하라[明辨], 굳세게 실천하라[篤行]." 무언가에 빠져서 흔들리지 않고 도탑게 하려면 그 일에 대한 신념이 깊어야 한다. 신념이 깊고 확고하려면 해야 할 것과 하지 말 것, 옳은 것과 옳지 않은 것, 말할 것과 말하지 말 것 등을 분명하게 알고 구분해야 한다. 구분에 자신이 없으면 실천이 흔들려 오래가지 못한다. 분류를 정확하게 하려면 사물에 대한 세밀한 관찰과 깊은 이해를 통한 신중한 결정이 필요하다. 조그만 작은 실수가 생기지 않도록 조심스러운 생각을 하기 위해서는 자세히 물어야 한다. 질문에 대한 현명한 답을 얻을 때까지 캐묻고 또 물어야 한다. 현명한 질문을 하기 위해서는 넓게 배우고 본받아야 한다. 무엇을 알아야 질문도 할 수 있다. 아무것도 모르고 아무 생각도 없는데 날카로운 질문을 할 수 있겠는가. 넓게 배우고 많이 본받으려고 하는 것이 공부의 기본이다.

이제마는 이 중 學, 問, 思, 辨 4가지만 가져오고 독행을 버렸다. 버렸다고 버린 것이 아니라 학문사변學問思辨을 하는 것 자체가 행위이기 때문에 굳이 넣지 않았다. 또한 학문사변을 쉼 없이 한 사람이라면 시키지 않아도 스스로 채찍질을 하며 실천할 것이라는 믿음이 있었을 것이다. 이제마가 학문사변을 이야기할 때, 나는 과학을 떠올렸다. 사물의 궁극적인 이치가 다 파헤쳐질 때까지 끊임없이 의심하고 궁구하고 실험하여 그 실체와 실체가 움직이는 기전을 규명하려는 과학이 생각났다. 규명하려는 대상이 서로 달랐을 뿐 서양의 과학정신과 《중용》의 학문사변은 묘하게 그 사물의 이치를 궁구하는 과정이 닮아 보였다.

과학은 근대의 합리성을 기초로 한다. 합리合理는 이성理性에 딱 맞는다는 뜻이다. 이성은 객관적으로 생각하고 판단하는 능력을 말한다. 그러므로 주관적인 것을 배제하고 객관적인 사실에 합당한 것만을 다루는 학문이 과학이다. 원자론으로 유명한 고대 그리스 철학자 데모크리토스는 크기, 무게, 운동, 위치 등 물리적인 현상을 사물의 제1성질이라 하고 색깔과 냄새, 맛 등을 사물의 제2성질이라 하면서, 제1성질은 객관적인 인식대상이 될 수 있지만 제2성질은 사람마다 다르게 감각하는 주관적인 것이어서 인식대상이 될 수 없다고 하였다. 이처럼 과학의 합리성은 근대에 처음 만들어진 것이 아니라 아주 오래된 서양의 사유구조이다.

이렇게 서양의 과학과 《중용》의 학문사변은 사물을 이해하기 위해 제시한 방법이 비슷하다고 해서 같은 사유구조를 가진 것은 아니다. 동아시아의 과학자들 또한 객관적 사실, 객관적 실체를 최대한 찾아내려는 노력이 늘 있었고 서양도 늘 객관적인 것만 찾으려고 하지도 않았다. 하지만 물밑에 깔려 있던 객관적 사유방법이 근대, 현대에 과학이란 이름으로 부상하고 이를 잣대로 학문이나 문화를 비교한 다음에야 서양과 동아시아가 완전히 다른 인식방법을 가지고 있다는 것을 알게 된다. 특히 한의학은 근현대의 과학에서 바라본다면 주관적 감각에 의지하는 비과학이라는 것이 분명하게 드러난다. 일제강점기에는 근대적이지 않은 것, 근대화가 되지 않는 것은 모두 폐기처분을 하려고 하였다. 과학으로 규명되지 않는 것은 모두 버렸다.

19세기를 살다간 이제마(1837~1900)는 조선후기 서양문물을 가장 열심히 수집하고 받아들인 최한기(1803~1879)보다 약간 늦지만 동시대를 살았다. 이제마의 유작 중에는 서양문물에 대한 그의 태도가 나와 있지는 않지만 《이제마 평전》에는 이제마가 35세에 연해주와 두만강 유역을 둘러본 기록인 〈유적遊蹟〉을 인용하면서 증기기관으로 움직이는 배, 전선을 통해 전기신호를 보내는 통신, 대포 등에 대한 소견을 적어놓았다. 이런 근대과학의 산물을 보면서 이제마는 어떤 사고의 변화를 겪었을까. 단순히 조선후기 성리학의 문제점을 적시하고 원시유학인 공자와 맹자로 돌아간 것으로 끝이었을까. 황노지학에 바탕을 둔 전통한의학을 유학에 기반한 사상의학으로 탈바꿈시키기만 한 것인가. 근대과학의 산물을 보고 나서 미래로 나아가지 않고 과거로의 회귀만 했다고 하기에는 아쉬움과 석연치 않음이 너무 크다. 근대과학은 이제마에게 아무 영향을 주지 못한 것인가. 최한기는 서양 근대의학을 중국에 소개한 홉슨의《전체신론全體新論》을 읽고《신기천험身機踐驗》을 저술하고 몸을 기화氣化, 운화運化라는 새로운 형식으로 설명하였다. 최한기보다 약간 늦은 시대에 살았고 서양 근대과학기술을 직접 본 이제마는 어떤 영향을 받았을까. 안타깝게도 자료가 거의 없다.

동아시아의 과학정신, 학문사변은 이제마에게《동의수세보원》을 쓸 수 있는 바탕이 되었을 것이다. 나중에 사상의학으로 불리게 된 이 새로운 의학은《황제내경》과《동의보감》으로 공부한 기존의 한의사에게는 매우 낯설었다. 이제마 자신조차도 이를 알기에 100년 뒤에야 유행할 것이라고 예견하였다. 하나의 새롭고 이질적인 문화가 기존의 문화에 편입되어 받아들여지고 자기만의 자리를 잡기가 어렵다는 표현이 100년일 것이다. 100년이 지나 20~21세기가 되면서 서양의 근대과학은 현대과학이 되어 전 세계 학문의 주류가 되었다.

이제마의《동의수세보원》은 매우 간략한 책이다. 너무 간략해서 이해하기가 더 어렵다. 본인 스스로 태양인이라고 말한 이제마는 스스로가 만든 태양인 기질을 저술에서도 그대로 보여주고 있다. 소음인처럼 자세한 설명 없이 뼈대만 크게 보여준다. 뼈와 뼈를 연결하는 방법을 찾아내는 것은 독자의 몫이다. 그렇다 보니 독자의 해석이 분분하여 사상의학의 임상은 있으나 생리와 병리가 분명하지 않고, 생리와 병리는 얼기설기 대충 설명할 수 있으나 이제마가 꿈꾸던 이상향적인 몸, 유학자의 몸, 군자와 소인의 몸에 대한 해석은 20세기 말이 되어 이창일, 허훈, 최대우 등에 의해 겨우 해설되기 시작하였다. 21세기 들어서야 조황성, 신홍일, 황민우, 정용재 등이《동의수세보원》원문을 제대로 해설한 책들이 출판되었고 허만회의 체형사상학회는 《임상경험집》 1~8권에 많은 사상의학의 의안을 담아서 내놓았다. 정역正易을 전공한 김만산의 사상의학 강의록은 음양승강 개념에 대한 확신을 주었다. 이분들의 해설과 의안은 미련스러운 필자가 '음양승강'으로 사상의학의 생리와 병리를 해석하는 데 중요한 밑거름이 되었다.

이 책은 얼기설기 대충 설명되었던 사상의학의 생리와 병리를 현대과학처럼 분명하고 선명하게 해석하기 위한 것이다. 이제마의 설명은 매우 간략하면서도 중요한 것만 언급하고 있어서 이해하기 어려운 곳이 많다. 그래서 임상은 가능하지만 자세한 생리와 병리를 설명하기가 어려웠다. 필자는 사상의학의 생리와 병리를 분명하게 나누어 선명하게 설명하고 싶었다. 비록 과학의 인과론과는 다르겠지만 병의 원인부터 초증初證, 중증中證, 말증末證으로 변화하는 병리를 논리적으로 구성하고 싶었다. 소음인, 소양인, 태음인, 태양인의 생리와 병리가 따로따로 설명되는 것이 아니라 같은 논리구조로, 씨줄과 날줄로 촘촘히 설명하고 싶었다. 병의 변화에 따라 예후를 예측하고 이를 환자에게 미리 말해줄 수 있는 그런 기전이 분명하게 나타나도록 하고 싶었다.

이런 것들은 기존 한의학에서는 일부에만 있던 것들이다. 그런데 이제마의 《동의수세보원》에는 같은 논리구조를 가지고 병의 기전을 설명하고 병을 초증初證, 중증中證, 말증末證으로 구분할 수 있고, 그럼으로써 현재 질병 상태의 전후를 어느 정도 예측할 수 있었다. 과학의 세균, 바이러스 같은 실체로써는 설명할 수 없지만 '음양승강'의 논리구조는 정합성을 가지고 있어서 과학적 설명방식을 가지고 있다. 이제마는 소음인 울광병, 망양병에 대해서만 초증, 중증, 말증으로 나누었지만 이를 기초로 각 체질의 모든 병증도 초, 중, 말증으로 나눌 수 있다. 또한, 그럼으로써 태음인의 병증을 새롭게 세울 수 있고, 태음인의 병증이 세워지면 이 논리를 따라 태양인의 병리를 해석할 수 있다. 이런 생리·병리는 '음양승강'이라는 전제 조건을 가지고 해석할 때 가능하다.

이런 일관된 방법론을 염두에 두고 《동의수세보원》을 쓴 이제마는 19세기의 과학기술을 보았다. 과학기술만 보았을까? 서양 근대의 합리적인 설명방식을 접한 것은 아닐까? 근대의 합리적 설명방식을 토대로 그 위에 유학의 세계관을 입힌 의학을 내세운 것은 아닐까? 이런 질문이 꼬리에 꼬리를 문다. 아니 어쩌면 조선후기에 탄탄한 논리싸움을 한 성리학 논쟁(사단칠정논쟁, 인성물성논쟁 등)의 영향을 받았을지도 모른다. 이 논쟁은 상대방의 작은 허점을 찾아내어 공격하고 조그만 나의 허점마저도 보완하려는 논리 싸움이 치열하였다. 이제마의 논리적인 4원구조는 그런 사회적 분위기 속에서 만들어졌을 가능성도 있으며, 이것이 현재까지는 더 타당한 설명일 수도 있다. 하지만 왠지 이제마의 생리와 병리를 논리적으로 설명하려고 할수록 서양근대의 과학기술, 그중에서도 증기기관차의 열 전달방식이 떠오른다. 가로축이 앞뒤로 움직이면 그에 따라 위아래로 승강운동하는 기계의 운동방식이 보인다.

이 책은 이제마의 사유구조를 해석하고 그 내면에 숨겨져 있는 생리·병리를 겉으로 분명하게 드러나게 하려고 노력하였다. 《동의수세보원》의 조문을 하나씩 해설하는 방식을 취하지 않고 각 조문을 해체하고 다시 하나로 합쳐 새로운 문장을 만들었다. 소음인, 소양인 등 각 편에 흩어져있던 내용을 재조립하여 소음인과 소양인 생리와 병리기전을 만들고 소음인과 소양인의 대변, 소변, 땀, 소화의 변화를 기반으로 태음인과 태양인의 대변, 소변, 땀, 소화의 병적 변화를 확인하고 이에 맞게 두 체질의 생리·병리를 재구성하였다. 그러면서도 성명론, 사단론, 확충론, 장부론의 내용이 생리와 병리에 충분히 스며들도록 노력하였다. 이제마의 생리와 병리는 모두 성정性情으로 시작하여 성정으로 끝나고 있기 때문이다.

전통한의학의 최종 목표는 사람과 자연의 정상적인 감응이었다. 사람과 자연은 기로 만들어지고 기로 운동하는 하나이므로 자연의 흐름, 기의 흐름에 거슬리지 않는 것이 건강의 기본이었다. 이제마는 자연을 언급하지 않고 오직 사람을 이 세상의 중심에 놓고 사람다운 사람이 되었을 때 비로소 건강을 획득할 수 있다고 한다. 사람을 사람답게 하는 것이 바로 감정의 절제를 통한 도덕적 삶이다. 선한 마음을 유지하고 드러난 감정을 수신修身함으로써 거친 동물의 감정에서 도덕화된 사람의 감정으로 승화시키는 것을 질병에서 벗어나 건강한 몸을 만드는 방법으로 삼았다. 성정性情의 온전함, 절제된 감정은 몸의 가로 순환운동의 추동력이 되고 가로 순환운동에 의하여 위아래에 있는 장臟과 장臟, 부腑와 부腑 사이의 승강작용이 이루어진다. 이런 이제마가 천착한 사유방법으로 생리와 병리를 재구성하면서 의학 속에 그의 철학이 배어들도록 하였다. 이런 내용은 2장부터 5장에 담겨 있으며 이것이 이 책의 씨줄이다.

생리와 병리의 재구성을 위하여 사용한 도구가 바로 대변, 소변, 땀, 소화라는 4대지표이다. 이 4가지는 근대의학 이전부터 보이지 않는 사람의 속 모습을 겉으로 보여주는 생리현상들이었다. 이제마는 이 4가지를 각 체질의 건강을 측정하고 또한 폐비간신의 건강상태를 보여주는 지표로 삼았다. 이 지표들은 병의 변화에 따라 같이 변화하기 때문에 병증을 분류하고 진단하고 처방을 할 때 기본적인 근거가 된다. 그리고 4대지표의 변화는 음양승강에 의해서 발생한다. 그러므로 때로는《동의수세보원》에서 언급하지 않은 병증의 증상을 추론해낼 수가 있다. 1장에서는 음양승강의 개념을 실어 이 책의 방법론을 제시하였고 6장에서는 체질에 따라, 체질의 병증에 따라 변화하는 대변, 소변, 땀, 소화 상태를 음양승강 운동으로 설명하였다. 이것이 이 책의 날줄이다. 7장에서는 필자가 많은 선배로부터 배웠던 체질감별 방법을 소개하였다.

이 책은 많은 사람의 도움을 받았다. 우선 필자를 데리고 30대 중반부터 3년간《동의수세보원》을 같이 읽어준 조선철학자 이현구와 구태환, 종교철학자 김희정에게 많은 가르침을 받았고 과학철학을 가르쳐주신 최종덕, 인문의학의 길을 알려준 강신익, 한의학의 참모습을 안내해준 박석준, 한 번씩 핵심을 찌르는 조언을 해준 김시천, 좋은 선배의 모습을 보이라고 등 떠민 오재근은 나의 멘토 선생님들이며 이분들이 이 책의 밑그림을 그리게 해주었다. 그리고 원고를 꼼꼼히 읽고 교정해준 한의사 구금표, 김재문, 김현진, 김효주, 김형진, 송석모, 이강환, 이정훈 동지께 감사드린다. 마지막으로 한의학과 사상의학을 처음으로 알려주시고 길 밝혀주신 박인상 선생님, 사상의학의 임상을 지도해주신 너무나 존경하는 체형사상학회의 허만회 선생님, 두 분이 없었다면 이 책을 쓸 수 없었을 것이다. 또한 지영, 내현, 동륜이의 사랑이 늘 나를 자라게 한다. 별 볼 일 없는 원고를 선뜩 책으로 만들어주신 물고기숲 임민수 사장님께도 감사드린다.

우천 박인상,
그분은 언제나 나의 그리움이고, 나는 그분의 아쉬움이다.

불초자 곽노규

# 차례

## 3장 소양인 _67

# 1장

# 음양승강의 생리와 병리

## 1. 음양개념에 대한 사유

모든 명제는 전제조건을 전제로 존재한다. 조건 없이 존재하는 명제는 없다. 자식은 부모가 있어야 하고, 국가는 국민이 있어야 하며, 사람은 공기와 물, 태양과 달 등을 조건으로 존재하며, 중력은 두 개의 물건이 있어야 작용하며, 실험할 때도 조건이 필요하여 물이 100도에서 끓는다는 명제에도 여러 환경적 전제조건이 필요하다. 그렇기 때문에 전제조건은 늘 개념의 정의와 맞닿아 있고 명제를 이해하기 위한 선행조건이 된다. 그러므로 이 글을 읽기 위해서는 필자가 사용하는 용어의 개념을 이해하여야 한다.

한의학의 인식론의 핵심은 기와 음양이다. 기는 존재론, 우주론이기도 하다. 한의학을 이해하기 위해서는 기와 음양에 대한 보편적 개념의 공유가 전제되어 있어서 기와 음양을 빼버리면 한의학을 설명할 수 없게 된다. 이런 전통한의학과 달리 사상의학은 '기'에 대한 의존도가 낮고 '음양' 또한 그러하다. 그렇지만 사상의학의 생리·병리를 설명하는 부분에서는 이제마가 사용한 음양의 개념을 이해하지 않고서는 앞으로 나아갈 수가 없다. 그래서 우리는 이 책의 음양개념을 먼저 전제하고자 한다. 《동의수세보원》에서 사용하는 '음양' 또한 동아시아의 상관적 사유방식을 대표하는 음양개념 중 하나이다. 동아시아는 음양을 사물의 역동성과 대칭성, 그리고 사물의 분류방법으로까지 넓고 다양하게 사용한다. 양과 대비되는 음의 성질에 의해 음에는 그늘, 여자, 무거운 것, 왼쪽, 혈血, 내려가는 것 등이 속하고, 음과 대비되는 양의 성질 때문에 양에는 볕, 남자, 가벼운 것, 오른쪽, 기氣, 올라가는 것 등이 속한다. 그렇지만 이런 음양의 다양한 성질을《동의수세보원》은 사용하지 않고 단지 상승하는 것은 양陽, 하강하는 것은 음陰이라는 개념만 사용하고 있다.

소양인 소갈병의 병리를 설명할 때, 이제마는 갑자기 '清陽上升'이라는 이제까지 언급한 적도 없던 '清陽'이란 단어를 꺼낸다. "大腸의 청양이 위로 올라가야 하는데 胃까지 충분히 올라가지 못하면 중소병이 된다"고 하였다.[1] 소양인의 생리는 대장의 한기寒氣가 胃로 상승하고 脾로 가로순환한 다음 腎으로 하강하고 腎의 한기는 대장에서 한기를 잘 만들도록 보호하고 조절하는 과정을 통하여 작동한다. 그러므로 소갈병의 병리 중 대장에서 胃로 상승하는 것은 한기이다. 한기는 음양 중 음의 성질이다. 양이 될 수 없다. 그렇다면 대장에서 胃로 상승하는 '清陽'은 무엇인가? 맑은 양의 성질을 띤 어떤 것이 이 병리기전에는 없다. 상승하는 것은 한기밖에 없다. 맑고 가볍게 정상적으로 상승하는 한기 외에는 없다. '清陽'은 가볍고 맑게 상승하는 한기의 다른 이름이며 건강하게 상승하는 기운의 다른 이름이다.

소음인 태음병과 소음병의 병리에서도 이와 같은 문장이 나온다. 이제마는 태음병의 치료방법으로 '溫胃而降陰'을, 소음병의 치료방법으로 '健脾而降陰'을 제시하였다.[2] 태음병은 '胃를 따뜻하게 하여 음陰을 내려보낸다', 소음병은 '脾를 튼튼하게 하여 음陰을 내려보낸다'라고 번역할 수 있다. 소음인 리병裏病의 생리는 胃의 열기熱氣가 대장으로 정상적으로 하강하는 것이다. 그러므로 하강할 수 있는 것은 음의 성질을 가진 어떤 것이 아니라 양의 성질의 열기이다. 음양승강으로 해석하는 사상의학의 관점에서 이 병리를 해석하면, 다음과 같다. 胃의 열기熱氣가 대장으로 충분히 하강하여야 정상인데, 막혀 울체되어서 태음병이 생겼다. 이런

---

1 10-17. 胃局清陽上升 而不快足於頭面四肢 則成上消病 大腸局清陽上升 而不快足於胃局 則成中消病.

10-18. 平心靜思則陽氣上升輕清 而充足於頭面四肢也 此元氣也清陽也. 勞心焦思則陽氣下陷重濁 而鬱熱於頭面四肢也 此火氣也耗陽也.

2 7-11. 太陰證 下利清穀者 當用 藿香正氣散 香砂養胃湯 薑朮寬中湯 溫胃而降陰. 少陰證 下利清穀者 當用 官桂附子理中湯 健脾而降陰.

경우에는 胃의 긴장을 풀어서 그 열기를 하강시킨다[溫[3]胃而降陰]. 그러면 울체된 것이 뚫리면서 태음병이 낫는다. 소음병은 胃에서 대장으로 하강하는 힘, 즉 열기가 약해져서 발생한다. 그러므로 胃에서 열기를 충분히 만들게 하는 脾를 튼튼하게 해야 한다. 脾의 열기가 튼튼해야 胃가 열기를 충분히 만들 수 있고 胃의 열기가 정상적으로 하강하여야[健脾而降陰] 소음병이 낫기 때문이다. 그러므로 하강하는 것은 열기이다. 정상적으로 하강하는 기운이므로 가볍고 맑게 하강하는 '淸陰'이라고 불러도 된다.

이렇게 이제마는 한기寒氣의 상승을 양陽, 열기熱氣의 하강을 음陰이라고 하였다. 전통한의학이라면 한기寒氣의 상승을 음기陰氣의 상승, 열기熱氣의 하강은 양기陽氣의 하강이라고 표현하였을 것이다. 그런데 이제마는 한기의 상승을 淸陽上升, 열기의 하강을 降陰이라고 하였다. 이것은 한열寒熱이라는 음양의 성질에 중점을 둔 분류가 아니라 상승과 하강이라는 성질에 중점을 둔 분류였기에 이런 표현이 가능한 것이다. 열기이든, 한기이든 상관없이 상승하면 양陽이라 하고, 하강하면 음陰이라고 이제마는 말하였다.

그러므로 소음인의 망양병은 양의 기운, 즉 열기가 망한 병이 아니라 腎에서 脾로 상승하는 힘이 점차 망해가면서 약해지는 상태를 의미하며, 소양인의 망음병 또한 음의 기운, 즉 한기가 망한 것이 아니라 脾에서 腎으로 하강하는 힘이 점차 망해가면서 약해지는 상태를 표현한 것이다. 망양병의 병리인 '陽不上升'은 '상승할 것이 올라가지 못하면'으로, 망음병의 '陰不下降'은 '하강할 것이 하강하지 못하면'으로 번역한다.[4] 상승할 것, 즉 열기가 상승하지 못하여 망양병이 생기고 하강해야 할 것, 즉 한기가 하강하지 못하여 망음병이 된다.

망양병과 망음병은 전통한의학에 없던 병이기에 이제마가 새로운 병명을 붙였으며, 이 병명을 지을 때 본인이 전제하고 있는 음양개념을 전제로 하였다. 하지

---

3 '온'을 '따듯하다'라고 번역하면 어색하다. 溫膽湯을 담을 따듯하게 하는 약이라고 번역한다면 어색하다. 담의 긴장을 풀어주는 약이라고 번역하는 것이 더 자연스럽다. '온'에는 눅이다, 긴장을 풀어주다는 2차적 의미가 있다. 여기에서도 위장에는 열기가 담겨 있고 태음병증은 위장의 열기가 정상상태를 유지하고 있으므로 위장를 더 따듯하게 해줄 필요는 없다. 도리어 위의 열기가 울체되어 하강하지 못하므로 울체를 풀어 저절로 하강하게 하면 병이 낫는다. 그러므로 '溫胃'는 '위의 긴장을 풀다'라고 해석하는 것이 좋다.

4 9-32. 亡陽者 陽不上升而 反爲下降則 亡陽也. 亡陰者 陰不下降而 反爲上升則 亡陰也.

만 전통한의학의 병증과 사상의학의 병증이 거의 일치하는 경우에는 새로운 병명을 만들지 않고 기존의 병명을 그대로 사용하였다. 예를 들면, 태양병, 양명병, 태음병, 소음병, 궐음증, 음허병 등이다. 전통한의학에서 사용하던 용어를 그대로 쓴 경우의 '음양'은 질병의 분류을 위해 사용된 '음양'일 뿐이지 그 속에 어떤 의미를 내포하지 않고 있으므로 이 경우에는 이제마의 음양개념을 대입하여 억지로 해석하는 오류를 범해서는 안 된다.

소양인의 음허오열병陰虛午熱病의 음허는 전통한의학의 음허와 원인과 증상이 거의 흡사하기 때문에 이제마는 교정하지 않고 그대로 사용하였다. 하지만 이제마의 병리로 말하면 大腸寒氣의 상승하는 힘이 매우 약해진 상태에서 발생하는 병증을 말한다. 엄밀하게는 腎에서 大腸으로의 가로순환이 매우 약해져 大腸이 한기寒氣를 생성하지 못하고 이어서 大腸에서 胃로의 상승운동도 약해지면서 발생하는 증상을 말하는 것이다. 그러므로 '腎寒虛證(소양인의 보명지주인 한기가 매우 부족해져 생기는 증상)'이나 '陽虛午熱病(腎에서 大腸, 大腸에서 胃로 상승하는 힘이 부족하여 오후에 열이 오르는 병증)'이라고 병명을 바꾸어야 하나, 이것이 전통한의학의 음허병과 증상이 같으므로 새로운 용어를 만들지 않고 원래 쓰던 용어 그대로 음허오열병이라고 한 것이다. 소음인의 태음병, 소음병, 궐음병 또한 전통한의학의 분류방법대로 사용하여도 병증이 통하므로 새롭게 이름을 붙이지 않고 그대로 사용하였다.

음양승강의 사상의학으로 해석하면, 소양인 음허는 腎의 한기寒氣가 매우 부족하여 대장에서 胃로 상승하지 못하는 상태를, 소음인 양허는 脾의 열기熱氣가 매우 부족하여 胃에서 대장으로 하강하지 못하는 상태로 정의 내릴 수 있다. 이제마는 이것에 굳이 새로운 이름을 붙이지 않고 소양인은 음허병이라고 부르고 소음인은 소음병이라고 전통한의학의 병명을 그대로 부른다. 익숙한 전통한의학의 용어가 이미 있어서 굳이 바꿀 필요가 없는 경우에는 그대로 차용하였다. 태음인의 肺燥는 肝의 온기溫氣가 매우 부족하므로 肺로 상승하지 못하여 발생한 병증으로 전통한의학에 없는 병리와 병증이기 때문에 이제마는 새로운 이름을 지었다. 전통한의학의 용어가 사상의학의 병증을 그대로 포용할 수 있으면 분류 용어로써 그대로 사용하였고 새로운 병리와 병증을 담을 수 있는 용어가 없을 때는 새로운 것을 만들었다. 그러므로 새로운 용어에는 이제마의 사유방식이 깃들어 있다.

슬픔[哀]과 성냄[怒]은 양陽에 속한다. 슬픔의 기는 위로 곧바로 상승하고 성냄의 기는 비스듬히 위로 상승하기 때문이다. 좋아함[喜]과 즐거움[樂]은 음陰에 속한다. 좋아함의 기는 비스듬히 아래로 하강하고 즐거움의 기는 곧바로 아래로 하강하기 때문이다.[5] 슬퍼하고 성내는 기는 위로 상승하므로 슬픔과 성냄은 양에 속하고, 좋아하고 즐거워하는 기는 하강하므로 좋아함과 즐거움은 음에 속한다. 슬픔과 성냄이 그냥 양에 속하는 것이 아니라 감정이 동했을 때 상승하기 때문에 양인 것이며 좋아함과 즐거움은 하강하기 때문에 음에 속한다.

이렇게 이제마는 상승과 하강의 성질에 따라 性情도 음양으로 구분하였다. 이를 전제로 다시 다른 조문들을 살펴보면 흥미로운 사실을 밝혀낼 수 있다. 〈사단론〉은 "태양인, 소양인, 태음인, 소음인의 장국臟局의 짧고 긴 것[短長]은 네 가지 같지 않은 것 중에도 한 가지 대동한 것이 있으니 천리天理의 변화이다. 이것은 성인聖人과 중인衆人이 모두 같다"[6]라고 하였다. 태양인, 소양인, 태음인, 소음인은 모두 장국의 길고 짧은 것, 즉 肺脾肝腎의 크고 작은 차이로 인하여 분화되며 이런 차이는 자연스러운 변화에 의해 생긴다.

자연스러운 변화로 인하여 4가지 체질 중 하나로 태어나는 것은 성인이나 일반인이나 같다. 성인이나 일반인은 태어날 때 동등한 자연스러운 변화를 담고 있으며 누구는 태어날 때부터 성인이고 누구는 태어날 때부터 일반인이지는 않다. 성인과 일반인 모두는 자연스러운 변화라는 공통의 전제를 가지고 있으며 변화가 발생한 후에는 차이가 발생하여 4가지 체질로 나뉜다. 4가지 체질의 몸은 모두 길고 짧음을 가진 평등한 몸이다. 이제마에게 모든 사람의 몸은 수평적으로 평등하다.

이제마가 말하는 천리天理는 '자연스러운 변화', '자연스러운 움직임' 이상으로 해석하지 말아야 한다. 천리를 우주를 주재하는 변하지 않는 절대원리, 혹은 절대

---

5 2-13. 哀氣直升 怒氣橫升 喜氣放降 樂氣陷降.
2-14. 哀怒之氣 上升 喜樂之氣 下降.
2-15. 哀怒之氣順動則發越而上騰 喜樂之氣順動則緩安而下墜. 哀怒之氣 陽也 順動則順而上升 喜樂之氣 陰也 順動則順而下降.

6 2-4. 太少陰陽之臟局短長 四不同中 有一大同 天理之變化也 聖人與衆人 一同也.

진리라고 해석하는 것은 옳지 않다. 그런 해석은 이제마의 사람 중심의 철학에 위배된다. 이제마의 '하늘[天]'은 사람을 위해 있는 것이지 사람을 부리는 목적을 가진, 사람을 초월한 원리라고 생각할 수 없다. 이제마의 하늘[天]은 사람이 노니는 공간과 시간이다. 공간과 시간이 사람에게 주어졌을 때 생기는 변화, 사람마다의 변화, 4가지로 나누어지는 변화가 천리의 변화이다.

이제마는 〈사단론〉의 뒷부분에서 앞에서 한 말과 비슷하게 "태양인, 소양인, 태음인, 소음인의 장국臟局의 짧고 긴 것[短長]은 음양의 변화"[7]라고 하였다. 음양의 변화에 의해서 네 체질의 장부의 길고 짧음이 만들어진다는 것이다. 윗글과 아랫글을 함께 보면 체질은 천리나 음양의 변화에 의해 만들어진다는 내용으로, 천리나 음양만 빼고 보면 내용적으로는 큰 차이가 없다. 천리의 변화와 음양의 변화를 이제마가 같은 의미로 사용하였고 여기에 음양의 변화가 바로 승강운동이라는 전제를 사용한다면, 사람의 사장사부四臟四府의 기가 상승하고 하강하는 것에 따라 태양인, 소양인, 태음인 소음인이 만들어진다고 해석할 수 있다. 어떤 장부臟腑의 기가 상승하고 하강하느냐에 따라 그 장부의 길고 짧음, 크고 작음이 만들어짐으로써 사람의 체질이 결정된다는 것이다. 왜냐하면 이제마에게 음양은 상승과 하강이기 때문이다. 그리고 상승과 하강, 음양의 변화는 감정의 추동에 의해 이루어진다. 슬퍼하고 화내면 기가 상승하고 좋아하고 즐거워하면 기가 하강한다.

사람은 태어나는 순간부터 감정을 가지고 있으며 이 감정의 변화에 따라 몸의 어떤 부위(상초, 중상초, 중하초, 하초)의 기가 상승하기도 하고 하강하기도 하며 이에 따라 장부의 길고 짧음[長短], 크고 작음[大小], 허와 실[虛實], 강하고 약함[强弱]이 발생한다. 이런 결과를 만드는 과정을 음양의 변화라고 한다. 이런 변화는 사람으로 태어난 이상 당연한 것이므로 천리의 변화라고도 부른다. 천리의 변화란 어떤 특정한 원리에 따라 사물이 변하는 것을 가리키는 것이 아니다. 사람으로 태어나는 한, 사람은 누구나 감정을 가지고 태어나고 이 감정에 따라 사람의 몸이 변화한다는 극히 원초적인 진리를 이제마는 천리의 변화라고 하였다. 이것에 초월적인 원리는 존재하지 않는다. 그리고 천리의 변화는 음양의 변화, 승강운

---

7 2-23. 太少陰陽之臟局短長 陰陽之變化也.

동이라는 구체적인 모습으로 드러난다. 사람에게 공간과 시간이 주어지고 그 시공이 주어지는 순간 자연스럽게 4가지 기질 중 하나를 갖게 되며 각 기질은 또한 각각 승강운동하는 감정에 의해 체질이 형성된다. 이것이 천리의 변화이고 음양의 변화이다.

결론적으로 이제마가 새롭게 만든 용어들에 등장하는 음양은 상승하는 것은 양, 하강하는 것은 음이다. 감정이 움직였을 때 상승하는 것은 양에 속하고 하강하는 것은 음의 감정에 속한다. 하강하는 힘이 약해진 병은 망음병, 상승하는 힘이 약해진 병은 망양병이다. 그러므로 태양인, 소양인, 태음인, 소음인 4체질의 장부대소는 감정의 변화에 따라 상승하는 힘과 하강하는 힘이 장부臟腑에 작용하여 만들어진 것이며 이것에 의해 각 체질의 생리 활동과 병리 현상이 발생하게 되는 것이다.

## 2. 음양승강의 생리

야마다 게이지山田慶兒는 《중국의학의 기원》에서 단순한 약물에 대한 경험과 약물을 형태, 오미五味, 독의 유무, 사기[溫熱凉寒], 효과 등에 의해 분류한 본초는 서로 다르다면서 이렇게 이야기한다.

"약물에 대한 지식을 본초라고 말할 수 있기 위해서는 모든 약물에 적용되는 어떤 공통된 원리가 확립되어 있지 않으면 안 되며, 당연한 말이지만 그 원리에 의해 파악되고 정리된 지식은 경험적인 수준을 초월하지 않으면 안 된다."[8]

생리는 병리로부터 나온다. 병리적인 것이 없으면 생리적인 것을 찾아낼 수 없다. 〈동의보감〉을 생리와 병리로 구분해서 나누어본다면 생리를 다룬 부분보다 병리와 진단, 치료에 관한 내용이 몇 배 더 많다는 것을 알 수 있다. 이것은 서양의학도 마찬가지이다. 근대해부학과 해부병리학, 이를 근거로 해부생리학이 만들

8 윤석희, 박상영 역, 슈퍼노바출판사, 2016, pp.186-187

어지기 전까지의 서양의학 또한 병을 경험한 것을 토대로 추리한 투박한 생리학이 있었을 뿐이다.[9]

이제마 또한 전통한의학의 생리, 병리, 의학경험을 토대로 하면서도 사람마다 다른 치료반응의 차이를 발견하고 이 차이를 4가지로 분류하여 사상의학을 만들었다. 경험한 병리적 현상을 통하여 사상의학의 병리를 만들고 이를 추리하여 논리정연한 생리를 만들었다.

그런데 이제마의 생리학은 독특하다.

(1) 전통한의학과 달리 '氣'의 존재감이 거의 없다. 전통한의학의 생리,병리, 진단, 침구, 방제 등 모든 분야는 기로 시작하여 기로 끝나는 설명방식을 가지고 있다. 하지만 사상의학의 기는 존재는 하지만 스스로 운동하지 않는다. 기는 동물적인 몸에만 존재한다.

(2) 먹어서 생긴 기는 스스로 움직이지 못하고 천기와 인사, 성과 정에 의해 추동된다. 온전한 성과 절제된 정이 없이는 기는 동물적 몸에 있는 기운일 뿐이다. 이것을 도덕화된 성정에 의해 움직이게 되었을 때, 기와 도덕이 하나가 되어 작용할 때 기는 존재의 가치를 가질 수 있다. 이것이 성인, 군자의 몸이다.

(3) 몸을 3부위[三焦]가 아닌 4부위[四焦]로 나누었으며 이에 배속되는 장부 또한 기능적인 것이 아니라 위치적이다. 가장 높은 폐는 상초, 그다음 위에 있는 비는 중상초, 아래에 있는 간은 중하초, 맨 아래에는 신장을 배치하였다. 나머지 신체기관들도 모두 기능적 배속이 아니라 해부한 위치에 따라 분류하여 배속하였다.

(4) 모든 것을 4가지로 분류한다는 원칙에 의해 장부를 폐비간신 4가지로 나누고 심장을 제외하였다. 심장은 장부로서의 기능보다 마음이라는 의미로 사용된다.

---

**9** 이 부분에 대해서는 조르주 캉길렘의 《정상적인 것과 병리적인 것》(여인석 옮김, 인간사랑)과 미셸 푸코의 《임상의학의 탄생》(홍성민 옮김, 인간사랑)을 참고하기 바란다.

이 4가지에 대한 것은 《음양승강으로 해석하는 사상의학》 시리즈 중 가제 〈조선성리학이 꽃피운 의학, 사상의학〉에서 자세히 다룰 것이다. 여기서는 생리학에 관련된 부분의 결론만 언급하였다. 《동의수세보원》〈장부론〉은 이론과 임상이, 사회와 몸이 만나는 곳이다. 이것에는 이제마가 만든 사회적 환경이 몸에 어떻게 들어오는지, 몸이 어떻게 환경과 반응해야 하는지, 몸이 어떤 상태가 되었을 때 사회적으로 나아가는지를 다루고 있다. 이것을 중심으로 사상의학의 생리를 살펴보겠다.

음식은 입으로 들어와 위완, 위, 소장, 대장으로 흘러간다. 입으로 들어온 음식은 위에서 소화된 것은 열기가 되고 소장으로 내려가 량기凉氣가 만들어진다. 위의 열기 중 가벼운 것은 위완으로 올라가 온기가 되고 소장의 량기 중 무거운 것은 대장으로 내려가 한기가 된다.

위완의 온기는 턱밑의 온전한 성性에 의해 津이 되고 津은 天機 중 天時를 널리 듣는 힘으로 뇌에서 神이 되며 이 神은 뒤통수로 흘러가 膩가 된다. 膩는 사사로움이 없이 事務를 하는 절제된 정情의 힘으로 폐가 흡수하며 폐는 다시 津이 잘 만들어지도록 위완을 보호하고 조절한다. 이것은 상초의 가로순환이다.

위의 열기는 가슴의 온전한 성性에 의해 膏가 되고 천기 중 世會를 널리 보는 힘에 의해 氣가 되고 氣는 등으로 흘러가 膜이 된다. 膜은 사사로움이 없이 交友를 하는 절제된 정情의 힘으로 脾가 흡수하며 脾는 膏가 잘 만들어지도록 위를 보호하고 조절한다. 이것이 중상초의 가로순환이다.

소장의 량기는 배꼽의 온전한 성性에 의하여 油가 되고 油는 천기 중 人倫을 널리 냄새맡는 힘으로 血이 되며 이 血은 허리로 흘러가 血이 된다. 血은 사사로움이 없이 黨與를 하는 절제된 정情의 힘으로 간이 흡수한다. 간은 油가 잘 형성되도록 소장을 보호하고 조절한다. 이것이 중하초의 가로순환이다.

대장의 한기는 아랫배의 온전한 성性에 의하여 液이 되고 液은 천기 중 地方을 널리 맛보는 힘으로 精이 되며 이 精은 방광으로 흘러가 精이 된다. 精은 사사로움이 없이 居處를 하는 절제된 정情의 힘으로 腎이 흡수한다. 腎은 液이 잘 형성되도록 대장을 보호하고 조절한다. 이것이 하초의 가로순환이다.

음식에 의해 만들어진 온열량한의 기운을 이제마는 갑오본에서 보명지주, 즉 '생명을 지키는 힘'이라고 하였다가 개정한 경자본 신축판에서는 이를 삭제하였다. 필자는 이를 보명지주라고 여전히 부르겠지만 해석은 '원초적인 생명력'이라고 할 것이다. 이제마의 실제 보명지주는 성과 정의 힘이고 온열량한은 동물도 가지고 있는 기운이기 때문이다. 이런 생각 때문에 경자본에서는 보명지주를 삭제하였을 것이다. 사람의 몸, 도덕의 몸만 이제마는 다루고 싶었던 것이다. 진고유액의 탁한 것은 위완, 위, 소장, 대장을 튼튼하게 하고 니막혈정의 탁한 것은 피육근골을 단단하게 하는데 이것은 가로순환의 핵심의 아니어서 간단하게 언급하고 지나간다.

이렇게 위완, 위, 소장, 대장의 사부四府에서 만들어진 온열량한의 기는 성性의 온전함에 의해 함억제복에서 진고유액이 되고 이것은 천시, 세회, 인륜, 지방이라는 천기를 널리 듣고 보고 냄새 맡고 맛보는 힘에 의해 신기혈정이 되며 이것은 두견요둔에서 니막혈정으로 변한 다음 폐비간신이 절제된 정情으로 인사를 하는 힘에 의해 흡수한다. 그리고 다시 사부가 진고유액을 충분히 만들도록 보호하고 조절한다. 이것이 가로순환의 생리이다.

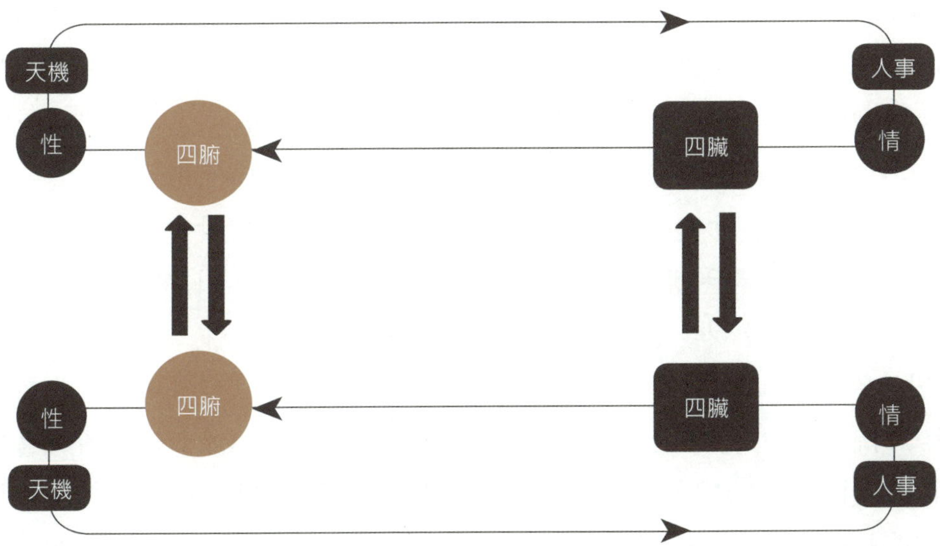


**도표1-1. 음양승강생리도**

가로순환이 천기와 인사, 성과 정에 의해 정상적으로 작동하면 사부와 사장은 위아래로 승강운동을 하며 온열량한의 기운을 각 체질의 특성에 맞은 길로 순환시키면서 각 체질의 생리가 형성된다. 이렇게 형성된 생리가 온전하게 순환하는 몸을, 이론적으로는 호선好善이 무쌍한 몸, 오악惡惡이 무쌍한 몸이라고 할 수 있으며 현실적으로는 교긍벌과驕矜伐誇하는 사심邪心이 발현되지 않게 하고 탈치나절奪侈懶竊하는 태행怠行을 극복한 몸이라고 할 수 있다.

## 3. 惡寒發熱의 승강병리

오한과 발열은 감기뿐만 아니라 모든 질환에 나타나는 증상이며 병리학을 배울 때 가장 먼저 등장하는 증상이기도 하다. 여러 질환에서 오한과 발열은 병의 상태를 진단하는 가늠자의 역할을 하므로 오한과 발열의 기전을 이해하는 것은 사상의학뿐만 아니라 한의학 전체, 의학 전체에서도 중요하다. 이는 생명을 보존하려는 몸의 방어 전략의 최전선에 나타나는 증상이다. 여기에서는 사상의학의 오한과 발열만 다룬다.

몸이 으슬으슬 춥고 바들바들 떠는 오한惡寒은 相敵而相格이다. 정기正氣와 사기邪氣의 힘이 막상막하로 비등하여 대치하고 있는 상태이다. 오한이 있으면 이것과 조합되는 다른 증상을 살펴보아야 한다. 가장 중요한 증상이 발열과 땀이다. 오한은 있는데 발열이 없는 것, 오한이 있으면서 발열도 있는 것, 오한이 있으면서 땀이 나는 것과 나지 않는 것, 오한이 있고 발열도 있으면서 땀이 나는 경우와 나지 않는 경우를 잘 관찰하여야 한다. 오한은 아직 정기가 살아 있다는 표현이다. 참고로 외한畏寒은 방어력이 약하여 몸 외부나 내부의 찬 기운을 감당하지 못하고 추운 것과 찬 것을 싫어하는 반응이므로 오한과 구별한다.

발열은 3가지로 나눌 수 있다. (1)정기가 사기를 이겨서 발열하고 발열과 함께 땀이 나면서 병이 풀어지는 경우, (2)정기가 사기에 져서 사기에 의해 정기가 울체되어 생긴 발열, (3)사기에 진 정기가 약해져서 생기는 허열虛熱이 그 3가지이다. 첫 번째는 저절로 병이 낫고, 두 번째의 울체로 생긴 열은 병의 초기에 나타나고 적절한 치료가 없으면 서서히 만성질환으로 변화한다. 정기가 약해져 생기는 허열虛熱은 각 체질의 험증險證이나 위증危證에서 주로 나타난다. 여기에서는 병의 초기에 나타나는 오한과 발열만 설명한다.

소음인의 鬱狂病 초증初證에는 정기와 사기가 서로 힘이 비슷하여 오한, 발열, 無汗하며, 亡陽病 초증初證에는 정기와 사기의 힘이 서로 비슷하다가 바로 정기가 약간 밀리면서 오한, 발열, 有汗하며, 망양병 중증中證에는 정기가 사기에 밀려서 不惡寒 反惡熱 汗自出 便秘의 증상이 생기고, 망양병 말증末證에는 정기가 허약해져 사기에 저항하지 못하므로 오한이 없이 몸에 열이 뜨끈뜨끈하게 나면서 땀이 비 오듯이 쏟아진다. 단, 땀이 식으면서 惡寒이 잠깐 생긴다.

소양인의 정기와 사기의 힘이 비슷하여 생긴 少陽傷風證은 脾에서 腎으로 하강하려는 힘과 이를 방해하는 사기가 서로 부딪쳤지만 결국 하강하지 못하고 정기와 사기가 서로 대치하고 있는 상태이다. 그러므로 오한, 발열, 不汗, 身痛, 胸煩의 증상이 생긴다. 少陽傷風證 중 오한과 발열이 교대로 나타나는 것[寒熱往來]은 정기와 사기가 서로 밀고 밀려서 생기는 것이다. 하강하는 힘이 막는 힘을 뚫고 하강하면 열이 나고 막는 힘이 하강하는 힘보다 강하여 내려가지 못하면 다시 오한이 생기면서 오한과 발열이 그때그때 상황에 따라 번갈아 나타난다. 그러므로 정기의 힘이 충분히 살아 있는 상태이다. 소양인이 脾에서 腎으로 하강하지 못하고 오래되면 하강하는 힘이 저절로 약해져서 겉으로 오한惡寒이 아니라 외한畏寒이 생긴다. 속에서 열이 훅하고 겉으로 올라오는 발열이 있는데 이것은 亡陰病이나 陰虛病에 주로 생기는 허열虛熱이므로 실제 열과 구분해야 한다.

태음인의 背顀表寒病은 정기와 사기가 서로 비슷하여 오한, 발열, 無汗, 身痛, 喘의 증상이 나타나는데 이런 교착상태가 오랫동안 유지되는 것을 長感病이라고 부른다. 長感病 중 오한이 3일 동안 지속되다가 발열이 4일간 나타나는 것은 발열이 우세하므로 정기가 사기를 이기는 형세이어서 경증輕症이다. 오한이 4일, 발열이 3일인 것은 오한이 우세하므로 사기가 정기를 이기는 형세이어서 중증重症이다. 발열하면서 땀이 난다면 병이 낫고 발열하면서 땀이 나지 않는다면 병이 깊어진다. 땀이 나지 않는 경우에는 반드시 약을 써야 한다.

태양인의 外感腰脊病의 초기에 小腸에서 胃脘으로 상승하는 힘이 사기에게 막혀 오한, 발열하는 傷寒病이 생길 것인데 이제마는 이에 대한 병리, 병증, 처방 모두 언급하지 않았다.

소음인이 오한발열하면서 무한無汗이면 천궁계지탕을, 유한有汗이면 황기계지탕을 쓰고, 고열이 나는 경우는 천궁계지탕에 人蔘, 附子, 蘇葉 등을 환자의 증상에 맞게 적절한 양을 넣어 쓰면 해열되는 경우를 보았다. 소양인은 땀의 여부와 상관없이 오한발열에 모두 형방패독산을 쓰고 고열에도 형방패독산을 쓰며, 간혹 인후종통咽喉腫痛이 심한 발열에 현삼패독산을 쓰는 경우가 있다. 태음인은 오한발열하면서 무한無汗인 表病에는 마황발표탕을, 오한발열하면서 무한無汗하고 변비인 裏病에는 갈근해기탕을 쓴다. 表裏를 구분하기 어려운 경우는 갈근해기탕을 먼저 쓰는 것이 해열에 더 도움이 된다.

각 체질의 오한발열의 병리를 이해하면 이것에 어떤 증상이 조합되느냐에 따라 병증을 구분할 수 있다. 또한 고열이 나는 환자를 만났을 때도 이를 응용하여 사용하면 해열시킬 수가 있다. 몸의 열을 관리할 수 있다면, 찬 몸을 따듯하게 하고 뜨거운 몸을 식혀서 정상 체온으로 돌아오게 하는 방법을 아는 것은 명의가 되는 지름길일 것이다. 정상 체온을 벗어나면 몸의 생태계가 교란되어 질병이 생긴다. 아리스토텔레스가 '선천적인 열'이라고 부른 '체온'을 정상적으로 유지하게 하는 일, 이것이 의학의 가장 기본 업무일 것이다.

# 2장

# 소음인

## 1. 소음인의 생리와 병리

소음인은 위장에서 음식을 머물게 하고 모은[停畜] 다음 쪄서[薰蒸] 생긴 열기熱氣를 생명을 지키는 힘으로 삼는다. 胃에 생긴 열기는 大腸으로 하강하여 大腸에서 液海, 精海를 따라 가로순환하여 腎에 이르고 다시 상승하여 脾에 이른다. 또한 胃의 열기는 膏海, 膜海를 따라 가로순환하여 脾에 이른다. 이렇게 脾에 모인 열기는 다시 胃로 하여금 생명을 지키는 힘인 열기를 충분히 만들어 膏가 되도록 뒷받침한다. 이렇게 소음인의 생리는 胃→大腸, 腎→脾로 움직이는 승강운동과 大腸→腎, 脾→胃로 움직이는 가로순환 운동을 합한 4가지 기전을 주축으로 기능한다.

소음인의 병은 절제되지 않은 喜情의 폭발과 과대망상에 의해 樂性의 온전함이 깨지고 이로 인하여 喜情이 폭발하여 생긴다. 喜情과 樂性을 경계하지 않아 大腸→腎, 脾→胃로 움직이는 가로순환 운동이 어그러지면 胃→大腸, 腎→脾로의 승강운동에 이상이 발생한다. 중상초와 하초의 가로순환 운동에 의해 胃→大腸, 腎→脾의 승강운동이 발생하기 때문이다. 腎→脾로의 상승운동 장애로 생긴 것을 표병이라 하고, 胃→大腸으로의 하강운동 장애로 생긴 것을 리병이라 한다. 이런 승강운동의 장애는 감정의 폭발로 인하여 먼저 가로순환 운동에 이상이 생기고 그것으로 인하여 발생하는 2차적인 것이다. 감정의 폭발이 질병을 일으키는 1차적 원인이며 2차적으로 승강운동의 장애로 직접적인 질병이 나타난다.

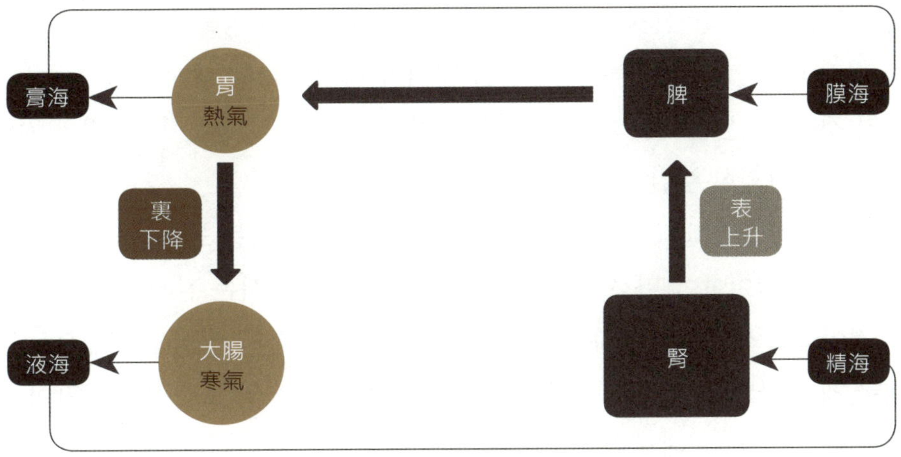


**도표2-1. 소음인 생리도**

이제마는 가로로 순환하는 힘에 의해 승강운동이 발생한다고 보았다. 胃의 열기熱氣가 가슴[臆]에서 膏가 되기 위해서는 온전한 상태의 性이 필요하고, 膏가 가슴 속에서 氣로 변하기 위해서는 천기天機의 세회世會를 눈으로 크고 넓게 보아야 하며, 기氣가 등으로 흘러가 膜이 되고 이것이 모여 膜海가 되는데, 그 膜이 脾로 흡수되기 위해서는 인사人事의 교우交遇가 절제되어 움직이는 노력怒力[10]이 있어야 한다. 脾로 흡수된 기는 다시 胃로 하여금 열기를 만들어 膏가 되도록 뒷받침을 한다.

이 가로순환은 온전한 상태의 性과 절제된 교우가 필요하다. 절제된 교우는 怒情의 절제로 이루어지므로 결국 온전한 性과 절제된 情에 의해 가로순환이 정상적으로 이루어지면 장부의 승강운동도 이를 따라 자연스럽게 작동한다.

이제마는 병의 원인을 감정의 폭발 하나로만 보았지만, 사람의 몸은 감정만 있는 것은 아니다. 생명을 유지하기 위해서는 기본적으로 음식을 먹고 숨을 쉬어야 한다. 본능적으로 생명을 유지하기 위해 행해지는 모든 신체 활동은 필수적인 것

---

**10** 실제적으로는 중상초, 脾에 담겨 있는 怒을 절제하는 것이 아니라 중하초의 喜情을 절제하여야 한다. 희정이 절제되어 촉급하지 않으면 중상초의 기운이 줄어들어 작아지지 않기 때문이다. 락성이 온전하고 희정이 촉급하지 않은 상태가 소음인의 가장 이상적인 건강상태이다. 하지만 이제마는 소음인은 태어나는 순간부터 이미 희정이 촉급하여 중상초, 脾가 작으며 이를 원상회복하여야 건강한 몸을 이룰 수 있다고 교화시키고 있다.

이다. 그러면서 또한 신체 활동이 몸에 적합하지 않으면 병들게 하기도 한다. 음식을 적게 먹는 것, 많이 먹는 것, 숨을 많이 쉬는 것, 너무 적게 쉬는 것, 노동이 지나친 것, 하지 않는 것, 화를 잘 내고 자주 슬퍼하는 것 등은 모두 병의 원인이 된다고 전통한의학은 말하고 있다.

이제마도 이를 알고 있었다. 하지만 그는 먹고 자고 싸는 동물적인 몸 위에 사람다운 몸이 있어야 하며 사람다운 몸을 유지하기 위해서는 감정의 조절이 필수적인 것이라고 생각하였기 때문에 사상의학의 몸에 생기는 질병의 원인으로 감정의 부절제 하나만을 언급하고 있는 것이다. 감정이 절제된 도덕적인 몸만이 사람의 몸이며 하고 싶은 대로 무절제하게 사는 것은 사람이 아니라 단지 동물일 뿐이라는 것이다. 도덕, 윤리규범은 생리적 몸의 욕구와 늘 일치하지 않으므로 이를 극복하는 것이, 육체의 욕구를 정신적 의지로 제어함으로써 정신과 육체의 건강을 확보할 수 있다는 것이 유학자 이제마의 주장이다.

"측은지심이 없으면 사람이 아니며, 수오지심이 없으면 사람이 아니며, 사양지심이 없으면 사람이 아니며, 시비지심이 없으면 사람이 아니다."[11]

## 2. 表病: 鬱狂病과 亡陽病

울광병은 腎→脾로 상승하는 힘, 즉 양기가 울체되어 생기는 병이다. 상승하는 힘이 울체되었으므로 기본적으로 열증이 생긴다. 그래서 소음인 표병을 腎受熱表熱病, 신→비로 상승하지 못한 기가 울체되어 겉으로 열증이 나타나는 병증이라고 한다. 여기서 꼭 기억해야 할 것은 양기가 울체되어 열증이 생기는 것이 아니라 상승하는 힘이 울체되어 상승운동의 장애로 인하여 열증이 생긴다는 것이다. 소양인 또한 대장→위로 상승하는 힘이 울체되었을 때 열증이 생긴다. 이때도 상승하는 힘, 즉 양기가 울체되어 열증이 생기는 것이다.

《동의수세보원》의 양기는 뜨거운 기가 아니라 상승하는 힘을 의미한다. 상승하기 때문에 양기라고 부르는 것이지 뜨거운 기운을 양기라 부르지 않는다. 음기도

---

11 《맹자》 〈공손추(상)〉

마찬가지이다. 하강하는 힘을 음기라 부르지 전통한의학처럼 찬 기운을 음기라고 하지 않는다. 소음인이나 소양인 편에 양기와 음기라는 표현을 이제마가 썼기에 신국양기腎局陽氣, 비국음기脾局陰氣라는 말을 사용하여야 하겠지만 가능하면 양기나 음기라는 용어 대신 상승하는 기운, 하강하는 기운이라는 말로 대체하여 사용할 예정이다. 신국양기는 腎에서 상승하는 힘, 비국음기는 脾에서 하강하는 힘이라는 뜻이다. 사상의학의 양기와 음기는 전통한의학의 개념과 다르므로 가급적 사용하지 않으려고 한다.

腎의 열기는 脾로 상승하고 脾의 열기는 胃에서 열기가 잘 만들어지도록 조절하는 과정이 소음인 표병의 기본생리이다. 그런데 腎에서 상승하는 열기가 한사寒邪의 억눌림을 받아 상승하지 못하면 상승하지 못한 腎의 열기는 울체되고[12] 울체가 풀리지 않으면 않을수록 脾의 열기도 점차 약해진다. 다시 말하면 腎의 열기는 상승하지 못하여 울체되고 脾의 열기는 점점 약해지면서 초증, 중증, 말증의 증상이 생긴다. 腎의 열기가 약해진 것이 아니라 울체된 것이므로 오한, 발열하면서도 땀은 나지 않고 대변이 단단해지며 심지어 1~7일에 한 번 보는 변비가 나타난다. 이것이 장중경의 위가실胃家實병이고 이제마의 울광鬱狂병이다.

마찬가지로 腎의 상승하는 힘이 약해서 脾로 충분히 상승하지 못해도 역시 이와 같은 대변상태가 나타난다. 단지 腎→脾로 상승하는 열기가 울체된 것이 아니라 약한 것이기 때문에 땀이 난다는 것이 다르다. 이것이 이제마의 망양병이며 장중경의 비약脾約이다. 그래서 이제마는 위가실胃家實과 비약脾約은 허실로 나누어지는 전혀 다른 병증이어서, 병의 시작부터 뚜렷하게 서로 다르고 태양병 표증이 생겼을 때부터 이미 병이 진행되는 방향이 달라 원래부터 서로 합쳐질 수 없는 병증이라고 말하였다.[13]

울광병은 보통 천천히 진행되는 병이기 때문에 脾의 열기가 약해진다고 해도 버티는 힘이 있어서 無汗이지만 망양병은 腎→脾로 상승하는 힘이 약해진 상태

---

12 6-12. 少陰人 脾局陽氣爲寒邪所掩抑 而腎局陽氣爲邪所拒 不能直升連接於脾局 鬱縮膀胱之證也.

13 6-34. 仲景有見於此 故以脾約之自汗出自利小便者 脾之潤氣漸約 亦將爲胃燥煩實之張本矣. 然脾約 自脾約也 胃家實 自胃家實也 寧有其病 先自脾約而後至於胃家實之理耶.

6-35. 胃家實脾約二病 如陰證之太陰少陰病 虛實證狀顯然不同 自太陽病表證因在時 已爲兩路分岐 元不相合.

에서 병이 발생하였기 때문에 有汗이다. 울광병도 말증이 되면 脾의 열기가 더이상 버티지 못할 정도로 약해지기 때문에 결국 울광병 말증에는 망양병처럼 땀이 濈濈汗出하게 된다. 脾의 기운이 매우 허약하였을 때 쓰는 처방이 獨蔘類이다.

이렇게 울광병과 망양병은 병리기전이 같은 과정을 밟아가고 있기 때문에, 울광병 말증의 땀은 망양병과 맞닿아 있고 망양병 초증의 변비는 울광병과 맞닿아 있다. 그러므로 울광병 말증의 땀을 보고 망양병으로 오해하여서도 안 되고 변비를 보고 울광병으로만 생각해서도 안 된다. 울광병 말증과 망양병 초증은 땀과 변비 이외의 증상도 잘 살펴보고 정확한 진단을 하여야 한다.

기본적으로 울광병이나 망양병은 모두 腎의 기운이 정상적으로 상승하지 못하여 생기는 병증이어서 기본적인 증상이 서로 비슷하다. 하지만 腎→脾로 상승하는 기운이 울체된 것인가 아니면 약해진 것인가에 따라 병이 나뉘기 때문에 또한 뚜렷하게 서로 다른 증상도 있다. 또한 상승장애가 오래되어서 일시적으로 위→대장으로의 하강장애가 생기는 경우에는 평소 변비가 있다가도 일시적으로 설사를 하는 경우도 발생할 수 있으니, 변비의 표병과 설사의 리병을 깊이 있게 관찰하여 혼동하지 말아야 한다.

울광병과 망양병을 설명할 때 많이 등장하는 위가실胃家實과 비약脾約은 소음인 병증에서 중요한 개념이지만, 이것은 장중경이 말한 위가실, 비약의 개념을 이용하여 소음인의 울광병과 망양병을 설명하기 위해 사용한 도구였을 뿐이다. 그러므로 위가실과 비약이 생기는 과정과 그 증상을 이해는 하되 사상의학적으로 재해석하고 나면 그만이니, 위가실과 비약이라는 용어를 굳이 중요 개념으로 받아들여 얽매일 필요는 없다. 이미 소음인의 울광병과 망양병의 생리·병리에 위가실이나 비약의 생성과정이나 증상이 모두 포함되어 있기 때문이다.

### (1) 울광병

太陽病 表證因在 而其人如狂者 鬱狂之初證也

陽明病 胃家實 不更衣者 鬱狂之中證也

陽明病 潮熱 狂言 微喘直視者 鬱狂之末證也

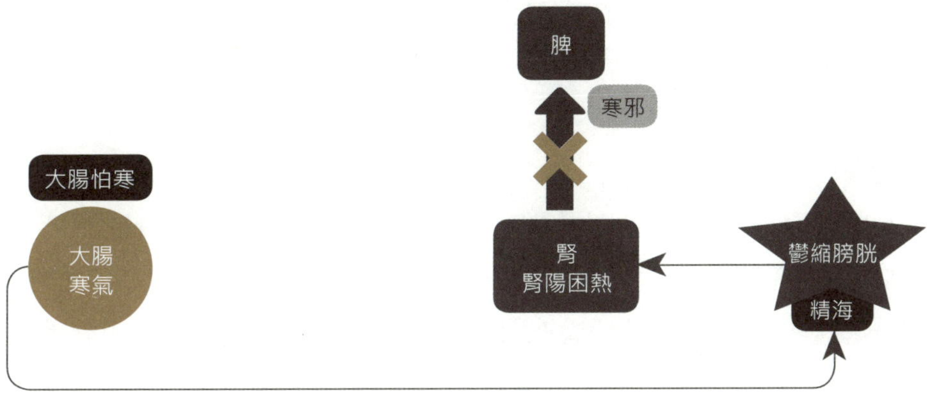


**도표2-2. 소음인 울광병**

### ① 초증

울광병 초증初證은 소음인 감기증상으로, 惡寒, 發熱, 無汗하는 태양병 표증에 其人如狂이 나타난다. 腎→脾로 상승하는 기운이 울체되어 생기는 것이 울광병이고, 울체가 가벼운 상태가 울광병 초증이다. 其人如狂은 글자 그대로는 미친 사람처럼 보인다고 번역해야 하지만, 상승하는 기운이 울체되었기 때문에 몸이 갑갑하고 여기저기가 쑤시고 아파서 안절부절못하는 모습이라고 해설한 허만회의 의견이 옳다고 판단되므로 이를 따른다. 상승하는 기운이 막혀서 온몸이 갑갑하고 불편하여서 손가락으로 탁자를 두들긴다든지, 옷깃을 더듬거린다든지 한숨을 쉬는 등의 행동을 하는데, 이것을 보는 사람은 그 사람이 미친 사람처럼 불안정해 보일 것이다. 그래서 其人如狂이다.

울광병 초증의 대표적인 처방은 천궁계지탕으로 腎→脾로 상승하는 힘이 울체되어 생긴 오한, 발열, 無汗, 如狂에 쓰며, 여기에 胃→大腸으로 하강하는 힘의 울체가 겹치면 곽향정기산을, 腎→脾로 상승하는 힘이 울체되어 大腸→腎으로 가는 가로순환도 울체되고 이 울체로 인하여 胃의 열기와 大腸의 한기의 적절한 균형까지 깨져 大腸怕寒이 되었을 때는 향사양위탕을 쓴다.

울광병 초증의 증상으로 오한, 발열, 無汗, 其人如狂 외에도 콧물감기, 비염증상, 항강, 견비통, 두통, 지절통 등도 많이 동반되므로 오한발열에만 집착하면 임상의 활용이 좁아질 수 있다. 정용제는 일반 감기에는 천궁계지탕, 음식에 의한 감기는 곽향정기산, 신경성 감기에는 궁귀향소산이 효과적이라고 하였으니 참고하기 바란다.

### ② 중증

울광병 중증中證은 惡寒이 없어지고 도리어 身熱과 변비가 나타나는데 역시 無汗이다. 腎→脾로 상승하는 기운의 울체가 약하지도 않고 심하지도 않은 중간 정도이다. 소음인이라고 하면 손발과 몸이 차다는 선입견을 가지고 있지만 울광병과 망양병의 중증, 말증에 이르면 몸이 뜨겁다. 열이 많아져서 열증이 뚜렷하게 나타난다. 대변은 변비가 되고 땀은 나지 않으며, 소변과 소화, 수면은 대개 정상을 유지한다.

울체가 급하게 생기면 大腸→腎으로의 가로순환이 울체되면서 大腸怕寒이 형성되어 少腹硬滿, 少腹痛 등의 증상이 생기는 경우가 있는데, 이때는 향사양위탕 혹은 파두로 먼저 치료하고 팔물군자탕으로 조리한다. 울광병 중증은 망양병 중증과 더불어 임상에서 가장 많이 볼 수 있는 소음인 병증으로, 머리부터 발끝까지, 겉의 피부에서 속의 오장에 걸쳐 수많은 질환이 이것에 속한다. 4대지표가 울광증 중증에 해당되면 팔물군자탕을 응용하여 치료한다.

### ③ 말증

울광병 말증末證은 오후 3~6시 사이에 열이 후끈하고 달아오르면서 땀이 살짝 나고[日晡潮熱 濈然微汗出] 헛소리[狂言]를 하며 살짝 숨이 차고[微喘] 여러 곳을 두루 쳐다보지 못하고 멍하게 한곳만 바라본다[直視]. 이 증상 중 狂言을 허증의 헛소리로 해석하지 않고 마음이 불안정하여 욕을 하거나 소리를 지르는 실증의 증상으로도 해석할 수 있다. 울광병 말기가 빠르고 급하게 형성되어 대변을 3~7일에 한 번 보고 오후조열이 심하다면 실증의 狂症으로도 해석이 가능하다. 하지만 대부분의 울광병 말증이 완만하게 형성되기 때문에 말을 조리 있게 하지 못하고 횡설수설하는 허증으로 해석하는 김만산의 의견이 더 좋다.

울광병 말증은 腎→脾로 상승하는 기운의 울체가 오랫동안 풀리지 않고 오래되어 脾의 기운이 더이상 버티지 못하고 약해진 상황이다. 이제마는 울광증 중증에는 汗不出, 不惡寒, 但惡熱하다가 병이 위태로워지면 濈然微汗出, 潮熱한다고 하였다. 그리고 濈然微汗出, 潮熱하는 것은 상승하는 기운을 울체시킨 표한表寒을 떨쳐버릴 힘이 완전히 없어졌기 때문이며, 이것은 胃의 열기가 고갈되었기 때문이라고 하였다.[14] 胃의 열기는 脾의 기운에 의해서 만들어지는데, 脾의 기운이 너무 약해져서 胃가 열기를 만들도록 도와주지 못하므로 胃의 열기가 매우 부족해졌다는 의미이다. 독삼팔물군자탕을 쓴다.

참고로 울광병 소음인은 속에 煩熱이 있어 성격이 밝은 것처럼 보이고 행동이 가벼워 보이는 사람이 있다. 한기寒氣가 많은 소음인은 일반적으로 얌전하고 움직이기 싫어하지만, 표열병表熱病이 있는 소음인은 속에 열이 있어 겉모습이 활동적으로 보일 수 있으므로 이 모습을 보고 소양인으로 오해하지 말아야 한다.

### ④ 太陽病 厥陰證

궐음병은 상한론과 사상의학의 해석이 서로 달라 이론적으로 논란의 여지가 많은 병증이다. 상한론은 질병을 6가지의 카테고리로 분류하고 있으며, 궐음병은 그 6가지 중 가장 마지막에 발생하는 병증이다. 하지만 사상의학에서는 태양병에 속하는 한 병증으로 축소되어 울광병 말증末證에 속하는 태양병 궐음증으로 격하되었고 또한 갑오본과 신축판의 궐음증에 대한 해석이 달라서 내용에 차이가 꽤 있으므로 이에 대한 분석도 필요하다. 먼저 신축판 《동의수세보원》에 나오는 궐음증의 병리에 대한 3개의 문장을 중심으로 이를 분석해보자.

첫 번째, "소음인이 풍에 상하여 惡寒, 發熱, 汗出하는데 정기와 사기가 서로 대치한 상태로 오랫동안 있으면서 병이 낫지 않으면 변하여 이 증상이 되는데 이것을 태양병궐음증이라 한다."[15] 이 문장을 분석해보면 (1)궐음증은 惡寒, 發熱, 汗出하는 망양병이 낫지 않고 오랜 시간이 흘러 생긴 병이다. (2)병이 오랫동안 낫질 않아서 생긴 變證, 壞證이라는 것을 알 수 있다. 이를 치료하기 위해서는 삼유탕, 인삼오수유탕, 독삼팔물탕, 파두를 써야 하고 전통한의학에서 사용하는 당귀

---

**14** 6-38. 胃家實病 其始焉 汗不出不惡寒 但惡熱 而其病垂危 則濈然微汗出潮熱也. 濈然微汗出潮熱者 表寒振發之力永竭故也 胃竭之候也.

**15** 6-47. 少陰人 太陽傷風惡寒發熱汗自出之證 正邪相持日久當解不解 而變爲此證也 此證當謂之太陽病厥陰證也.

사역탕이나 계마각반탕, 대승기탕을 써서는 안 된다고 하였다. 그렇다고 하면 이 문장의 병리와 처방이 일치하지 않게 된다.

우선 태양병 궐음증에 사용하는 인삼오수유탕을 분석해보면, 인삼은 脾 자체의 기운을 빠르고 강하게 보충해 胃의 열기가 충분히 생기도록 하고, 오수유는 胃→大腸으로 하강하는 힘이 약해지면서 胃脘→胃로 하강하는 힘 또한 약해져 겉으로는 마치 역류하는 것 같은 증상(上熱面赤 등)이 나타날 때 위완→위→대장으로 기운을 하강하도록 하며, 생강 또한 오수유와 같은 작용을 하지만 위완→위로 기운이 하강하도록 하는 것보다 위→대장으로 하강시키는 힘이 더 강하다. 백작약, 당귀, 육계는 腎→脾로 상승하는 힘이 울체되거나 약한 것을 치료하는 약재이다. 즉 인삼오수유탕은 腎→脾로의 상승운동이 울체되어 오래되고, 脾 자체의 기운이 매우 약해져 脾→胃로의 가로순환도 약해지고 胃의 열기도 부족해져 위완→위→대장으로의 하강하는 힘까지 약해진 것을 동시에 치료하는 약이다.

이렇게 이 처방의 구성과 작용을 살펴보면, 망양병을 치료하는 대표적인 약재들인 황기, 계지, 부자 등이 들어 있지 않다는 것을 알 수 있다. 태양병 궐음증에 사용하는 독삼팔물탕 또한 울광병 말증에 사용하는 처방이므로 망양병과는 거리가 있다. 궐음병에 사용하는 대표 처방인 인삼오수유탕을 살펴보면 궐음병이 망양병에서 생긴 變證이라고 단정하기 어렵다는 것을 알 수 있다.

두 번째 문장을 살펴보자. "소음인이 외감병에 걸려 6~7일이 되어도 땀이 나지를 않아 죽음에 이른 것은 모두 궐음병에서 죽은 것이다. 4~5일째 병의 상태를 관찰하여 황기계지탕, 팔물군자탕을 3~5첩 쓰면 예방할 수 있다."[16] 우선 궐음병까지 병이 진행된 이유는 땀이 나면서 병이 풀려야 하는데 그러지 못했기 때문이다. 그러므로 병이 4~5일 정도 진행되었을 때 병세를 잘 살펴서 황기계지탕, 팔물군자탕을 써서 궐음병을 예방하여야 한다고 하였다.

황기계지탕은 망양병 초증에 惡寒, 發熱, 汗出하는 경우에 사용하고 팔물군자탕은 땀이 나지 않는 병증인 울광병 중증을 치료하는 대표적인 처방이다. 황기계지탕은 땀이 나는 망양병을 치료하는 약이므로 땀을 못 내어 궐음증에 이르는 병

---

16 6-48. 凡少陰人 外感病六七日不得汗解而死者 皆死於厥陰也 四五日觀其病勢 用黃芪桂枝湯八物君子湯三四貼 豫防可也.

증을 치료한다는 것은 모순이다. 도리어 울체되어 땀이 나지 않는 울광병 초증에 쓰는 천궁계지탕으로 땀을 내거나, 땀이 나지 않아 병이 진행되어 생긴 울광증 중증에 쓰는 팔물군자탕이 궐음병을 예방하는 처방이라고 할 수 있다. 그러므로 이 문장만 보면 궐음증은 망양병에서 출발한 것이 아니라 울광병이 낫지 않고 오랫동안 버티다가 생긴 變證이며 독삼팔물군자탕을 쓰는 것으로 보아 울광병 말증과 병리와 증상이 서로 겹친다고 보아야 한다.[17]

세 번째는 갑오본과 신축판의 문장 하나를 비교해보겠다. 이제마는 갑오본에서 궐음증을 '비약위가실脾約胃家實의 변증變證'이라고 하면서 천궁계지탕, 황기소엽탕 같은 처방을 발병 4일째 쓰라고 하였고,[18] 개정한 신축판에서는 황기계지탕, 팔물군자탕을 미리 써서 궐음병이 생기지 않도록 해야 한다로 바꾸었다. 갑오본이나 신축판은 모두 궐음병이 생기지 않도록 예방하는 약으로 울광병과 망양병 처방을 같이 제시하고 있다. 필자가 임상경험이 부족해 황기계지탕이나 팔물군자탕을 써서 궐음증을 예방해본 적이 없고 단지 인삼오수유탕과 독삼팔물탕을 써서 궐음병을 치료해본 경험만 몇 번 있는 정도여서 예방 방법에 대해 이렇다 저렇다 할 수는 없다.

하지만 이제마가 개정하면서 황기소엽탕을 빼지 않고 황기소엽탕의 개정 처방인 황기계지탕으로 바꾸어 넣은 것을 보면, 혹시 이제마는 땀이 나는 망양병 성질의 외감병에서도 궐음증이 생기는 것을 경험하지 않았을까 추측해볼 수도 있다. 소음인 범론泛論에 "몸이 으슬으슬 추우면서 땀이 나면 병이 반드시 다 낫는다. 하지만 으슬으슬 추우면서 땀이 났는데도 병이 반만 낫고 반은 낫지 않으면 점차 궐음증으로 진행된다"[19]라고 한 것과 갑오본에 궐음증은 '비약위가실脾約胃家實의 변증變證'이라고 한 부분은 궐음증이 울광병에서도 진행되지만 망양병이 낫질 않아 생긴 변증變證이라고 이제마가 생각했다는 것을 보여준다.

결론적으로 궐음증은 腎의 상승하는 기운이 한사寒邪의 방해로 울체되어 상승

---

17 황민우도 궐음증을 울광병의 變證으로 보고 있다.(황민우, pp.109-110)

18 〈갑오본〉 "凡少陰人 外感病六七日不得眞汗而死者 皆死於厥陰也 若四五日間用黃芪蘇葉湯三四服 則 非但免六七日厥陰之患也 脾約胃家實變證 亦可預防. 少陰人 外感惡寒發熱之病至四日 則必用川芎桂枝湯黃芪蘇葉湯三貼服 翌日又二貼服." (최병일 교열, p.50).

19 8-6. 惡寒汗出 則病必盡解也 而惡寒汗出而其病半解不解者 厥陰之漸也.

하지 못하거나 상승하는 힘이 약해진 상태가 오래되어 脾의 기운이 많이 부족해지고 그럼으로써 胃의 열기까지 부족해져 발생하며, 울광병에서 충분히 땀을 내지 않아 정기正氣와 사기邪氣가 오랫동안 엉겨붙어 있으면서 병이 낫질 않아 생기거나 망양병 초기에 땀을 그치게 하지 못하여 정기가 약해진 상태에서 사기와 오랫동안 엉겨붙어 있어서 생기는 병증이다.

脾→胃의 가로순환이 약해져 손발과 머리가 차갑게 되고 胃→大腸으로 하강하지 못하여 하복부통증, 하복랭, 囊縮 등이, 胃脘→胃로의 하강이 방해를 받아서 上熱, 面赤 등의 증상이 생긴다. 腎→脾로의 상승장애만 있을 때에는 황기계지탕, 천궁계지탕, 팔물군자탕을 써서 예방하고, 궐음증이 되어 脾→胃의 가로순환까지 약해지면 독삼팔물군자탕을 脾→胃→大腸의 흐름과 胃脘→胃로의 흐름까지 장애가 생기면 인삼오수유탕을 쓴다.

**⑤ 厥陰證의 처방과 임상례**

마지막으로, 임상에서 궐음증을 치료하는 대표적인 처방과 적응증, 각 처방의 병리를 서술하고 궐음증 치험례 하나를 기록해놓았다. 도움이 되길 바란다.

㉠ 처방

• 獨蔘八物君子湯

울광병 말증(오후피로, 日晡潮熱 濈然汗出, 便秘)을 치료한다. 腎→脾의 상승이 오랫동안 울체되어 脾의 기운이 고갈되고 脾→胃도 약해져 胃의 열기가 부족해진다. 이로 인하여 때로는 대장파한증까지 생긴다.

• 人蔘吳茱萸湯

태양병궐음증(手足冷, 手足痙攣, 下腹刺痛, 煩滿, 囊縮, 자궁질환)을 치료한다. 울광병과 망양병이 풀리지 않고 정기와 사기가 엉겨붙은 상태로 오랫동안 낫질 않아서 생기는 厥陰證에 쓴다. 이때 胃의 열기가 부족해져 大腸까지 하강하지 못하므로 대장파한증이 생긴다. 厥陰證은 胃脘→胃→大腸으로의 하강장애로 인하여 허양부월虛陽浮越하므로 손발이 차면서도 上熱, 面赤 등의 증상이 생긴다.

• 巴豆

痼冷積滯가 있으면 먼저 복용한다.

ⓒ 임상례

여자 58세 진○○

주소증

2004년 좌측신장, 요관, 방광일부에 암이 생겨 수술로 제거하였고 2005년 대장암에 걸려 다시 일부 절제 수술을 받았다. 이후 좌하복부 수술 부위가 당기고 쑤신다.

**【4대 지표】**

- **대변:** 1~2회/1일, 軟
- **소변:** 빈삭, 피로하면 不快
- **소화:** 소화불량, 或倒飽, 식욕 보통
- **땀:** 上熱微汗, 無惡寒, 평소 背項汗出
- **수면:** 淺眠, 頻覺

**【주소증 외의 증상들】**

- 찬물을 마시면 머리가 아프다.
- 안구건조
- 식도와 위 사이가 뻐근하게 아픈데 물을 마시면 가라앉는다.
- 발이 저리고 쥐가 난다. 손은 가끔 저리다.
- 手足腹冷
- 피로, 요통
- **복진:** 전중, 심하, 배꼽주위, 아랫배의 좌우 끝이 누르면 심하게 아프다.

**【분석】**

- **대변:** 1일 1회는 상승과 하강이 정상이나 간혹 하루에 2회 볼 때가 있고 형태가 무른 편이므로 위→대장의 하강장애가 있다.

- **소변:** 소변빈삭은 상승장애에 보통 생기므로 신→비 상승이 원활하지 않으며, 피로할 때는 불쾌해지므로 신→비의 상승이 울체된 것이 아니라 약해진 것이다.
- **소화, 식욕:** 胃 자체의 문제는 아니다.
- **땀:** 신→비의 상승이 약해져서 땀이 난다.
- **수면:** 비→위, 대장→신으로의 가로순환이 안 되어 생긴다. 가로순환은 마음이다.

**【진단과 처방】**

신→비의 상승력이 많이 약해졌고 위→대장의 하강도 안 되고 있는 병증이다. 일반적으로 대변이 묽으면 표병이 아닌 리병이다. 땀이 나지만 惡寒이 없으므로 망양 중증中證을 벗어나지 않았다. 땀이 나면서 대변이 묽은 경우에는 보통 리병을 먼저 치료하는 것이 원칙이지만 망양병에도 생기는 경우가 있다. 이런 경우는 승양익기탕을 쓰는 망양병이 아니라 보중익기탕을 쓰는 망양병이다. 보중익기탕은 망양병 처방이어서 변비가 기본 병증이지만 대변이 묽은 경우에도 쓰는 경우가 있다. 대소변과 땀을 보았을 때 태음병이거나 망양병 중증으로 판단되었다.

그렇지만 찬물을 마시면 머리가 아픈 증상은 주로 태양병 궐음증에 나타나고, 하복부통증은 대장파한증이나 태양병 궐음증에 주로 나타난다. 대장파한은 태음병에 속하지만 태양병 궐음증에도 나타난다. 이번에는 주소증이 망양병과 일치하지 않는다. 그래서 울광병과 망양병이 낫질 않고 오래되어 생긴 태양병 궐음증으로 진단하고 4대 지표와 주소증을 살펴보니 거의 일치하였다. 호소하는 증상에 독삼팔물군자탕을 쓰는 전형적인 울광병 말증의 증상이 없고 궐음증이 많아서 인삼오수유탕을 선택하였다.

인삼오수유탕의 인삼은 腎→脾의 상승력이 약해진 것을 강화시키면서 脾의 원기를 보하고 그럼으로써 胃의 열기가 충분히 생기도록 조절하며, 오수유와 생강은 胃脘→胃→大腸의 하강이 안 되어 상초부위에 열이 발생하여서 얼굴이 벌겋게 되고 진땀이 나며 머리가 아프고 어지러우며(上熱, 面赤, 頭汗, 頭痛, 眩暈, 胸煩), 중상초 이하로는 대변이 무르고 배가 아프고 차게 되는 것(大便軟或泄, 腹痛, 腹冷, 腹滿, 囊縮)을 치료한다. 이렇게 분석을 하면 위 환자는 딱 인삼오수유탕증이다.

인삼 1냥을 인삼, 백하수오 각 5돈으로 바꾸어 20첩, 14일분을 투여하였더니 환자가 호소한 모든 병증이 대부분 50% 이상 감소하였다. 단지 약 맛이 써서 매우 고역스럽다고 한다. 다시 20첩, 14일분을 투여하였다. 이후 20첩을 더 쓰고 환자가 약이 써서 고역이라고 하여 울광병 말증 약인 독삼팔물군자탕으로 바꾸어 처방하였다. 그랬더니 맛은 좋으나 속이 불편하다고 하면서 쓰더라도 인삼오수유탕이 속이 편하다고 하였다. 인삼오수유탕 3제와 독삼팔물군자탕 1제를 복용하고 좌측 하복부 통증과 호소하던 여러 증상이 사라졌다. 독삼팔물군자탕과 인삼오수유탕은 같은 울광병 말증 처방임에도 불구하고 부작용이 생긴 것은 독삼팔물군자탕에는 위→대장으로 하강시키는 약이 없기 때문이니, 이 두 처방은 울광병 말증에 모두 사용하는 처방이지만 작용하는 병리가 서로 다르다는 것을 알 수 있었다.

### (2) 망양병

太陽病 發熱惡寒 汗自出者 亡陽之初證也
陽明病 不惡寒 反惡熱 汗自出者 亡陽之中證也
陽明病 發熱汗多者 亡陽之末證也

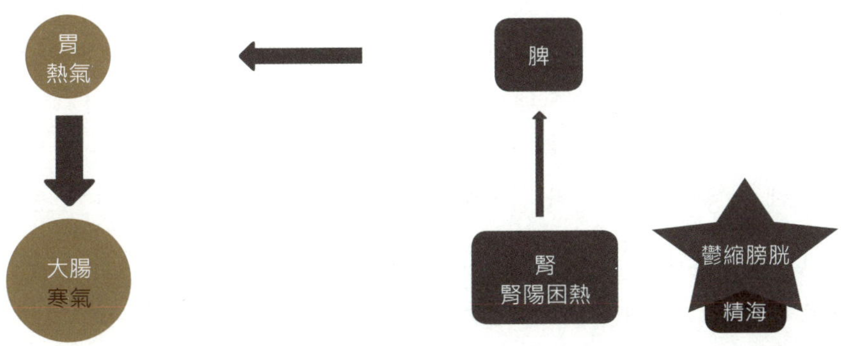


**도표2-3. 소음인 망양병**

### ① 초증

망양병 초증初證은 惡寒, 發熱, 汗自出이다. 腎→脾로 상승하는 기운이 약한 평소의 상태에서 상승하는 힘이 울체되면서 생기는 것이 망양병의 초증이다. 오한 발열은 울체로 인하여 생긴 증상이고 평소 상승하는 기운이 약해진 상태에서 병이 발생했기 때문에 땀이 난다. 감기에 걸려 생기는 망양 초증에 나는 땀은 관찰자의 눈에 뚜렷하게 보이고 환자도 땀이 난다고 확실히 느낀다. 그런데 평소에 망양병이 내재되어 있는 환자의 대부분은 '땀이 별로 나지 않는다'고 말한다. 그러다가 감기에 걸리면 오한, 발열과 함께 땀이 나기 시작한다. 평소에는 운동을 하거나 집안 청소 등을 할 때만 조금 땀이 난다. 황기계지탕을 써서 상승하는 힘을 도와주면서 울체를 풀어 치료한다. 오한, 발열이 있으면서 땀이 나는데 황기계지탕을 써도 땀이 그치지 않은 경우는 황기계지부자탕을 써서 상승하는 힘을 북돋아 주어야 한다.

### ② 중증

망양병 중증中證은 울광병 중증처럼 오한이 없어지고 오히려 惡熱, 身熱, 汗自出, 便秘가 주증이며 상한론의 양명병에 해당한다. 임상에서 가장 흔하게 접하는 망양병이다. 망양병 중증의 특징이 땀이 나는 것이라고 하여 땀이 줄줄 흐를 것이라고 오해해서는 안 된다. 도리어 평소에는 울광증처럼 땀이 없고 초증이 없으므로 추위를 타지 않고 대변을 1~3일에 1회를 보는 경우가 많다. 그렇지만 조금 피로할 때 땀이 나는 느낌이 있거나 일을 조금만 해도 땀이 금방 나는 것을 보고 망양병 중증으로 진단한다. 평소 自汗이 있다는 것을 본인이 알고 있다면 진단하기가 더 쉬울 것이다. 이런 경우는 승양익기탕이 기본 처방이며 대부분 만성으로 진행된 질환에 사용한다. 하지만 감기에 걸려 오한, 발열, 자한출하다가 오한이 없어지면서 신열, 자한출하는 경우는 인삼계지부자탕을 쓴다.

망양병 중증에는 부자를 넣고 써야 할 병증임에도 평소에 땀이 안 난다고 하고 발병하여서도 땀이 조금만 나는 환자가 있으니 이것도 유의하여야 한다. 교과서에 나오는 것처럼 땀이 줄줄 나는 망양병 환자는 임상에서 많지 않다.

### ③ 말증

망양병 말증末證은 몸에서 열이 후끈후끈 나고 땀이 비 오듯이 줄줄 흐를 정도로 腎→脾로 상승하는 기운과 脾의 기운이 탈진된 상태이다. 이제마는 망양병 중증은 身熱, 汗自出, 不惡寒하고, 병이 위태로워져 말증이 되면 몸이 뜨겁고 열이 나면서 땀이 줄줄 나고 그러면서도 초증처럼 순간순간 오한이 든다고 하였다. 몸이 뜨겁고 열이 나면서 땀이 줄줄 나면서도 초증처럼 오한이 다시 생긴 것은 소음인의 보명지주인 胃의 열기가 버티고 버티다가 무너져버렸기 때문이며 이것은 脾의 기운이 고갈되었기 때문이라고 하였다.[20] 망양병 말증은 脾의 기운이 바닥을 드러낼 정도로 부족하지만 이를 대신하여 胃의 열기가 버텨주었지만 脾의 기운이 스스로 소생하지 못하여 胃의 열기도 결국 무너져버린 것이다. 역시 울광병 말증처럼 脾의 기운을 살리기 위해 인삼을 5돈에서 1냥이 들어가는 처방인 인삼관계부자탕을 쓴다.

울광병 말증은 脾의 기운 자체가 허약한 것이 아니라 腎→脾로 상승하는 기운이 울체된 것이기 때문에 脾의 기운이 버티고 있지만 胃의 열기가 먼저 무너진 것이고, 망양병 말증은 腎→脾로 상승하는 기운이 약하여 脾의 기운도 점차 약해지고 있음에도 불구하고 도리어 胃의 열기가 버텨주고 있었지만 결국은 脾의 기운이 먼저 무너진 것이다. 胃→脾→胃로 가로순환하는 중상초의 지도리는 脾이다. 脾가 무너지지 않고 버티고 있는 것이 가벼운 병이고 脾가 무너지면 중병이 된다. 그러므로 脾가 먼저 무너진 망양병이 胃가 먼저 무너진 울광병보다 중병인 것이다.

이제마에게 인사人事[21]의 기능이 깃들어 있는 肺脾肝腎은 몸을 지탱하는 기둥이자 희로애락의 변화에 민감하게 반응하는 실체이므로 肺脾肝腎이 무너지면 모든 것이 무너진다. 肺脾肝腎은 희로애락이 발하더라도 이를 절도에 맞도록 한다.[22] 절도에 어긋나지 않은 폐비간신의 기운은 위완, 위, 소장, 대장의 四府로 하

---

**20** 6-38. 脾約病其始焉 汗自出不惡寒 而其病垂危 則 發熱汗多而惡寒也 發熱汗多而惡寒者 裡熱撑支之勢已窮故也 脾絶之候也.

**21** 1-2. 人事有四 一曰居處 二曰黨與 三曰交遇 四曰事務.
1-5. 肺達事務 脾合交遇 肝立黨與 腎定居處.

**22** 2-26. 喜怒哀樂之未發 謂之中 發而皆中節 謂之和.

여금 溫熱凉寒의 기운을 만들게 하며 이 4가지 기운이 온몸을 돌며 생명을 유지하게 된다. 다시 말하면 우리가 먹은 음식은 胃脘, 胃, 小腸, 大腸의 四府에서 溫熱凉寒이라는 몸의 기초에너지로 변하는데, 四府는 四臟의 추동력이 없으면 음식에서 溫熱凉寒을 만들 수가 없다. 이렇게 희로애락이 절도에 맞아 생긴 肺脾肝腎의 힘이 생명의 원천인 것이다. 그러므로 소음인의 병은 脾의 기운이 있느냐 없느냐가 병의 輕證, 重證, 險證, 危證을 결정하고 생사의 갈림길이 된다.

#### ④ 망양병 처방들의 병리

"오한 발열하면서 땀이 나는 것은 망양병 초증이니 반드시 가볍고 쉽게 여겨서는 안 된다. 먼저 황기계지탕, 보중익기탕, 승양익기탕을 쓰고 약을 3일 연속 복용하였는데도 땀이 그치지 않고 병이 낫지 않으면 황기계지부자탕, 인삼계지부자탕, 승양익기부자탕을 꼭 써야 한다."[23] 오한, 발열, 자한출에 황기계지탕을 쓰는 것은 당연한 것이지만 이 증상에 보중익기탕이나 승양익기탕을 쓰는 경우는 임상에서 거의 없으므로 망양 초증에 쓰라는 이제마의 말을 이해하기 어렵다. 단지 몸이 이미 허한 망양병 환자의 감기는 처음부터 땀을 많이 흘리므로 이런 경우에 승양익기탕, 보중익기탕을 응용하여 쓸 수 있다.

우선 오한, 발열, 자한출에 쓰는 황기계지탕에서 출발한 망양병 처방은 황기계지부자탕, 인삼계지부자탕, 인삼관계부자탕의 순서로 계보를 가지고 있다. 망양병 초기에 황기계지탕을 썼음에도 오한, 발열이 있으면서 땀이 그치지 않으면 황기계지부자탕, 오한이 없어지고 身熱이 생기면서 땀이 그치지 않으면 인삼계지부자탕, 온몸에 땀을 비 오듯 흘리면서 오한이 다시 나타나면 인삼관계부자탕을 쓴다. 전형적인 망양병의 초증, 중증, 말증의 증상은 이 처방 계보를 따라 형성되어 있다.

그러면 임상에서 가장 많이 사용하는 승양익기탕, 승양익기부자탕은 어디에서 온 것인가 하는 의문을 가지게 된다. 이것을 설명하기 위해 정용재는 울광병에서

---

23 6-5. 此證 發熱惡寒而無汗者 當用桂枝湯川芎桂枝湯香蘇散芎歸香蘇散藿香正氣散 發熱惡寒而有汗者 此亡陽初證也 必不可輕易視之 先用 黃芪桂枝湯補中益氣湯升陽益氣湯 三日連服而汗不止病不愈 則當用桂枝附子湯人蔘桂枝附子湯升陽益氣附子湯

이와 같은 본문의 계지부자탕을 문맥에 맞게 황기계지부자탕으로 바꾸어 번역하였다.

발생한 망양병을 치료하는 것이 승양익기탕[24]이라고 설명하였다. 이 의견은 학문적으로는 가능성이 있기에 이해할 수 있지만 임상에서 받아들이기는 어렵다. 망양병이 늘 초증인 태양병 증상부터 시작하여 중증을 거치고 말증으로 변화하는 표준적인 과정을 반드시 거치는 것은 아니다. 또 급성으로만 발병하는 것도 아니다. 만성적인 변화는 전형적인 병리의 과정을 거치지 않고 일상 생활하는 몸에 숨겨져 있다. 이렇게 만성화된 망양병 환자의 몸은 겉으로 보았을 때 땀나는 증상, 망양의 증상을 잘 보여주지 않는다. 잠복되어 있다. 이런 만성화된 망양병, 오랫동안 점진적으로 腎→脾로 상승하는 힘이 약해져 생기는 망양병에 승양익기탕을 사용한다고 나는 생각한다. 그렇기 때문에 임상에서의 사용빈도가 높은 것이다. 울광병이 낫질 않고 만성적으로 진행되면 망양병이 될 수도 있다. 그렇지만 병이 발현되는 그 순간은 울광병이 아닌 망양병이고 치료도 망양병 처방으로 한다.

보중익기탕은 승양익기탕과 또 달라서 脾의 기운이 원래 약하게 타고난 사람에게 쓰며, 전통한의학의 심기허心氣虛에 해당되는 증상들이 망양병 중증中證 증상과 함께 나타난다. 그러므로 보중익기탕을 쓰는 망양병은 일반 망양병과 달리 자신만의 특수성을 가지고 있다.

망양 초증에 황기계지탕, 승양익기탕, 보중익기탕, 중증에 황기계지부자탕, 인삼계지부자탕, 승양익기부자탕, 말증에 인삼관계부자탕을 쓰는 것은 망양병을 오한, 발열이나 不惡寒, 反惡熱의 증상에 맞추어 구분한 것이 아니라 땀의 양으로 구분한 것이라고 판단된다.

만약 이제마가 망양병을 오한, 발열, 不惡寒, 反惡熱, 身熱 등의 변화를 汗出과 동등한 관계로 대우하고 병증을 구분하였다면 망양병의 처방 배치가 달라졌을지도 모른다. 신→비로 상승하는 힘이 약한 상태에 감기로 울체가 겹친 초증에는 황기계지탕, 초증에서도 심한 상태(오한, 발열이 있으면서 汗出이 증가)가 되면 황기계지부자탕을 쓰고, 울체된 것이 없이 상승하는 힘만 약한 상태의 중증中證이 되어 不惡寒, 反惡熱하면서 한출이 발생하면 승양익기탕, 심해지면(汗出, 身熱의 증가) 승양익기부자탕, 더 심해지면 인삼계지부자탕이며 말증이 되어 땀이

24 정용재, pp.685-686.

비 오듯이 나고 오한, 외한이 나타나면 인삼관계부자탕을 쓰는 것으로 바뀌었을 지도 모른다.

망양병을 살필 때 땀을 흘리고 난 뒤 오한이 조금이라도 있으면 부자를 써야 한다고 허만회는 말하였고, 안준철은 소변의 양과 색에 조금이라도 이상이 생기면 부자를 쓰고 양과 색에 따라 부자의 사용량을 조절한다고 하였다. 두 의견 모두를 항상 소중히 여기고 망양병의 땀과 외한, 소변의 색과 양을 눈여겨 살펴 부자의 사용 여부와 사용할 양을 헤아려야 한다.

**칼럼1**

### 大腸怕寒의 병리

대장파한은 표병의 울광병증의 병리를 설명하면서 이제마가 처음 언급하였지만 실제로는 리병의 태음병증의 병리이다. 胃에서 생긴 열기熱氣는 하강하여 大腸→腎→脾를 돌아서 다시 胃가 열기를 잘 만들도록 胃로 돌아온다. 물론 이 순환의 지도리는 脾이며 脾가 없으면 胃도 열기를 만들지 못하고 순환도 이루어지지 못한다. 음식에서 생긴 胃의 열기는 대장으로 내려가 대장의 한기寒氣가 넘치지 않도록 다독거리고 다시 腎으로 가로순환을 통하여 이동한다. 그런데 위→대장으로 하강하는 열기가 울체되거나 혹은 약해지면 대장의 한기를 제대로 다독거리지 못하여 서로 견제하거나 대장의 한기가 도리어 왕성해져 열기를 업신여기기도 한다. 胃의 열기가 하강하지 못하고 울체되면 태음병, 약해지면 소음병이 되는 것이다. 이때 胃의 열기가 대장의 한기를 다독거리지 못하고 밀려서 벌벌 떠는 것, 대장이 한기를 두려워하는 大腸怕寒이 생긴다.

胃의 열기가 하강하지 못하고 울체되어 대장으로 내려가지 못하면 대장의 한기寒氣를 다독거리지 못하므로 부족한 열기와 대장의 한기가 하초의 대장부위에서 주도권 싸움이 벌어진다. 어느 한쪽이 이기지 못하고 열기와 한기가 서로 엉겨붙어 변비, 설사, 少腹硬滿이 되는 것을 고냉적체痼冷積滯라고 한다. 이것은 대장파한이 심했을 때 생기는 위험한 병증이다. 고냉적체는 먼저 파두를 써서 열기와 한기가 뭉친 덩어리를 대변으로 설사시키고 고냉적체가 풀리면 대장파한이 생긴 원인에 따라 팔물군자탕, 곽향정기산, 향사양위탕, 이중탕 등으로 조리하여 재발하지 않도록 한다.

곽향정기산은 위→대장으로의 하강이 하초까지 충분히 내려가지 못하고 울체되어 소복경만少腹硬滿은 약하게 나타나고 心下痞滿이 뚜렷하게 나타날 때 쓰며, 향사양위탕은 중상초까지만 내려가고 나머지는 울체되어 少腹硬滿이 뚜렷하게 나타날 때 쓰며,[25] 이중탕 계열은 설사를 하는데 靑水가 나오면 속에 고냉적체가 있다고 판단하여 파두를 먼저 써서 고냉적체를 없애고 이어서 조리하는 약이다. 대장파한은 위→대장의 하강장애로 생기는 태음병 병증이므로 곽향정기산이나 향사양위탕, 이중탕으로 대장파한을 치료하는 과정을 이해하는 데는 문제가 없을 것이다. 그런데 팔물군자탕은 상승장애로 생긴 표병의 울광병에 쓰는 약인데 왜 대장파한에 등장할까, 반대로 표병인 울광병에 리병 약인 향사양위탕이나 곽향정기산은 왜 등장할까.

처음으로 돌아가서 胃의 열기는 위→대장→신→비→위로 순환하며 이것이 소음인의 기본생리이다. 그런데 신→비로 상승하는 순환이 울체되어 상승하지 못하면 상승하지 못하는 열기가 腎에 정체된다[腎陽困熱, 鬱縮膀胱]. 그러면 연쇄반응으로 다시 대장→신으로 가는 열기도 정상적으로 흐르지 못하고 정체되어 대장 한기를 포위하면서 변비가 생기고 소복경만이 생긴다. 가벼운 소복경만은 팔물군자탕으로 신→비로의 상승장애를 해결하면 저절로 풀리지만 심한 경우에는 향사양위탕으로 대장의 울체를 먼저 풀어주어야 하며 더 심한 경우에는 파두를 쓰고 향사양위탕이나 팔물군자탕으로 조리하여야 한다.[26]

---

**25** 정확하게 설명하자면, 곽향정기산은 위의 열기가 대장 언저리까지 하강하는 상황이고 향사양위탕은 위장 언저리에서부터 하강장애가 있어 대장 근처에는 열기가 매우 부족한 것이다. 곽향정기산은 가벼운 대장파한에, 향사양위탕은 심한 대장파한에 쓰는 것으로 구분할 수가 있다.

**26** 6-11. 大腸怕寒 則當用藿香正氣散香砂養胃湯和解之. 若外熱包裡冷而毒氣重結於內 或將有養虎遺患之弊 則當用巴豆丹下利一二度 因以藿香正氣散八物君子湯和解而峻補之.

대장파한에 나타나는 증상은 똑같지만 발생하는 병리가 이렇게 2가지로 나뉘므로 이를 헤아려 진단하고 처방하여야 정확하게 대장파한을 치료할 수 있다. 박석언이나 박인상, 허만회의 책을 보면 망양병에 가벼운 대장파한이 겹쳐 있는 경우 보중익기탕과 향사양위탕을 합방한 처방과 의안을 볼 수 있으니 이것도 참고하기 바란다. 이것은 신→비의 상승이 많이 약해지면 비→위도 약해지고 따라서 위→대장의 하강장애가 생겨 대장파한이 발생하는 경우라고 해석할 수 있다. 상승장애가 오래되면 반드시 하강장애가 겹치고, 하강장애가 오래되면 상승장애가 발생한다는 것은 한의학의 가장 기본적인 사유방식일 것이다.

## 칼럼2

### 痼冷積滯의 병리

첫 번째는 울광병에 생기는 고냉적체의 기전이다. 腎에서 脾로 상승하는 것에 장애가 생기면 腎陽困熱, 鬱縮膀胱하고 나아가 大腸怕寒의 병리가 형성된다. 胃의 열기는 대장으로 하강하여 대장→신→비로 흘러가야 하는데 腎에서 상승하지 못하므로 상승하지 못한 기운이 腎에 뭉쳐 열이 생기게 된다[腎陽困熱]. 이렇게 되면 精海에서 腎으로 들어가는 열기도 정체되어 精海가 있는 방광부위에 울체된다[鬱縮膀胱]. 腎陽困熱이 풀리지 않으면 대장에서 腎으로 가는 열기도 정체되어 결국은 하초에서 대장의 한기와 서로 다투는 상황이 벌어진다. 이 과정이 천천히 이루어지면 少腹硬滿 같은 증상이 생기는 大腸怕寒이 되고 급격히 이루어지면 痼冷積滯가 생긴다.

두 번째는 태음병의 기전이다. 胃의 열기가 정상적으로 자기 길(위→대장→신→비→위)을 갈 때는 하초에서 대장의 한기가 정상보다 많아지지 않도록 다독거리면서 조절을 한다. 하지만 胃의 열기가 하강하지 못하는 상태가 되면 다독거려지지 못한 대장의 한기가 정상보다 많아진 것처럼 되어 부족해진 胃의 열기와 싸우게 된다. 이때 대장의 한기를 몰아내기 위해 설사를 한다. 하지만 대장의 한기가 완고하여 胃의 열기가 한기를 내쫓지 못하면 열기와 한기가 하복부에 엉겨서 뭉치는 고냉적체가 발생한다.

울광병에는 파두를 먼저 쓰고 팔물군자탕으로 조리하거나 또는 파두를 먼저 쓰고 향사양위탕으로 남은 울체를 풀어주는 두 가지 방법이 있고, 태음병은 파두를 써서 고냉적체를 녹여내고 이중탕 계열로 근본적인 치료를 한다.

## 3. 裏病, 太陰病과 少陰病

태음병과 소음병은 소음인의 속병이다. 이 두 병증이 생겼다는 것은 소음인의 원초적인 생명력, 保命之主인 胃의 열기熱氣가 대장으로 하강하는 흐름에 문제가 발생하였다(胃受寒 裏寒病)는 의미이다. 胃에서 만들어진 열기는 대장으로 하강하고 대장에서 腎으로, 腎에서 脾로 상승하며 脾는 이 열기를 가지고 다시 胃가 열기를 잘 만들도록 독려한다. 그러므로 胃의 열기는 소음인의 목숨을 지키는 원초적인 힘, 保命之主이다. 태음병과 소음병의 중요 증상인 泄瀉는 소음인의 보명지주인 胃의 열기가 몸 밖으로 새어 나가는 현상이므로 소음인에게 설사는 가장 위험한 증상이다. 리병을 태음병과 소음병으로 나눈 것도 설사의 성질에 따른 것이다.

태음병과 소음병에서는 대변상태(설사, 묽은 변, 된 변, 快不快), 설사 색깔(임상에서는 그리 중요하지 않지만 위급할 때는 중요한 진단 기준이 된다)을 잘 살펴보고 아울러 소화장애(食滯, 痞滿, 嘈雜, 噯氣, 呑酸, 惡心, 嘔吐 등)를 관찰한 다음 이에 따라 치료하는 방법을 선택하는 것이 첫 번째로 중요하고, 그다음으로는 설사로 인하여 胃의 열기가 얼마만큼 새어 나갔는지를 나타내는 증상(口中和, 心煩, 身體痛)을 숙지하고 이 증상들의 발현에 따라 두 병증의 험증險證과 위증危證을 구분하여 치료방법을 선택하는 것이 중요하다.

## 칼럼3

### 설사의 종류와 의미

태음병, 소음병의 설사는 모두 위→대장으로 하강하는 기운이 울체되거나 약하여 생긴다. 즉 胃의 열기가 울체되어 하강하지 못하거나 약하여 하강하지 못할 때 설사를 한다. 태음병 설사는 중증重證이면서도 평범한 설사여서 잘 치료된다. 하지만 소음병 설사는 가벼운 설사로 판단하여 평범한 설사처럼 치료하면 죽음에 이르는 위험한 증상이다. 그렇기 때문에 이제마는 소음인의 설사가 얼마나 중요한 증상인지를 강조하기 위해 초등학생도 알 수 있는 이야기를 주저리주저리 늘어놓는다.

"소음인 설사는 한 번보다 2~3번이 심한 것이고 2~3번보다 4~5번이 더 심한 것이며 하루에 4번 이상 설사하면 매우 심한 것이다. 하루 설사하는 것이 이틀 설사하는 것보다 가벼우며 이틀 설사하는 것이 3~4일 설사하는 것보다 가벼우며 연달아 3일 이상 설사하면 매우 심한 것이다. 겉으로 병이 없는 소음인이 한 달 동안 설사를 2~3번 했으면 가벼운 병이라고 할 수 없으며 하루에 된 변을 3~4번 보는 것도 가벼운 병이 아니다."[27]

소음인에게 설사가 얼마나 위험한 증상인지를 강조하기 위해 한 달에 2~3번 설사하는 것도 소음인에게는 중한 병증이며 하루에 된 변을 2~4번 보는 것도 대변 형태가 비록 건조하고 단단하더라도 이것을 설사로 간주하여야 한다고 말할 정도이다. 그만큼 소음인의 설사는 일반적인 설사보다 엄밀하게 분석하여야 한다는 것이다. 다음은 이제마가 언급한 설사의 종류이다.

#### (1) 下利黃水

누렇게 쏟아내는 일반적인 설사이다. 체하여 대장에 머물러 있던 찌꺼기[雜穢物]가 섞여 나와서 누런 것이며 설사를 하고 나면 저절로 그친다.

---

27 7-49. 凡少陰人 泄瀉日三度重於一二度也 四五度重於二三度也 而日四度泄瀉則太重也. 泄瀉一日輕於二日也 二日輕於三日也 而連三日泄瀉則太重也. 少陰人平人 一月間或泄瀉二三次 則不可謂輕病人也 一日間乾便三四度 則不可謂輕病人也.

胃의 열기가 대장의 한기를 쫓아내는 설사이다.

⑵ **下利淸水**

물만 쏟아내는 설사이다. 체한 것이 풀어지면 下利黃水로 변하고 악화되면 下利靑水가 된다.

⑶ **下利靑水**

胃의 열기가 하강하려고 하나 하강하지 못하고 대장의 한기와 서로 싸우다가 엉겨붙어서 痼冷積滯가 생긴다. 이때 퍼런빛의 설사를 한다. 배 속에 한기寒氣가 뭉친 痼冷積滯가 있으므로 파두의 강한 열기로 뭉쳐 있는 한기, 즉 痼冷積滯를 녹여서 설사로 배출시킨다.

⑷ **下利黑水**

오랫동안 배 속에 쌓여 있던 痼冷積滯나 체한 것들을 胃의 열기가 하강하면서 밀어내는 검은빛의 설사이다. 下利靑水에 附子理中湯 6첩을 썼더니 下利黑水로 변하면서 나왔다는 이제마의 의안이 있다.

⑸ **下利淸穀**

소화되지 않은 상태의 음식물이 그대로 나오는 설사이다. 소음인이 자기 체질의 음식이 아닌 찬 것, 날 것, 소고기, 돼지고기, 익히지 않은 야채 등을 먹으면 체해서 생긴다.

참고로 소양인의 설사는 대부분 胃의 열기를 배출하는 설사이기에 색깔이 샛노랗다.

유독 소음인 설사만 이렇게 자세하게 분류한 것은 설사의 색깔과 형태를 보고 병이 진행되는지 병이 나으려는 것인지를 파악할 수 있고 진행되는 것이라면 미리 악화되는 것을 예방할 수 있기 때문이다. 하지만 무엇보다도 소음인 설사는 소음인의 보명지주인 胃의 열기가 새나가는 증상이기 때문이다. 소음인은 다른 체질과 달리 음식을 잘 소화시키고 설사를 하지 않는 것이 건강의 시작과 끝이다. 그러므로 소화상태와 대변 형태를 엄밀하게 관찰하여야 한다.

### (1) 태음병

태음병은 胃에서 대장으로 하강하는 힘이 울체되어 하강하지 못할 때 생긴다. 胃의 열기는 하강하여 대장의 한기를 잘 쓰다듬어 주어야 한다. 막혀서 하강하지를 못하면 대장에 열기가 부족해지고 상대적으로 대장의 한기가 많아지는 과정에서 태음병증이 생긴다. 胃의 열기는 강약이나 허실의 변화 없이 정상을 유지하는 상태이다.

4대지표를 살펴보면, 대변은 정상에서 묽은 경향이고, 소변은 대부분 정상이며 땀은 나지 않고 잠도 잘 자는 편이다. 태음병증의 소화는 평소 잘 식체하고, 소음인 음식이 아닌 것을 먹으면 복통, 설사를 하며, 스트레스를 받으면 오심구토가 잘 생기고, 싫은 사람과 이야기만 해도 체하고 토한다.

이제마는《동의수세보원》에서 소음인의 울광병과 망양병만 초증, 중증, 말증으로 나누어 설명하고 그 외의 병증은 구분하지 않았다. 하지만 병증이 진행하는 과정을 살펴보면 다른 병증도 초증, 중증, 말증을 추정할 수 있다. 그러므로 태음병도 울광병이나 망양병처럼 병리적 상황을 구분하여 초증, 중증, 말증으로 나누어 설명하겠다.

① **초증:** 胃에서 대장으로 하강하는 힘이 울체된 상태

② **중증:** 胃→대장으로 하강하는 힘의 울체가 지속되어 대장에 열기가 약간 부족해진 상태

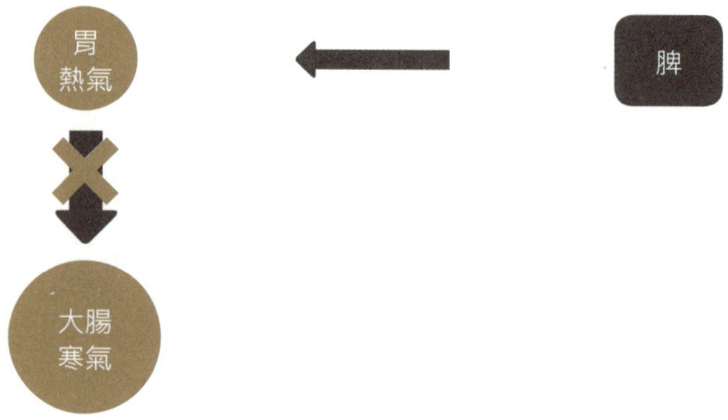


**도표2-4. 소음인 태음병**

③ **말증:** 胃→대장으로 하강하는 힘의 울체가 오래되어 대장에 열기가 많이 부족해지고 위의 열기도 약해진 상태

### ① 초증

태음병 초증은 胃에서 대장으로 하강하는 힘이 울체되어 생기는 병증이다. 하강하는 힘이 대장까지 충분히 하강하지 못하고 중하초, 하초에 울체되면 心下痞, 上腹滿 등의 증상이 생기고, 울체가 심하여 하강하는 힘이 중상초를 벗어나지 못하면 하초에 下腹痛, 下腹滿, 下腹冷으로 대표되는 大腸怕寒의 증상이 생긴다.[28] 그러므로 태음병 초증의 주증상은 설사가 아니라 '腹滿'이다. "太陰證 下利淸穀者 當用藿香正氣散 香砂養胃湯 薑朮寬中湯 溫胃而降陰"[29]이라고 하여 울체되어 생긴 태음증 설사는 곽향정기산, 향사양위탕으로 하강하지 못하는 胃의 열기의 울체를 풀어서[溫胃] 이를 하강시키면 낫는다.

그러나 이 설사가 발생하기 전에 환자의 몸에서 가장 많이 호소하는 증상은 '腹滿'이다. 울체되어 생긴 腹滿에 설사가 가끔씩 겹치기도 하고 복통이 나타나기도 한다. 설사를 하든 하지 않든 배가 아프든 아프지 않든 상관없이 태음병 초증에는 上腹滿, 下腹滿이 생긴다. 이때 上腹滿이 있으면 곽향정기산, 下腹滿이 있으면 향사양위탕을 써서 胃의 열기가 울체된 것을 풀어헤쳐서 하강시키면 치료된다.

### ② 중증

태음병 중증中證은 胃→大腸으로 하강하는 힘이 울체된 상태가 지속되어 대장에 열기가 부족해지면서 생긴다. 이 단계에 주로 사용하는 처방이 白何烏理中湯 계열이다. 울체된 상태이므로 腹滿이 (뚜렷하든 희미하든) 늘 있고, 울체된 胃의 열기가 대장으로 하강하지 못하여 대장에 열기가 부족해지고 이것은 상대적으로 대장의 한기를 많아지게 하여 설사와 복통이 생긴다. 대장의 한기를 몰아내는 설사를 하더라도 胃의 열기가 부족해지지 않고 버티고 있으므로 밥맛이 없거나 갈증,

---

28 대장파한의 증상으로 이제마는 소복경만 하나만을 제시하였지만, 허만회는 임상경험을 통하여 하복만, 하복통, 하복랭 3가지를 들고 있다.

29 7-11.

심번心煩이나 심계心悸 같은 증상이 나타나지 않는다. 설사를 했더라도 몸에 필요 없는 한기를 몰아내는 설사이기에 胃의 열기는 대장으로 하강하는 힘의 울체가 풀려서 더욱 생동감이 넘친다. 胃의 열기가 부족해졌을 때는 갈증, 심번 같은 증상이 생긴다. 식체나 가벼운 설사에는 백하오이중탕을 쓰고, 오랜 식체, 오래된 설사, 소변의 양과 색이 정상을 벗어나는 경우에는 백하오부자이중탕을 쓴다.

백하수오는 이제마가 처음으로 사용하기 시작한 한국 한의학만의 본초이다. 이제마 이전의 의서에 나오는 하수오는 모두 적하수오를 가리킨다. 백하수오는 胃에서 대장으로 하강하는 힘을 북돋아주는 효능을 가지고 있으므로 주로 태음병 처방에 많이 쓰이고 혹은 胃에서 대장으로 하강하는 힘이 약해진 표병의 병증에도 가미加味할 수 있다. 최근에 백하수오의 기원식물이 은조롱이라고 하여 기존에 사용하던 이엽우피소의 사용을 금지시켰다. 하지만 임상적으로 이엽우피소를 쓰든 은조롱을 쓰든 그 효과의 차이는 없는 것 같다. 교과서가 옳은 것인지 임상경험이 옳은 것인지 잘 모르겠다.

### ③ 말증

태음병 말증에는 陰毒, 傷寒直中陰經, 乾霍亂關格病, 下利 후 全身浮腫, 咽喉痛이 속한다. 표병의 울광병과 리병의 태음병은 병의 진행이 완만하여 오랜 기간 진행되므로 변증變證이 많이 생긴다. 예를 들면, 陰毒은 복통, 설사가 반은 낫고 반은 낫지 않은 상태, 다시 말하면 정기와 사기가 서로 대치한 상태로 오랫동안 시간이 흐르면서 점점 변하여 생긴다.[30] 울체된 상태에서 병이 풀리지 않고 오래되면 胃에서 대장으로 하강하려고 하는 힘이 점점 약해져 대장으로 내려오는 열기가 많이 부족해지고 하강하려는 胃의 열기도 부족해지는 상황에 이르게 된다. 이것이 陰毒病이다. 그래서 陰毒病에는 백하오부자이중탕에서 하강하는 힘을 돋아주는 백하수오 2돈을 빼고 胃로 하여금 열기를 만들게 독려하는 인삼 2돈을 넣은 인삼백하오이중탕을 쓴다.

이 병리 상태가 태음병 말증이며 백하수오로 하강하는 힘을 북돋아주는 것으로

---

30 8-6. 腹痛下利 則病必盡解也 而腹痛下利而其病半解不解者 陰毒之漸也.

는 부족하기 때문에 인삼 2~3돈을 써서 脾를 굳건히 하고 脾→胃로의 가로순환을 강화한다. 그럼으로써 胃에서 열기가 충분히 만들어지고 胃의 열기가 스스로 울체를 풀어헤치고 하강하게 한다. 이 치료법(健脾而降陰)은 소음병과 맞닿아 있다. 소음병은 백하수오를 군약으로 하는 태음병과 달리 인삼을 군약으로 삼는다. 그런데 태음병임에도 인삼을 군약으로 삼은 처방을 쓰는 이유가 여기에 있다. 태음병 말증과 소음병은 脾가 약해져 胃의 열기 생산이 부족하다는 병리가 맞닿아 있다.

소음병의 모든 처방은 인삼을 3돈 이상을 써서 군약으로 삼고 있다. 傷寒直中陰經, 乾霍亂關格病, 下利 후 全身浮腫을 이제마는 태음병에서 다루고 있지만 이것을 치료하는 桂附藿陳理中湯, 芎歸葱蘇理中湯은 인삼을 3돈씩 써서 군약으로 삼고 있다. 물론 인삼의 양이 책마다 좀 다르기는 하다. 《四象新編》과 이 책의 영향을 받은 후대의 모든 책들은 人蔘 3錢, 官桂 2錢 등으로 되어 있어서 소음병의 주 처방인 官桂附子理中湯의 계열처럼 보인다. 하지만 甲午本에는 人蔘이 2錢으로 되어 있고 이제마도 이 병증을 태음병에서 다루고 있다. 陰毒病은 확실히 태음병 말증의 증상과 처방을 보여주고 있지만 傷寒直中陰經, 乾霍亂關格病, 下利 후 全身浮腫의 병리와 처방은 약간 애매모호한 점이 있다. 그렇더라도 이 병증들은 태음병 말증으로 보는 것이 옳다고 생각된다.

마지막으로 실열實熱이 아니라 허열虛熱로 생긴 인후통에 사용하는 獨蔘官桂理中湯의 처방 구성을 살펴보자. 이 처방은 소음병의 官桂附子理中湯에서 부자를 빼고 인삼을 5錢으로 증량한 것이다. 소음병의 처방이라면 腎→脾로 상승하는 힘을 돋아주는 부자가 필요하였을 텐데, 이를 뺐다는 것은 腎→脾로 상승하는 힘이 아직 여유가 있다(소음병은 여유가 없기 때문에 처방에 반드시 부자가 있다)는 의미이다. 腎→脾로 상승하는 힘에 아직 여유가 있지만 유독 脾가 약하여 胃에서 열기가 충분히 만들어지지 못하므로 이를 위하여 脾의 기운을 보충하는 인삼을 대량으로 증량하는 것은 태음병 말증의 병리에 속한다.[31]

**31** 태음병 말증 중 傷寒直中陰經, 乾霍亂關格病, 下利 후 全身浮腫, 咽喉痛에 대한 설명이 논리가 부족하다는 것을 스스로 느낀다. 인삼의 양만 가지고 태음병, 소음병을 구분한다는 것도 무리가 있을 수 있다. 그렇다고 부자의 유무를 가지고 나누는 것 또한 나의 의견일 뿐이다. 단지 이제마의 분류에 대해 나름의 해석을 붙여놓았다.

④ **寒實結胸證**

胃에서 대장으로 하강하는 힘이 울체되는 병리가 급격하게 생기거나 혹은 오랜 시간 동안 조금씩 쌓여서 만성적으로 형성된 것이 태음병의 한실결흉증이다. 이 울체는 흉부의 중상초에서 주로 발생하지만 胃의 열기가 하강하지 못하고 쌓이면서 상초에 증상들이 나타나는 경우와 중하초, 혹은 하초에 걸쳐 증상이 나타나는 두 가지로 나뉜다.

태음병 초증에 중상초에 나타나는 心下痞가 음식이나 감기에 의해 발생하고 이를 곽향정기산으로 치료한다면, 한실결흉은 하강하는 힘이 분노나 슬픔, 과도한 긴장 등으로 울체되어 주로 생긴다. 전통한의학의 입장에서 보면 한실결흉은 반하사심탕 계열의 처방이나 사칠탕四七湯 같은 것들로 치료하는 증상들을 포괄하고 있다. 해부생리학으로는 횡격막의 상하운동의 장애라고 할 수 있으며 근육학으로 보면 흉쇄유돌근의 뭉침과 긴장에 의해 생기는 증후군, 흉곽출구증후군과 밀접한 관계를 갖고 있다.

단중혈膻中血을 가로지르는 수평선과 구미혈鳩尾穴을 가로지르는 수평선 사이가 중상초이다. 이 중상초 부위에 하강하는 힘이 울체되고, 울체가 더 심해지면 상초에서 중상초로도 하강하지 못하고 울체되면서 한실결흉의 증상들이 생긴다. 대표적인 증상은 胸痞, 梅核氣, 惡心, 嘔吐, 眩暈, 頭痛, 전중혈과 구미혈 사이의 壓痛, 項强, 肩背痛, 但頭汗出 등이다. 소음인의 역류성 식도염, 위산과다, 편두통, 흉곽출구증후군, 안면신경장애, 턱관절장애, 공황장애 등의 현대의학 질병도 한실결흉증에 대부분 속한다. 계지반하생강탕을 주로 쓰지만 박인상의 加味天香湯[32]이나 《동의보감·胸門》의 향사양위탕이 더 효과적인 경우도 있다.

위→대장으로 하강하는 힘이 중하초(구미혈 가로선에서 배꼽 가로선 사이의 부위)에 울체되어 하강하지 못하여 생기는 한실결흉도 있다. 이 병증은 적백하오관중탕을 주 처방으로 한다. 적백하오관중탕의 주치증은 "손발이 나른하고 소변이 시원하게 나오지 않은 것을 치료하고 胃의 열기熱氣의 흐름이 원활하지 않아[陽道不興] 부종이 점점 생기려고 하는 경우에도 이 약을 쓴다"[33]고 되어 있다. 위→대장

---

32 香附子 6錢, 乾薑 蘇葉 各1.5錢, 烏藥 陳皮 炙甘草 各1錢

33 "治四肢倦怠 小便不快 陽道不興 將有浮腫之漸者 用之." (《사상의학》 p.462)

으로 하강하는 열기가 중하초에 울체되어 내려가지 못하므로 몸이 피곤하고 손발이 나른하고 늘어지면서 소변이 시원하게 나오지 않고 심하면 부종이 생긴다.

중하초는 간-소장이 주도하는 부위로, 간-소장이 작은 태양인은 '小便旺多'해야 完實無病하다고 하였으므로 중하초의 이상은 소변의 증상으로 나타난다. 한실결흉증 가운데 중하초까지 울체된 경우는 그래서 소변이 시원하게 나오지 않고 부종이 생긴다. 한실결흉은 태음병에 속하지만 반드시 설사나 묽은 대변이 나타나지는 않고 의외로 변비 경향을 보이는 경우도 있으므로 주의하여야 한다. 이 병증은 초기에 땀이 나지 않지만 오랫동안 울체되면 얼굴로 열이 달아오르면서 머리에 땀이 유독 많이 나며, 때로는 손발바닥이 뜨겁고 빨개지면서 땀이 나기도 한다. 수면은 울체되어 생긴 열 때문에 깊은 잠을 자지 못하는 경향이 많다. 중상초, 중하초가 막혀 있기 때문에 식도, 위장의 운동력이 떨어져 있으므로 다양한 소화기 증상이 나타난다. 한실결흉증은 4대 지표를 살펴보는 것도 중요하지만 발현되는 증상을 살펴서 진단하는 것이 더 정확하다. 임상에서 가장 많이 보는 병증 중 하나이다.

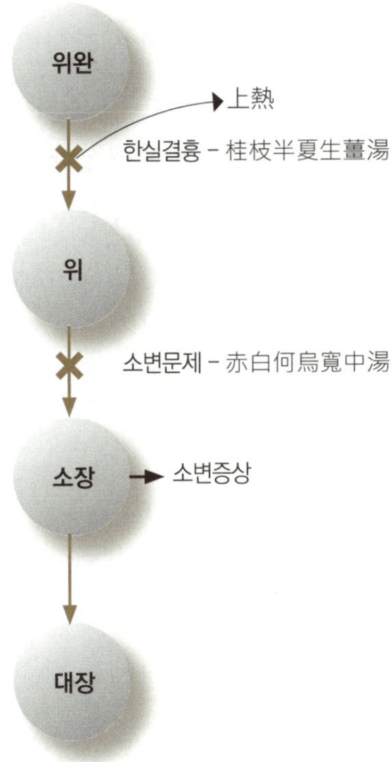


**도표2-5. 소음인 한실결흉병**

⑤ **藏結證**

"소양인 병 중 명치끝이 뭉치고 딱딱한 것은 결흉병이며 이 병은 치료가 된다. 소음인 병 중 명치끝이 뭉치고 딱딱한 것은 장결병이며 이 병은 치료가 되지 않는다. 《의학강목》, 《고금의감》에서 말하는 水結胸과 한실결흉의 증상과 약은 모두 소음인 태음병의 것이고 장중경의 인진호탕의 증상과 서로 비슷한 계열이다. 그러나 이것은 진짜로 명치끝에 뭉치고 딱딱해진 병증이 아니고 명치끝이 답답하고 그득한 증상일 뿐이라고 생각한다. 또한 장중경의 사심탕 증상을 살펴보면, 상한병으로 설사한 후 명치끝이 답답하고 딱딱해졌다는 것과 땀을 내어 병이 풀린 후 명치끝이 답답하고 딱딱해졌다는 것이 있다. 이것 또한 모두 명치끝이 답답하고 그득하고 때로는 배꼽 윗부분 가까이까지 뭉치고 딱딱한 것이지 진짜로 명치끝에 뭉치고 딱딱해진 병증이 아니다. 만약 소음인 병 중 명치 오른쪽에 뭉치고 딱딱한 것은 장결병으로 치료하지 못한다."[34]

소음인 장결병은 명치에서 오른쪽 갈비뼈 밑을 따라 통증이 있고 만지면 아프며 가끔 덩어리가 만져지기도 한다. 그러면서 통증이나 답답함이 배꼽부위, 아랫배, 생식기까지 퍼져나갈 수 있으며 그런 경우는 죽는다. 현대의학적으로 보면 간암이나 간경화가 아닌가 생각해볼 수 있다. 실제적으로 간암이나 간경화 혹은 백혈병으로 생긴 복수에 관중탕 계통 약이 어느 정도 효과가 있음을 몇 번 경험하였다. 그렇지만 그 질병 자체를 완전히 치료한 경험은 없다.

장결병 증상을 호소하는 소음인 환자는 반드시 우선 현대의학적 검사를 의뢰하고 검사 결과에 별다른 이상이 발견되지 않으면 이 병을 한실결흉으로 진단하고 치료한다. 증상은 장결병처럼 보여도 한실결흉증인 경우가 많으며 이런 경우 계지반하생강탕이나 적백하오관중탕 계열 처방으로 소실되는 것을 몇 번 경험하였다. 이것이 이제마가 한실결흉과 臟結病을 可治와 不治로 구분한 이유이다.

### ⑥ 黃疸

먼저 간-소장은 중하초에 위치하고 있으므로 하강하는 힘이 이곳에서 울체되면 황달이 생길 것이라 추측된다. 왜냐하면 痞滿과 黃疸, 浮腫은 같은 태음병 병리기전에서 생기는 병증으로 단지 경중만 다를 뿐[35]이라고 이제마가 말했기 때문이다. 한실결흉에 속하는 痞滿과 부종이 황달과 같은 병리기전에서 나왔다고 하였으므로 황달 역시 한실결흉에 속한다고 보아야 한다. 장결병을 설명할 때 "《의

---

**34** 7-56. 少陽人病 心下結硬者 名曰結胸病 其病可治也 少陰人病 心下結硬者 名曰藏結病 其病不治也. 醫學綱目 醫鑑所論水結胸寒實結胸證藥 俱是少陰人太陰病 而與張仲景茵蔯蒿湯證相類 則此病必非眞結硬於心下 而卽痞滿於心下者也. 張仲景瀉心湯證 傷寒下利心下痞硬 汗解後心下痞硬云者 亦皆痞滿於心下 或臍上近處結硬也而 非眞結硬於心下者也. 若少陰人病而心下右邊結硬則不治.

**35** 7-70. 然痞滿黃疸浮腫同出一證而有輕重.

학강목》, 《고금의감》에서 말하는 水結胸과 한실결흉의 증상과 약은 모두 소음인 태음병의 것이고 장중경의 인진호탕의 증상과 서로 비슷한 계열이다"[36]라고 하여 한실결흉과 인진호탕을 쓰는 황달이 같은 계열이라고 말하기도 하였다. 하지만 한의원에 황달 환자가 오지 않기 때문에 이제마 처방의 효율성을 확인하거나 황달의 병리기전을 정밀하게 다듬을 수 있는 기회가 없었다. 이제마 역시 경험이 없어 황달의 여러 종류를 나열해 놓고 음황陰黃만이 소음인 황달이고[37] 다른 것은 다른 체질의 황달일 것이라고 추측해놓고 있다.

### (2) 소음병

소음병은 설사를 주 증상으로 하면서 구갈, 심번, 심계, 신체통, 골절통이 같이 나타난다. 소음병도 태음병처럼 초증, 중증, 말증으로 구분하고 싶지만 《동의수세보원》에 나오는 병증이 부족하여 초증과 말증으로만 나누었다. 제시한 처방도 관계부자이중탕과 오수유부자이중탕 두 가지뿐이다.

① **소음병 초증:** 胃의 열기가 하강하는 힘이 약해진 상태

② **소음병 말증:** 胃의 열기가 하강하는 힘이 고갈되어 陰盛格陽된 상태, 臟厥

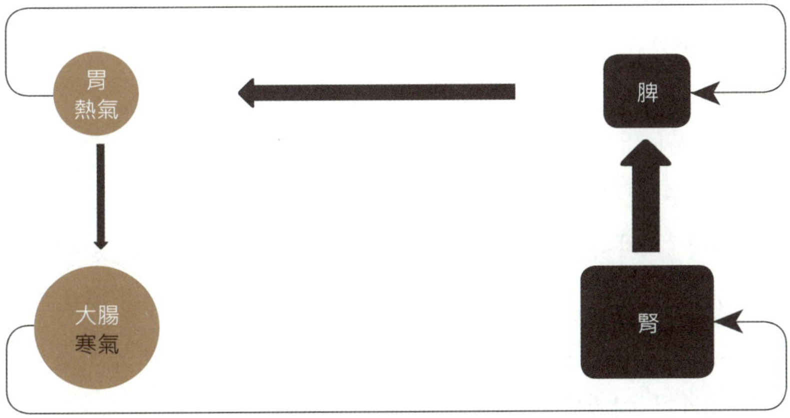


**도표2-6. 소음인 소음병**

---

**36** 7-56. 醫學綱目醫鑑所論水結胸寒實結胸證藥 俱是少陰人太陰病 而與張仲景茵蔯蒿湯證相類.

**37** 7-70. 論曰 陰黃卽少陰人病也 當用茵蔯橘皮湯茵蔯四逆湯. 女勞之黃熱家之黃利小便之黃 想或非少陰人病 而余所經驗 未嘗一遇黃疸而治之故 未得仔細裏許.

### ① 초증

소음병은 胃에서 대장으로 하강하는 힘이 약해져 생기는 병증이다. "소음병은 초기 증상부터 이미 험증險證이고 심해지면 위증危證이 된다. 그러므로 이 병은 초기 증상을 보고 증상을 빨리 분석하여 치료하지 않으면 위태로운 상태가 된다. 배가 아프고 설사를 하면서도 갈증이 없고 입맛이 있는 것은 태음병이며, 배가 아프고 설사를 하면서 갈증이 나고 입맛이 없는 것은 소음병이다."[38] 태음병 설사는 胃의 열기가 대장의 한기를 쫓아내는 설사이어서 대장의 한기가 배출되는 설사이고, 소음병 설사는 대장 한기가 胃의 열기를 핍박하는 설사이어서 胃의 열기가 쫓겨나는 설사이다. 그러므로 태음병 설사는 胃의 열기가 살아 있기 때문에 설사를 하였더라도 수분이 충분하여 밥맛이 있고 갈증이 없지만, 소음병 설사는 胃의 열기가 배출되는 설사이기 때문에 수분이 부족해져 갈증이 나고 밥맛이 없다. 胃의 열기가 쫓겨나는 설사인 소음병 설사는 험한 것 중의 험한 설사이기 때문에 대수롭지 않게 여기고 일반 설사처럼 치료하면 보명지주인 胃의 열기가 고갈되어 죽을 수도 있다.[39]

태음병은 하강하는 힘이 울체된 것이지 약해진 것이 아니므로 설사로 수분이 빠져나가고 胃의 열기가 부족해질 수도 있지만 여전히 胃의 열기가 아직 굳건히 버티고 있어 허열虛熱이 생기지 않으므로 갈증, 입안 건조, 밥맛없음 같은 입안이 불편한 증상이 없다. 그러나 소음병은 하강하는 힘이 약해져서 생긴 것이므로 설사를 하면 胃의 열기가 새어 나가고 수분이 많이 부족해져서 허열虛熱이 생기므로 갈증이 나고[口渴], 입안이 건조하며[口乾] 가슴부위가 답답하고[心煩] 심장이 두근거릴[心悸] 수 있다.

소음병의 특징 중 하나는 신체통, 골절통 같은 표증이 있다는 것이다. 울광병이나 망양병 초기에 생기는 신체통, 골절통이 소음인 질병의 마지막 단계인 소음병에도 나타난다. 극과 극은 통하는 것인가. 이제마는 이에 대해 "대장의 한기가 胃의 열기의 하강을 이겨내고 위쪽으로 거슬러 올라가기" 때문에 신체통, 골절통

---

38 7-33. 少陰病初證 因爲險證繼而危證 此病初證早不辨證 而措置則危境也. 凡腹痛自利無口渴口中和者 爲太陰病 腹痛自利而有口渴口中不和者 爲少陰病.

39 7-31. 太陰病泄瀉大腸之泄瀉也 太陰病泄瀉溫氣逐冷氣之泄瀉也 少陰病泄瀉胃中之泄瀉也 少陰病泄瀉冷氣逼溫氣之泄瀉也.

이라는 표병 증상이 생긴다고 설명하였다. 반면에 태음병은 胃의 열기가 대장의 한기를 이기면서 자연스럽게 하강하기 때문에 표병 증상인 신체통, 골절통이 없다고 하였다.[40]

소음병에 표증인 신체통, 골절통이 생기는 이유를 설명하는 이제마의 병리는 3가지로 해석할 수 있다. 첫 번째는 胃의 열기를 이기고 거슬러 올라간 대장의 '한기寒氣' 때문에 생긴다는 것이다. 한기寒氣에 의해 삭신이 아프다는 것이다. 두 번째는 대장의 한기가 하강하는 힘이 약해진 胃의 열기를 이기고 '거슬러 올라가기[上升]' 때문에 생긴다는 것이다. 표병의 울광병과 망양병은 모두 腎에서 脾로 상승하는 힘이 울체되거나 약해져 생기는 병증이다. 그러므로 상승장애가 생기는 초기(울광병 초증, 망양병 초증)의 두 병증에는 모두 신체통, 골절통, 즉 삭신 아픈 증상이 생긴 것처럼 대장한기가 거꾸로 '상승上升'할 때도 삭신이 아픈 증상이 생긴다는 것이다. 그것이 비록 順하지 않고 逆한 上升일지라도 말이다. 세 번째는 胃의 열기가 약해져 하강하지 못하면 대장에서 腎으로 움직이는 가로순환의 힘도 약해져서 腎의 열기도 부족해진다. 腎의 열기는 脾로 상승하여야 하는데 열기가 부족해 상승장애가 생긴다. 腎→脾로의 상승장애가 발생하므로 표병처럼 신체통, 골절통이 생긴다. 음양승강이론을 가지고 설명하는 필자 입장에서는 승강이론이 더 적합하지 않나 생각하며 세 번째 병리기전을 지지한다. 하지만 세 번째 병리는 억지로 짜맞춘 것일 수도 있다. 그렇지만 확실한 것은 표병의 병리가 있을 때 신체통과 골절통이 생긴다는 것이다. 그래서 이제마도 이 증상 때문에 소음병을 '표리구병表裏俱病'이라고 하였다.

마지막으로 장중경의 소음병 조문인 "脈微細 但欲寐"를 살펴보겠다. 소음병의 토대가 되는 조문임에도 불구하고 소음병 환자에게서 이 맥과 이 증상이 반드시 있다고 확인하지 못했다. 소음병이 잠복되어 있는 환자에게서는 "脈微細 但欲寐", 즉 맥이 매우 가늘고 기운 없이 늘어져 자려고만 하는 증상을 볼 수 있지만 발병하게 되면 도리어 이 증상이 없는 것처럼 보인다. 말증의 음성격양陰盛隔陽한 환자의 맥이 浮數按無力하고 성격이 활발한 것처럼 보이다가 급격히 우울해하는

---

**40** 7-33. 少陰病有身體痛骨節痛表證 此則表裏俱病 而大腸寒氣必勝胃中溫氣而上升也 太陰病無身體痛骨節痛表證 此則裡病表不病 而胃中溫氣猶勝大腸寒氣而下降也.

조울증이 나타나고 갑자기 폭력적인 말과 행동을 하고 때로는 며칠씩 불면에 시달리는 것을 보았다. 물론《상한론》에 나온 것처럼 맥침脈沈하면서 음성격양으로 몸이 뜨겁고 열이 나는 경우도 있을 것이다. 그러나 앞의 소음병 조문처럼만 발병하는 소음인 소음병을 보지 못했기에 이 조문의 배경을 충분히 이해하고 확장하여 임상에서 찾아야지 조문만을 기억해서는 안 될 것 같다.

### ② 말증

소음병 말증末證은 胃의 열기가 대장으로 하강할 힘이 없고 대장에서 腎으로 가로순환할 힘도 없지만 腎에서 脾로 상승하는 힘은 아직은 살아 있다. 하지만 상승하는 힘이 있더라도 상승시켜야 할 열기가 없으므로, 전통한의학의 표현대로 하면 허양虛陽만 상승하게 된다. 상승한 허양虛陽은 가짜이므로 脾가 胃로 하여금 열기를 만들도록 조절할 능력을 가지고 있지 않다. 그러므로 보명지주인 胃의 열기가 만들어지지 않으면서 병증은 더 악화된다. 이 병리가 바로 음성격양陰盛隔陽에 해당되며 보명지주인 열기가 거의 없기 때문에 목숨이 위태롭게 되는 것이다. 소음병 말증에는 藏厥과 陰盛隔陽證이 있다.

藏厥은 속에서부터 열이 뿜어져 나와 몸과 입이 잠시도 가만히 있지 못하고 움직이는 것이다. 뜨거운 방안에서 가만히 앉아 있지 못하고 팔짝팔짝 뛰는 것과 같다. 안절부절못하고 이리로 갔다가 저리로 갔다 하며 손발을 잠시도 가만히 두지 못하며 그러면서 쉼 없이 혼자 중얼거리며 말을 한다[躁無暫定]. 그러면서도 몸은 차다[厥].

음성격양증은 몸과 피부가 차지만 환자는 열이 난다고 하며 그 열로 인하여 가슴이 답답하고 두근거리고 잠시도 가만히 있질 못하고 정신 사납게 행동한다. 맥은 가늘고 빠르다[細疾]. 피부는 차가우면서도 속에서 열이 훅훅 달아오르므로 찬물로 샤워하고 싶고 심하면 진흙탕 물에라도 뛰어들고자 하며 찬물을 마시려고 한다. 하지만 찬물을 마시면 도로 토한다. 왜냐하면 胃의 열기가 고갈되어 대장한기가 몸속을 장악하였기 때문이다. 만약 물을 조금이라도 마실 수 있으면 고칠 수 있다. 물을 마실 수 있다는 것은 몸 내부를 한기寒氣가 완전히 장악하지 못하였다는, 즉 胃의 열기가 대장 한기에게 완전히 잡아먹히지 않았다는 의미이다.

이제마는 장궐과 음성격양증을 모두 소음병에서 소개하고 있고, 필자는 이를 소음병 말증으로 보고 있다. 또한 장궐과 음성격양증은 이름은 다르지만 같은 계열의 병으로서 같은 병을 다르게 부른 것은 아닐까 하는 생각이 든다. 굳이 다른 것으로 분류하지 말고 하나의 병증으로 보아도 될 것 같다. 장궐과 음성격양은 매우 위태로운 병이어서 조금이라도 이 병의 증상이 발현된 다음에 치료하려 하면 이미 늦으며 오직 병이 생기기 전에 관계부자이중탕, 오수유부자이중탕을 써서 예방하는 방법밖에는 없다고 이제마는 말하고 있다.[41]

이 병의 죽고 사는 진단을 위해서는, 성무기는 가슴이 답답하고 심장이 두근거리는 심번心煩이 먼저 생겼는지 아니면 잠시도 가만히 있지 못하는 조증躁症이 먼저 생겼는지를 살펴보아야 한다고 하였다. 심번이 먼저 생기고 조증이 나중에 생긴 환자는 치료될 가능성이 있지만, 반대로 조증이 먼저 생기고 심번이 나중에 생긴 환자는 치료 가능성이 없다. 왜냐하면 심번은 소음병 초증에 생기는 위중한 증상이고, 조증은 음성격양되어 생기는 소음병 말증의 험악한 증상이기 때문이다. 음성격양은 불이 꺼지기 바로 전에 갑자기 밝아지는 것과 같은 병증이다.[42] 이제마는 말증에 나타나는 조증躁症의 위험도를 다시 나누어, 심장이 빨리 뛰는 증상과 가만있지 못하고 날뛰는 증상이 잠시라도 가라앉으면 치료 가능성이 조금이라도 있다[43]고 하였다. 심장이 진정되고 행위도 안정된다는 것은 음성격양이 완전히 형성되지 않았다는 의미이기 때문이다.

그러므로 설사를 하다가 조금이라도 심번心煩이 생기면 소음병으로 진단하고 미리미리 치료하여야 한다. 앞에서도 이야기했지만 소음인이 설사를 하는데 입이 마르고 갈증이 나며 가슴이 답답한 증상이 생기면 소음병으로 진단하고 관계부자이중탕을 써서 미리 치료하여야지, 태음병 설사로 판단하고 곽향정기산이나 백하

---

**41** 7-47. 藏厥與陰盛隔陽病情大同小異 俱在極危如存一髮 措手難及. 若論此病之可治 上策莫如此證未成之前早用官桂附子理中湯吳茱萸附子理中湯.

**42** 7-44. 煩謂心中鬱煩也 躁謂氣外熱躁也. 但煩不躁及先煩後躁者 皆可治 但躁不煩及先躁後煩者 皆不可治. 先躁後煩 謂怫怫然 更作躁悶 此陰盛隔陽也 雖大躁欲於泥水中臥 但水不得入口 是也. 此氣欲絶而爭 譬如燈將滅而暴明(成無己).

**43** 7-48. 觀少陰人病危證者 當觀於躁之有定無定也 欲觀躁之有定無定 則必占心之範圍有定無定也. 心之範圍綽綽者 心之有定而躁之有定也 心之範圍耿耿者 心之無定而躁之無定也. 心雖耿耿忽忽 猶有一半時刻綽綽卓卓則其病可治 可治者 用薑附而可效也.

오부자이중탕으로 치료하면 병이 위태로워진다. 장궐과 음성격양증이 생기면 관계부자이중탕, 오수유부자이중탕을 급히 써야 목숨을 구할 수 있다.

장궐과 음성격양의 발병 원인과 병리기전[原委]을 이제마는 어떻게 보았을까? 소음인은 다른 사람이 자기를 도와주기를 바라는 喜情이 폭발하지 않도록 마음을 넓혀야 하는데 넓히지 못하면 감정이 불안정하게 된다. 이런 상태에서 무언가 일을 도모하고 사업을 추진하거나 사람을 만나면 도모한 일이 이루어지지 않고 사람과의 관계가 일그러진다. 그래서 상처를 받게 되므로 가슴이 답답하고 말과 행동이 평소와 달리 가만히 있지를 못하는 불안정한 병증이 생긴다.[44]

소음인은 樂性과 喜情을 잘 간수한 채 居處와 黨與을 할 때는 감정이 폭발하지 않지만 喜情을 가지고 交遇를 하게 되면 감정이 잘 폭발한다. 장궐과 음성격양은 음식이나 외부의 나쁜 기운[外邪], 과도한 섹스, 심한 노동 등으로 생기는 것이 아니라, 소음인이 부족하게 타고난 능력인 喜情을 절제하는 마음을 깊게 갖추지 못한 상태로 욕심을 부리다가 생긴다. 이런 병리적 관점만 보아도 사상의학은 《황제내경》을 시작으로 하는 전통한의학과 그 궤를 달리한다.

이제마는 이 정도의 위태로운 병을 치료하는 가장 좋은 처방으로 '君子寬平心(넓게 받아들이고 흔들리지 않는 군자의 마음)'[45]을 들고 있다. 관계부자이중탕은 목숨을 겨우 붙여놓을 뿐이며 소음인의 喜情을 넓히고 樂性을 깊게 하여 군자(사회의 지도자)의 마음을 가져야 비로소 병을 완치시킬 수 있다고 주장한다. 군자가 되어야 병으로부터 벗어날 수 있다는 이제마의 사유는 사상의학이 몸의 의학일 뿐만 아니라 사회 의학이라는 것을 알게 해준다.

---

44 7-42. 論日 少陰人喜好不定而計窮力屈 則心煩躁也. 少陰病傷寒欲吐不吐心煩但欲寐者 此非計窮力屈者之病乎.

45 7-42. 蓋喜好者所慾也 何故至於計窮力屈 而得此少陰病乎 何不早用君子寬平心乎.

# 3장

# 소양인

## 1. 소양인의 생리와 병리

음식은 小腸의 꾸불꾸불한 통로를 따라 소화되어 담백한 죽처럼 되는데, 이것에서 량기凉氣가 발생하고 량기凉氣 중 묵직한 것이 大腸으로 내려가 한기寒氣가 된다. 소양인은 이 한기를 생명을 지키는 원초적인 힘, 保命之主로 삼는다. 大腸의 한기는 상승하여 胃로 올라오고 胃에서 膏海, 膜海를 따라 가로순환을 하여 脾에 이르며 다시 하강하여 腎으로 들어간다. 大腸의 한기는 다른 한편으로는 液海, 精海를 따라 가로순환을 하여 腎으로 들어간다. 腎에 들어온 한기는 대장으로 하여금 한기를 만들어 液海의 液이 충분하게 생기도록 뒷받침한다. 이렇게 大腸→胃, 脾→腎의 승강운동과 胃→脾, 腎→大腸으로의 가로순환운동을 합한 4가지가 소양인의 핵심적인 생리기전이다.

소양인의 발병 원인은 哀心과 怒心이다. 절제되지 않는 哀情과 지나친 자긍심에 의해 온전함이 깨진 怒性이 哀情을 폭발시키고 이것이 승강운동의 장애를 일으켜서 발병한다. 脾→腎으로의 하강운동 장애로 표병이 생기고, 大腸→胃로의 상승운동 장애로 리병이 생긴다. 소음인 편에서 이야기했지만 승강운동의 장애는 가로순환운동의 장애로 생기며 가로순환운동의 장애는 온전한 性과 절제된 情을 유지하지 못했기 때문에 생긴다.

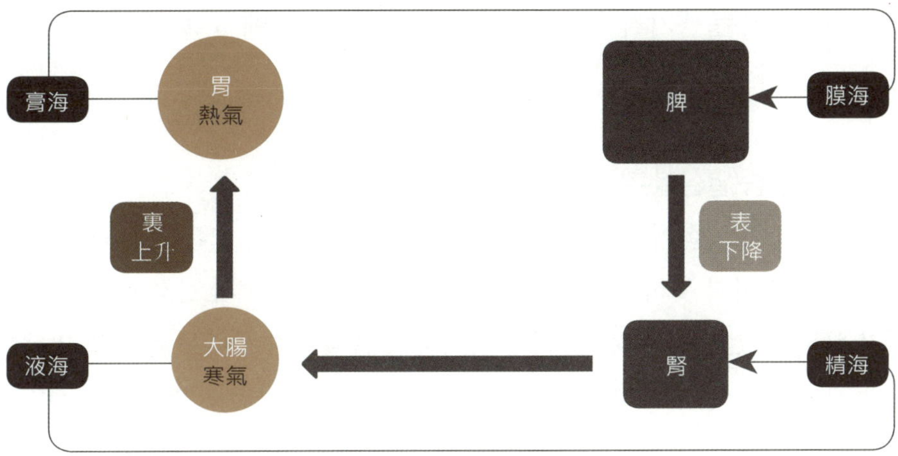


**도표3-1. 소양인 생리도**

## 2. 表病: 少陽傷風證(熱實結胸)과 亡陰病

소음인은 큰 장부인 腎에서 작은 장부인 脾로 상승하는 힘의 장애로 생긴 병을 表病(腎受熱 表熱病)으로 하고, 소양인은 큰 장부인 脾에서 작은 장부인 腎으로 하강하는 힘의 장애로 생긴 병을 表病(脾受寒 表寒病)으로 한다.

소양인의 생리작용은 保命之主인 大腸의 寒氣로부터 출발한다. 대장의 한기는 胃로 상승하여 胃의 열기를 어루만져 폭발하지 않게 하고, 다시 胃에서 膏海→胸臆→膜海를 지나 脾로 들어간다. 脾로 들어온 한기는 다시 腎으로 하강하고, 腎의 한기는 대장이 한기를 적절하게 잘 만들도록 조율한다. 이 중 脾에서 腎으로 하강하는 부분의 생리작용이 병리로 바뀐 것이 표병이다.

소양인 표병은 크게 少陽傷風證(熱實結胸을 포함한다)과 亡陰病 두 가지로 나뉜다. 소양상풍증은 脾에서 腎으로 하강하는 힘이 울체되어 하강하지 못함으로써 발생하고 망음병은 하강하는 힘이 약해져 생기는 병증이다. 소양상풍증은 보통 대변, 소변, 땀, 소화와 수면의 5대 지표에서 별다른 이상 증상을 보이지 않고 몸 상태에 따라 오차 범위 내에서 약간의 변비, 약간의 묽은 변, 약간의 땀, 無汗 등을 보이기도 한다. 망음병은 대변이 정상이다가도 몸 상태가 나빠지면 묽은 변으로 변하는 경향을 보이고 늘 無汗이며 신경성으로 명치끝이 막힌 느낌이 있지만 소화장애까지는 생기지 않는다. 소양인 두통은 표병에 주로 생기므로 표병과 리병을 나눌 때 참고하는 것도 좋다.

### (1) 소양상풍증(열실결흉)

脾에서 하강하는 힘이 열사熱邪(소양인의 병을 생기게 하는 모든 원인들)에 의해 함정에 빠져 하강하지 못하므로 腎과 만나지 못하고, 하강하지 못하고 울체된 脾의 한기가 膜海가 있는 등어리[膂間]에 엉겨붙어 움직이지 못하는 상황이 발생하게 된다.[46] 이것이 소양인 소양상풍증의 병리이며 또한 소양인 표병의 출발점이기도 하다.

소양상풍증은 脾→腎으로 하강하는 힘이 울체된 상황에 따라 다양한 증상이 나타날 수 있다. 이제마는 소양인 결흉병을 脾→腎으로 하강하는 힘과 이를 방해하는 열사熱邪의 힘이 서로 비슷하여 오랫동안 대치상태로 있으면서 승부가 나지 않아 大腸→胃로 상승하는 작용마저 울체되어 생긴 變證으로 보고 있다.[47] 소음인의 소복경만, 즉 대장파한도 腎→脾로 상승하는 힘과 이를 방해하는 한사寒邪의 힘이 서로 비슷하여 오랫동안 승부를 내지 못하므로 胃→大腸으로 하강하는 작용이 울체되어 생긴다. 그러므로 소양인 결흉병과 소음인 대장파한증은 급격하게 형성되기보다는 오랜 시간을 걸쳐 만성적으로 발생한다.

임상에는 소양상풍증의 중증中證, 즉 결흉병의 초기 증상을 보이는 환자가 매우 많다. 가벼운 감기를 치료하지 않고 방치하여 생긴 경우, 감기를 끝까지 치료하지 않아서 생긴 후유증, 項强, 肩背痛, 心煩, 수면장애, 두통, 매핵기 등의 스트레스 증후군, 자기 체질 음식을 먹지 않아서 체한 경우, 과음으로 술이 체하거나 술의 열기가 가슴에 맺힌 경우 등등에 결흉병의 초기 증상이 나타난다. 하지만 결흉병 말기 증상은 거의 볼 수가 없어서 이제마가 효과가 그렇게 뛰어나다고 강조한 감수(甘遂)를 임상경력 27년 동안 한 번도 써본 적이 없다. 하지만 그렇다 할지라도 의사는 모든 병의 위험한 상태를 충분히 숙지하고 있다가 혹시라도 이런 병을 만

---

46 9-8. 少陽人 腎局陰氣爲熱邪所陷 而脾局陰氣爲熱邪所壅 不能下降連接於腎局 而凝聚膂間 膠固囚滯之病也.

47 9-19. 少陰人傷寒病有小腹硬滿之證 少陽人傷寒病有心下結胸之證 此二證俱是表氣陰陽虛弱 正邪相爭 累日不決之中 裡氣亦秘澁不和 而變生此證也.

나게 되었을 때 충분한 대응을 하여야 한다. 그러므로 소양상풍증의 말증을 명확하게 분별하는 방법과 감수의 사용 시기를 기억해야 한다. 감수를 쓸 정도의 환자는 현대의학 병원에 입원하지 않을까 추측해본다.

소양인상풍증을 초증, 중증, 말증으로 분류해보면 다음과 같다.

### ① 초증

상한론의 '太陽病 脈浮緊 發熱 惡寒 身痛 不汗出而煩躁'는 소양인이 감기가 걸렸을 때 생기는 대표적인 증상으로, 특히 煩躁가 생긴다는 것이 특징이다. 소양인 감기가 심하여, 즉 비→신으로의 울체가 심하면 煩躁가 생긴다는 것을 기억하여야 한다. 물론 煩躁가 소양인 감기에 언제나 나타나는 것은 아니지만 유념하고 있어야 찾아낼 수 있지 환자 스스로 '저, 번조가 있어요'라고 말하지 않는다. 煩躁는 脾→腎으로 하강하지 못한 힘이 중상초에 뭉쳐 있어서 생기는 증상이다.

앞의 1장 '惡寒發熱의 승강병리'에서 설명하였지만 다시 한번 이야기하면, 소양인의 오한은 하강하는 힘과 하강하는 힘을 막은 나쁜 기운[熱邪]이 막상막하로 대치하고 있는 상태에서 나타난다. 발열은 하강하는 힘이 좀 더 우세하여 막는 힘을 뚫고 나가면서 생기므로 발열하고 땀이 나면 병이 낫는다. 그러므로 寒熱往來는 두 힘이 서로 막상막하로 대치할 때 오한이 나고, 그러다가 어느 순간 하강하는 힘이 막는 힘을 뚫고 하강할 때는 발열하여 오한과 발열이 교대로 생기는 증상이다. 그래서 이제마는 "寒熱往來者 脾局陰氣 欲降未降而或降"이라고 한 것이다.

惡寒發熱이든, 寒熱往來이든, 但發熱而無惡寒이든 형방패독산으로 하강하는 힘이 울체된 것을 풀어주면 모든 증상이 치료된다. 이제마는 형방패독산이 장중경의 소시호탕보다 월등히 뛰어난 약이므로 소양인에게 소시호탕을 쓸 이유가 없다고 하면서 형방패독산을 소양인 표병을 치료하는 '三神山 不死藥'이라고 하였다. 또한 형방패독산을 표병의 초증에 정확하게 사용함으로써 병의 조기 치료를 놓침으로써 생기는 여러 변증變證, 기증奇症을 예방할 수 있다[48]고 하였다. 소양

48 9-8. 噫, 後來龔信所製荊防敗毒散 豈非表寒病三神山不死藥乎. 此證淸裡熱而降表陰 則痰飮自散而結胸之證預防不成也 淸痰而燥痰 則無益於陰降 痰散延拖 結胸將成 而或別生奇證也.

상풍증은 울체된 상태가 오래되어 변증, 기증이 많이 생긴다. 그러므로 형방패독산은 소양상풍증 초증으로 생긴 다양한 질환인 감기, 고열, 두통, 항강, 피부병, 비염, 경추 HIVD, 요추 HIVD, 식체, 견비통 등 수많은 증상에 응용할 수 있다.

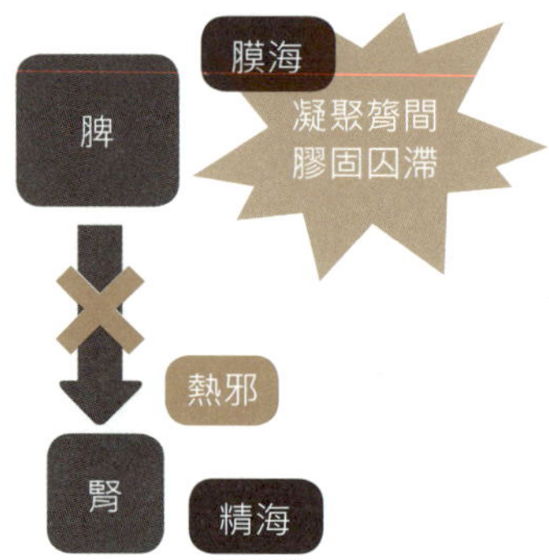


**도표3-2. 소양인 소상상풍증초증**

### ② 중증(결흉병 초기)

'口苦, 咽乾, 目眩, 耳聾, 胸脇滿'과 '心下痞硬滿, 乾嘔, 短氣'는 소양상풍증의 중증中證의 증상이며 열실결흉의 초기 증상이다.

입이 쓰고 목구멍이 건조하고 눈앞이 아찔아찔하고 귀가 멍한 것은 脾→腎으로 하강하는 힘이 막혀서 하강하지 못하고 중상초, 중하초에 울체된다. 대장에서 올라온 한기는 胃와 만난 다음 膏海, 膜海를 지나 脾로 들어와야 한다. 그런데 脾→腎으로 하강하지 못하고 있으므로 등[背膂]의 膜海에서 脾으로 흡수되어야 할 한기가 脾로 들어가지 못하고 등에 정체되면서 소양상풍증의 초증과 중증이 생긴다. 膜海에서 한기가 정체되어 있으므로 胃→脾로 가로순환도 서서히 정체되어 결흉증이 생기고 정체가 풀리지 않고 시간이 흘러갈수록 결흉증도 더욱더 악화되어간다.

그중 귀가 멍한 증상[耳聾]은 脾→腎으로 조금도 하강하지 못할 정도로 심하게 울체되어서 脾→腎으로의 하강뿐만 아니라 肺→脾로 하강하는 작용까지 울체되어 발생하며 오한惡寒만 심하게 나고 발열이 없다. 요즘 말로는 귀의 압력이 높아져 생기는 것이다.

결론적으로 소양상풍증의 중증의 병리는 脾→腎으로의 하강이 울체되어서 胃→脾의 가로순환의 울체, 심한 경우 폐→비로의 하강작용의 울체까지 발생함으로써 생긴다. 즉 중상초의 모든 흐름이 꽉 막히면서 생긴 것이며 그중에서도 특히 서서히 혹은 급격히 가슴에서 등으로의 가로순환이 막히면서 膏海가 있는 가슴에 뚜렷한 증상그룹이 생기기 때문에 이것을 결흉병이라 부르는 것이다. 결흉병의 초기 증상으로는 가슴이나 갈비뼈 밑, 명치끝, 옆구리가 그득하고 답답한 것[胸脇滿], 오심惡心, 건구乾嘔 등이 있으므로 이 증상이 있으면 소양상풍증의 결흉병이라고 진단하여도 무방할 것이다.

결흉병의 輕重을 살펴보면, 口苦, 咽乾, 目眩은 결흉병의 일상적인 증상[例證]이고, 耳聾은 소양상풍증의 중증이면서 결흉의 전조증상이다. 胸脇滿은 결흉병이 진행되고 있다는 표시로 脇滿은 비교적 가볍고 胸滿은 중한 증이다. 왜냐하면 옆구리의 증상은 소양상풍증 초증에 속하여 결흉에 비하면 가벼운 것이며 가슴답답한 흉만은 이미 결흉병의 증상이기 때문이다.

소양상풍증 중증이 오한, 발열, 脈浮緊 같은 감기증상과 함께 나타나면 형방패독산을, 초증의 증상 없이 중증만 나타나면 형방도적산을 쓴다. 가벼운 결흉증상은 형방패독산으로 치료가 되며 오한발열이 없으면서 눈앞이 아찔하고 귀가 멍한 증상은 형방도적산으로 치료한다. 소양상풍증 중증中證, 즉 결흉증 초기에는 형방

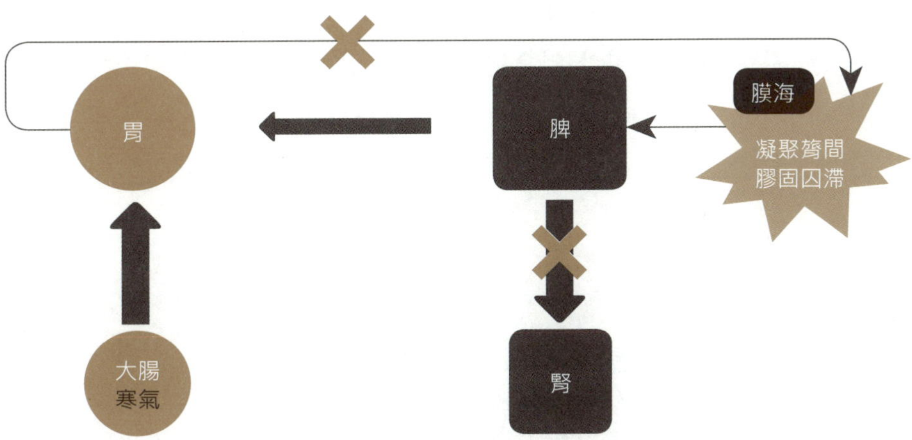


**도표3-3. 소양인 소양상풍증중증(열실결흉증)**

패독산과 형방도적산을 써야 할 증상들이 섞여서 같이 나타나는 경우가 많으므로 초증과 중증의 핵심증상을 유념하여 구분한다.

소양인 결흉증은 감정이 절제되지 않을 때, 속된 말로 열 받았을 때 생기는 가슴 답답함, 목 뒤 뻣뻣함, 수면장애, 유사 협심증, 편두통 등의 스트레스 증후군에 매우 효과적이다. 이런 증후군이 많이 나타나는 현대사회에서 형방도적산은 매우 넓게 활용될 수 있다.

#### ③ 말증(결흉병 말기)

결흉병이 악화되면 가슴과 옆구리, 가슴 밑이 답답하고 메슥거리고 헛구역질을 하던 단계를 지나 갈증이 나서 물을 마셔도 마신 물을 도로 토해낼 정도로 심해지며, 명치끝이 딱딱하게 굳어 있고 누르면 너무 아파서 손도 못 대게 하고, 가벼웠을 때는 명치끝만 아프고 심하면 옆구리까지 당기면서 아프며, 갈증이 심하고, 미칠 정도로 가슴이 답답하여 헛소리를 하기도 한다. 대변이 단단하다가 심하면 나오지 않고 땀이 삐질삐질거리며 나기도 한다.[49] 이 중에서도 가슴에서 명치끝 사이를 누르면 매우 아프고 갈증이 나서 물을 마시면 도로 토해내는 것이 주 증상이다.

물이 넘어가지 않을 정도이면 감수甘遂을 써서 흉격의 울체된 열을 강하고 빠르게 내려서 숨통을 틔워야 한다. 흉격의 막힌 것이 트이고 나면 다시 형방도적산으로 결흉증을 치료한다. 변비가 있으면 지황백호탕을 쓴다. 결흉병 말증末證은 매우 험증險證이지만 임상에서 치료해본 적이 없어서 뭐라고 말할 수가 없다.

---

49 9-12. 少陽證 濈濈汗出 心下痞硬滿 引脇下痛 乾嘔短氣 不惡寒 表解裡未知也 宜十棗湯 若合下不下 令人脹滿 遍身浮腫.

9-13. 傷寒 表未解 醫反下之 膈內拒痛 手不可近 心下滿而硬痛者 此爲結胸 宜大陷胸湯.

9-14. 渴欲飮水 水入卽吐 名曰水逆 五苓散主之.(以上 張仲景)

9-15. 裏未和者 蓋痰與燥氣壅於中焦 故頭痛乾嘔汗出痰隔也 非十棗湯不治.(杜壬)

9-16. 心下硬痛 手不可近 燥渴譫語 大便實 脈沈實有力 爲大結胸 大陷胸湯下之 反加煩躁者死. 小結胸 正在心下 按之則痛 宜小陷胸湯.(龔信)

**칼럼4**

### 傷寒 再痛三痛의 병리

소양인이 감기에 걸려 온몸의 근육통, 관절통으로 고생하다가 땀이 나면서 삭신 아픈 것이 줄어들자 '감기가 낫는구나' 하고 생각하였더니 다시 온삭신에 통증이 생기고, 다시 땀이 나는 걸 보고 낫는가 싶으면 다시 삭신이 아픈 경우가 있다. 이것은 감기가 나았다가 다시 들어온 것이 아니다.[50] 소양인의 감기 기운이 깊게 들어와 두통, 項强, 寒熱往來, 耳聾, 胸滿 등의 증상도 심하고 2~3번에 걸쳐 삭신이 아프고 땀이 난 후에야 비로소 낫기 때문에 생기는 현상이다. 두 번, 세 번 아픈 것은 병이 심해지는 것이 아니라 병이 나으려고 안간힘을 쓰는 현상이다. 약을 쓰고 땀이 나면서 나을 듯하다가 다시 삭신 아픈 것이 재발하고, 다시 약을 쓰면 나을 듯하다가 재발하는 경우가 있다. 왜 병이 재발하고 심해질까? 약을 잘못 쓴 것은 아닐까 하는 의심을 거두고 계속해서 약을 쓰는데, 2~3시간 간격으로 하루에 3~6번씩 복용하면 낫는다.

보통은 형방패독산을 매일 2첩씩 병이 나을 때까지 사용하면 된다. 또는 형방도적산이나 형방사백산을 써야 할 경우도 있다. 2~3번에 걸쳐 삭신 아픈 감기가 반복되는 경우에는 병이 난 다음에도 10첩 정도를 더 써서 완전히 병의 뿌리를 뽑아야 한다.[51] 그러지 않으면 병의 뿌리가 결흉병이나 경추 HIVD, 항강, 어깨통증, 두통으로 변하여 나타날 수 있다. 심하면 요통, 요추 HIVD가 되는 경우도 있다.

형방패독산은 분명 감기를 치료하는 처방이지만 형방패독산을 쓰는 병리를 이해한다면 폭넓게 응용할 수 있다. 소양상풍증의 병리로 인하여 생긴 근육통, 관절통, 피부질환, 척추질환, 두통, 위염, 장염 등에 모두 응용하여

---

50 9-11. 少陽人傷寒病 有再痛發汗而愈者 此病非再三感風寒 而再痛發汗三痛發汗也. 少陽人頭痛腦强 寒熱往來 耳聾胸滿 尤甚之證 元來如此 表邪深結 至於三痛 然後方解也.

51 9-11. 無論初痛再痛三痛 用荊防敗毒散或荊防瀉白散或荊防導赤散 每日二貼式至病解而用之 病解後又用十餘貼 如此則自無後病而完健.

사용할 수 있다. 모든 병은 소양상풍증처럼 감기를 일으키는 병리로부터 시작한다는 것을 잊지 말자.

## 칼럼5

### 소양인 汗出의 병리

소음인, 소양인, 태양인도 태음인처럼 땀이 난다. 체질을 4가지로 나누었다고 각각의 체질이 서로 다른 행성에 사는 사람처럼 서로 다른 특징을 가진 외계인이 되는 것은 아니다. 4가지 체질은 지구에 살고 있는 사람을 구분한 것이다. 그렇기 때문에 어떤 체질이라도 먹고, 마시고, 싸고, 자면서 몸의 생리활동의 항상성(homeostasis)을 유지한다. 모든 체질은 다 땀이 난다. 태음인만 땀이 나야 병이 낫거나 건강함을 유지하는 것은 아니며 소음인, 소양인도 땀이 나면서 병이 풀리고 생리활동이 정상으로 돌아가기도 한다. 모든 체질은 땀을 내거나 혹은 나야만 정상적인 생리활동을 유지할 수 있다. 물론 땀이 나면 병리적 상태인 경우도 있다.

소양인상풍증 초증은 감기이다. 오한발열, 脈浮緊하고 땀이 나지 않으면서 가슴이 답답하다. 脾→腎으로 하강하는 한기의 울체가 심하면 심할수록 땀이 나지 않고 가슴이 답답하고 온몸이 아프다. 이때 형방패독산을 써서 울체를 풀어주면 땀이 나면서 감기가 낫는다. 태음인만 땀이 나면서 병이 낫는 것이 아니라 소음인, 소양인도 땀이 나면서 울체가 풀린다. 소양인의 땀과 관련된 특징적인 병리를 살펴보겠다.

소양인은 표병과 리병 모두 손발바닥에 땀이 나면 병이 낫는 것이고 몸 전체에 땀이 나더라도 손발바닥에 땀이 없으면 병이 낫지 않는다. 어깨부터 손가락까지 팔은 중상초, 脾-胃의 영역이며 방광부터 다리까지는 하초, 腎-大腸의 영역이다. 손바닥에 땀이 촉촉하게 나는 것은 위→비→위의 중상초 가로순환이 잘 이루어진다는 의미이며 발바닥의 땀 또한 대장→신→대장으로 가로순환하는 하초의 흐름이 정상이었을 때 촉촉하게 난다. 가로순환이 정상적으로 작용하면 당연히 脾→腎, 大腸→胃로의 승강운동도 정상이다.

주굉이 "땀이 허리 위로는 줄줄 나지만 허리 아래로 다리까지는 약간 촉촉하게 나면 병이 풀릴 듯하다 끝내는 낫지 않는다"[52]고 하였는데, 이것은 脾→腎으로 하강하는 힘만큼 땀이 난다는 의미이다. 하강하다가 막혀서 더 못 내려가면 땀도 상체에만 나고 하초의 영역인 하체에는 땀이 나지 않으므로 병 또한 낫는 것처럼 보이다가 결국은 낫지 않게 된다는 것이다. 왜냐하면 땀이 온몸에 다 나는 것이 아니라 하강하는 영역만큼만 나니 병도 그만큼만 낫고 더이상 낫지 않는 것이다.

손바닥에 땀이 없어 돈을 세지 못하고 종이에 손바닥 피부를 베일 정도로 건조한 것은 胃의 열기가 폭발하였기 때문이며, 발바닥에 땀이 없어 발바닥 피부가 갈라지고 피가 나는 것은 腎→대장→胃로의 상승하는 힘이 너무 부족하기 때문이다. 그러므로 손발바닥에 땀이 나지 않고 건조해지는 것은 병이 악화되고 있는 것이다. 반대로 땀이 별로 없던 손발바닥에 촉촉이 땀이 나는 것은 병이 풀리는 현상이다. 그렇다고 다한증처럼 땀이 줄줄 나는 것을 의미하는 것이 아니다. 줄줄 나는 것은 병이다. 손발바닥에 땀이 흥건하게 나는 것, 즉 손발바닥의 다한증은 망음병에서 주로 발생한다.

손바닥이 건조하고 땀이 없는 것에는 보통 양격산화탕을 주로 쓰고 발바닥이 건조하여 갈라지는 것에는 보통 독활지황탕을 주로 쓴다. 아예 땀이 나지 않고 건조한 증상은 모두 리병에서 발생하고 반대로 손바닥 다한증은 표병의 망음병에서 생기고 형방사백산을 주로 사용한다. 약을 복용하면서 건조한 발바닥이 더이상 갈라지지 않으면 리열裏熱이 감소하는 것이고, 촉촉하게 땀이 생기는 것은 腎→大腸→胃로 상승하는 힘이 생기는 것이다. 손바닥 다한증이 약을 복용하면서 줄어드는 것은 大腸→胃로 상승하는 힘이 울체된 것이 풀리는 것이고, 완전히 나아서 촉촉한 상태를 유지하는 것은 脾→腎으로 하강하는 힘이 생긴 것이다.

---

**52** 9-9. 凡發汗 腰以上雖淋漓 而腰以下至足微潤 則病終不解也.(朱肱)

### (2) 망음병

일반적으로 소양인은 열이 많아서 추위를 타지 않고 손발이 따듯하다고 생각하지만, 이것은 오해이다. 소양인이 소음인에 비하여 몸이 따듯한 것은 맞다. 하지만 이것은 건강했을 때의 몸을 가지고 비교한 경우에만 맞고 병이 생기면 달라진다. 발병하면 소음인도 몸이 뜨거워져 찬물을 들이키고 에어컨을 좋아하고 변비가 생기며, 소양인도 몸이 차가워지고 찬물을 싫어하고 설사하는 증상이 생긴다. 만약 소양인이 평소에 추위를 타면 망음병의 상태로 살고 있는 것이며 그러다가 망음병이 발현하면 또한 추위 타는 한증寒證이 생긴다. 소양인도 망음병이 있으면 추위를 탄다는 것을 기억하자.

소양인 망음병은 脾에서 腎으로 하강하는 힘이 약해져서 발생하며 임상에서 가장 많이 볼 수 있는 병이다. 脾→腎으로 하강하는 힘[陰氣]이 약해져서 망음병이 생기고 이 병을 치료하지 않으면 더욱 하강하는 힘이 약해지므로 陰氣(하강하는 힘)가 망해간다고 망음병이다. 그래서 망음병이 매우 심해지면 리병裏病의 음허병과 맞닿는 증상들이 나타난다.

4대 지표를 살펴보면, 대변은 1일 1회에서 3~4회까지 보고 형태는 정상에서 묽은 사이에 있고 설사로 변하기도 한다. 소변은 정상소견을 거의 보이고, 소화는 거의 정상이나 신경을 쓰면 心下痞가 있다. 땀은 無汗이고 수면은 정상이다.

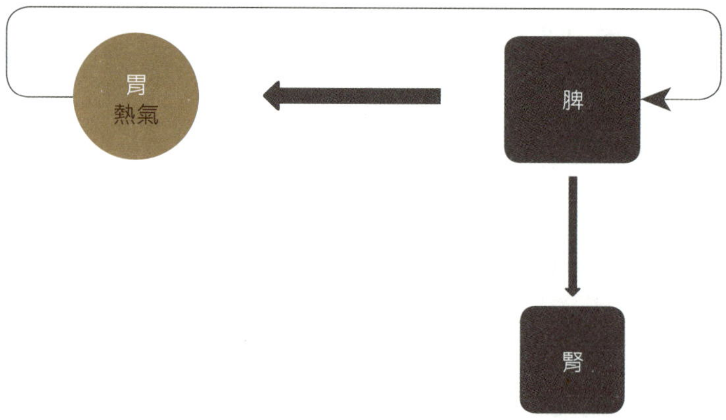


**도표3-4. 소양인 망음병**

망음병은 身寒腹痛泄瀉와 身熱頭痛泄瀉하는 두 가지로 나뉜다. 身熱頭痛泄瀉의 망음병은 초증, 중증, 말증으로 구분하여 설명할 수 있지만 身寒腹痛泄瀉의 망음병은 초증, 중증, 말증으로 구분할 수 있는 증상을 이제마가 제시하지 않았다.

**① 身寒腹痛泄瀉하는 망음병**

평소 추위를 타는 소양인이 자기 체질의 음식을 먹지 않거나 스트레스를 받거나 감정 조절을 못 하였거나 찬 것을 많이 먹거나 섹스를 적절하게 하지 못하여 복통, 설사하는 병증이다. 대개 만성적으로 형성되어 발병하고 급성으로 나타나는 경우는 드물다. 소양인이 평소 추위를 타고 대변이 묽은 경향을 띠고 있으면 현재도 망음병이고 발병을 해도 망음병이다.

병증의 변화는 대변만 살펴보면 되는데, 정상형태에 1일 1회이면 가벼운 병이고, 묽은 형태에 1일 2~3회이면 반드시 치료해야 하는 병이며, 복통과 설사를 하면서 1일 2~5회이면 적극적으로 치료해야 한다. 이를 초증, 중증, 말증으로 나눌 수도 있지만 위증이나 험증으로의 변화가 없어서 치료약은 오직 형방지황탕 하나이다. 그러므로 굳이 나눌 필요가 없다. 단지 주의할 것은 매일 묽은 변을 2~3회씩 보는 소양인은 만성적으로 병이 진행되고 있는 것임에도 불구하고 자신의 병을 자각하지 못하고 있다가 큰 병이 되어 튀어나와서야 비로소 망음병의 보이지 않는 무서움을 알게 된다. 따라서 묽은 변을 보는 망음병은 결코 작은 병이 아니므로 가벼울 때 약을 써서 예방하여야 한다.

이 병은 급성으로 복통, 설사하는 것 외에는 대부분 복통, 설사 없이 '身寒'과 無汗 두 가지만 호소하는 만성적인 질환이다. '身寒'과 無汗 증상만 있으면 망음병으로 진단하고 형방지황탕을 써야 한다. 임상에서 이렇게 하려면 체질판정에 대한 정확성과 자신의 변증에 대한 믿음이 필요하다. 급성으로 생긴 복통에는 활석고삼탕을, 身寒만 있거나 身寒하면서 대변이 묽은 증상을 보이는 모든 병증에는 형방지황탕과 형방지황탕 加味方을 쓴다.

쓸데없이 하나를 덧붙이면, 신한복통설사하는 망음병이 오래되어 식은땀이 나거나 항강, 견갑통 등이 있는 경우 형방지황탕의 숙지황을 4돈으로 증량하여 사용하여야 할 경우가 있다. 이것이 '신한' 망음병의 말증에 해당하지 않을까.

### ② 身熱頭痛泄瀉하는 망음병의 초증, 중증, 말증

기본적인 망음병은 평소 추위를 타고[身寒] 몸이 나빠지면 대변이 묽어지는 경향을 띤다. 그런데 이와는 달리 '身熱'하면서 머리가 아프고 설사를 하는 망음병이 있으니 이를 '身熱' 망음병이라고 부르자.

망음병은 脾→腎으로 하강하는 힘이 약해져 생기는 병증인데 '身熱'은 어디에서 생기는 것일까. 소양인 표병은 한증寒證이므로 환자가 身寒, 泄瀉 같은 한증을 주로 호소하고 리병은 열증熱證으로 身熱, 汗出, 便秘 같은 열증을 주로 호소한다. 그러므로 身熱은 표한병表寒病이 아니라 리열병裏熱病의 증상이다. 그런데 '신열' 망음병은 표병이면서 身熱하다. 이렇게 된 이유는 '身熱' 망음병은 脾→腎으로 하강하는 힘이 약한 상태의 표병의 망음병에, 大腸→胃로 상승하는 힘이 울체되는 리병이 겹치면서 발병하기 때문에 설사라는 한증과 신열이라는 열증이 혼재되어 있는 것이다. 그래서 이 병증에 사용하는 형방사백산을 표리겸증表裏兼證약이라고 한다.

身熱頭痛泄瀉의 頭痛은 핵심 증상이 되는 경우가 드물어서 따로 설명하지 않겠다. 소양인 표병은 소양상풍증부터 망음병까지 모두 두통이 생길 수 있으므로 두통이 표병과 리병을 나누는 데는 도움이 되지만 2가지 망음병을 구분하는 감별점으로는 삼지 말아야 한다. 다시 말하면 형방패독산, 형방도적산, 형방지황탕, 형방사백산은 모두 두통을 치료하는 처방이므로 형방사백산이 소양인 두통의 기본 처방이라고 오해하지 말아야 한다. '身熱' 망음병은 리병의 병리인 대장→위로 상승하는 힘의 울체가 어느 정도이냐에 따라 병증의 경중도 달라지고 때로는 험증險證, 위증危證까지 발생한다. 이런 병증의 변화를 따라 초증, 중증, 말증으로 구분할 수 있고 이에 따라 처방도 달라진다. 이 변화를 구분하는 것은 대변이므로 대변의 변화를 주의 깊게 살펴야 한다.

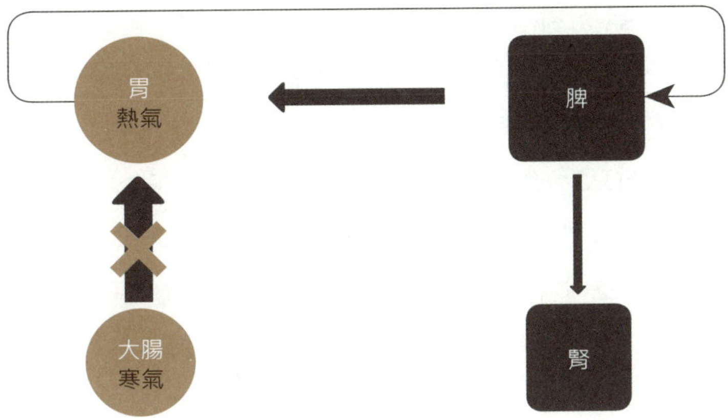


**도표3-5. 소양인 '신열' 망음병**

㉠ 초증: 대변이 묽은 상태

평소 脾→腎으로 하강하는 힘이 약한 소양인이 大腸→胃로 상승하는 힘이 울체되어 몸에 열이 나고 머리가 아프면서 설사하는 병증으로 형방사백산으로 치료한다. 망음병은 대변이 묽거나 설사, 소변정상, 소화정상, 無汗, 수면이 정상이지만 '身熱' 망음병은 리병이 겹쳐 있기 때문에 약간의 땀과 약간의 수면장애, 약간의 소화장애, 설사하면서도 대변불쾌가 발생한다. 그러므로 설사만 보고 표병으로 진단하거나 땀만 보고 리병으로 판단해서도 안 된다. 때로는 대변이 묽으면서 상체에 땀이 많이 나거나 손바닥에만 땀이 나는 경우도 있다.

㉡ 중증: 설사를 하면서 열증이 심한 상태

설사를 하면서도 大腸→胃로 상승하는 힘이 가슴에 울체된 것이 풀리지 않아 위열胃熱이 더 늘어나면 身熱, 頭痛, 引飮, 揚手擲足(속이 답답하여 손발을 가만두지 못하고 동동거리는 것)이 생긴다. 이 병증은 비록 설사를 하더라도 점차 변비로 변하므로 형방사백산을 쓰더라도 흉격의 울체와 열을 없애기 위해 과루인과 황련을 더 넣는다. 설사를 하는데 석고가 들어간 형방사백산을 쓰는 것을 이상하게 생각할 필요가 없다. 석고는 중상초의 위열胃熱을 없애는 효과가 있어서 위열胃熱이 있으면 변비나 설사에 상관없이 사용한다. 이때 설사의 색깔은 밝은 노란색을 띠는 경우가 많고 설사를 한 후에 뒤가 무지근하다.

### ㉢ 말증: 변비가 된 상태

설사를 하는 도중 대변이 묽더라도 뒤끝이 불쾌하고 더 나아가 하루 사이에 묽은 변을 간신히 한 번 보고 또 하루에 대변을 3~5번 묽게 보는데 삐질삐질거리면 변비가 될 징조이므로 적극적으로 치료하여야 한다. 또한 설사를 며칠 하다가 별 치료를 하지 않았음에도 설사가 저절로 그치고 또한 身熱, 頭痛이 여전하다면 이것도 변비가 될 징조이다. 변비가 되면 譫語가 생기고 譫語가 생기면 動風하게 되니, 변비가 되는 순간 이 병증은 위열胃熱이 버티지 못할 정도로 팽창하여 폭발하는 위험한 상태로 접어든 것이다.

그러므로 대변이 묽더라도 시원하지 않게 나오면 형방사백산이나 형방사백산加黃連, 瓜蔞仁으로 미리 예방하여야 하고, 대변이 하루를 지나도 보지 못할 것 같으면 미리 지황백호탕을 써서 변비가 되는 것을 막고, 하루를 이미 넘겨 갈증이 나고 온몸이 뜨겁게 느껴져 미칠 것 같으면 지황백호탕을 하루에 여러 번 복용하게 하여 섬어와 동풍이 오는 것을 막아야 한다. 대변이 하루, 24시간을 넘기지 않고 나오면 형방사백산을 쓰고 하루, 24시간을 넘겨서 나오면 지황백호탕을 써야 한다.[53] 이 상태의 병증은 임상에서 본 적이 없어서 교과서적으로 해설하였다.

소양인 병 중 화열火熱로 생긴 병은 그 변화가 매우 빨라서 초기 증상이 나타날 때 가볍게 여겨서는 안 된다. 신열두통설사의 설사를 일반적인 설사로 보고 가볍게 치료하면 변비가 되고 섬어와 동풍이 1~7일 만에 생기므로 늘 유념하여 관찰하여야 한다. 소양인 표병에 두통이 있고 리병에 변비가 있으면 시작부터 중증重證이다. 중증은 딱 맞지 않는 약 1~3첩을 잘못 쓰면 환자의 생명이 위험하고 험증과 위증은 딱 맞은 약을 쓰더라도 1~3첩만으로는 미치지 못하여 목숨을 구하지 못한다.[54]

그러므로 신열두통설사가 나타나면 망음병으로 진단하고 형방사백산을 정확히 써야 이것이 중증에서 험증, 험증에서 위증으로 변하지 않는다. 만약 잘못 진단하

---

**53** 10-3. 論曰 此證大便不過一晝夜而通者 當用荊防瀉白散 大便過一晝夜而不通者 當用地黃白虎湯.

**54** 9-45. 論曰 少陽人病 以火熱爲證 故變動甚速 初證不可輕易視之也. 凡少陽人表病有頭痛 裏病有便秘 則已爲重病也 重病不當用之藥一二三貼誤投 則必殺人 險病危證當用之藥一二三貼不及 則亦不救命.

고 그릇된 약을 쓰면 하루 이틀 만에 변비가 생기고 섬어, 동풍하게 된다. 변비가 되면 섬어, 동풍이 1~2일 만에 생길 수 있으므로 大腸→胃로 상승하는 힘이 울체되어 생긴 위열胃熱을 식혀서 변비가 풀리도록 급하게 석고가 많이 들어간 지황백호탕을 달여서 하루에 3번이든, 10번이든 복용하게 하여야 한다. 그래야 목숨을 구하지, 많은 양의 약을 사용하거나 자주 복용시키는 것을 두려워하여 주저주저하고 실천하지 못하면 정확한 약을 썼더라도 목숨이 위태롭다.

**칼럼6**

### 소양인 복통이 생기는 병리들

소양인이 갑자기 토하면 형방패독산을 복용시키고 그 변화를 지켜보아야 한다. 토하는 것을 대수롭지 않게 여겨 형방패독산을 복용시키지 않고 그대로 두면 잠복되었다가 반드시 특이한 병증이 나타난다. 토한다는 것은 脾→腎으로 하강하는 힘이 울체되고 胃→膏海→膜海→脾로의 가로순환도 울체되어서[凝聚膂間 膠固囚滯] 肺→脾로의 하강, 혹은 胃→胃脘으로 상승하는 흐름까지 울체가 형성되었을 때 생긴다. 3가지의 흐름에 울체가 생겨 갑자기 토하는 증상이 생겼다는 것은 이 병증이 급성이거나 열증熱證이라는 것이다. 그러므로 울체된 것을 풀어주는 형방패독산을 먼저 투여하여 병증의 변화를 살펴보고 그 본래 병증을 찾아내야 한다. 형방패독산을 투여하고 나서 신열두통설사가 나타나면 석고가 든 형방사백산, 저령차전자탕을 투여하고, 신한복통설사가 나타나면 황련, 고삼이 들어간 활석고삼탕을 쓴다.[55]

소양인의 망음병 중 신열두통설사에는 저령차전자탕, 형방사백산을 쓰고 신한복통설사에는 활석고삼탕, 형방지황탕을 쓰며, 이 중 저령차전자탕은 두통과 복통이 있으면서 설사하는 것을 치료하고 활석고삼탕은 복통만

---

55 9-25. 少陽人 忽然有吐者 必生奇證也 當用荊防敗毒散 以觀動靜 而身熱頭痛泄瀉者 用石膏無疑 身寒腹痛泄瀉者 用黃連苦參無疑.

있고 설사가 없는 것을 주로 치료한다. 형방사백산과 형방지황탕을 쓰는 복통은 앞에서 자세히 설명하였으므로 여기서는 생략한다.

저령차전자탕은 신열두통설사를 하면서 복통이 있고 소변이 시원하게 나오지 않을 때 이를 利小便하여 몸 안의 열을 제거하는 처방이다. '신열' 두통설사하는 망음병에도 복통이 많이 생길 수 있으므로 '身寒' 망음병만 복통이 있다는 선입관을 갖지 말아야 한다. 저령차전자탕은 두통과 복통이 같이 나타날 수 있고 소변이 시원하게 나오지 않는 증상이 있을 때 쓴다는 것을 명심하자.

신한복통설사의 망음병 중 신음을 흘리고 소리를 지를 정도로 배가 몹시 아픈 규고복통叫苦腹痛에는 활석고삼탕을 쓴다. 복통만 있고 설사는 없는 경우에 쓴다고 되어 있지만 임상에서 보면 설사하는 경우에도 쓸 수 있으니 책에 너무 연연해 하지 않았으면 한다. 활석고삼탕의 처방 구성을 보면, 脾→腎으로 하강하는 힘이 약해져 있는 상태에 울체가 겹치면서 복통이 생긴 것으로 추측된다. 일반적으로 활석은 심心, 소장小腸의 열을 소변으로 빼내는 효과가 있는 약이므로 활석고삼탕 역시 울체된 열을 利小便하여 복통을 치료한다고 볼 수 있다.

그러므로 저령차전자탕은 脾→腎의 하강하는 힘이 약한 상태에서 大腸→胃로 상승하는 힘이 울체되었는데, 이 울체가 중하초(小腸)에서 발생한 것이다. 활석고삼탕은 脾→腎의 하강하는 힘이 약한 상태에서 脾→腎으로 하강하는 힘의 울체가 발생하였는데, 이 울체가 중하초(肝)에서 발생하여 복통이 생겼으므로 둘 다 모두 利小便하여 치료하는 것이다.

이 밖에 소양인 복통에는 숙지황고삼탕, 육미지황탕, 독활지화탕을 쓸 수 있다. 신한복통을 2~3일 앓으면서 설사가 나오지 않다가 배가 너무 아파 변기에 앉아 힘을 주고 대변을 보려고 하면 간신히 한 차례 설사가 나오는 경우에는 활석고삼탕 혹은 숙지황고삼탕을 쓴다.[56]

56 9-29. 少陽人 身寒腹痛泄瀉 一晝夜間三四五次者 當用滑石苦蔘湯 身寒腹痛 二三晝夜間無泄瀉 或艱辛一次泄瀉者 當用滑石苦參湯或用熟地黃苦參湯.

숙지황고삼탕은 리병의 下消에 쓰는 처방이다. 腎이 大腸으로 하여금 한기寒氣를 충분히 생산하도록 조절하는 가로순환하는 힘이 약하고 大腸→胃로 상승하는 힘이 울체되어 있을 때 사용한다. 腎→大腸의 가로순환은 복부와 등 부위 흐름인 脾→腎으로 하강작용, 대장→위로의 상승작용과 서로 영향을 주고받는다. 脾→腎의 하강작용이 약해진 영향으로 표병에서는 신한복통을 하면서 설사가 생기지만 大腸→胃로의 상승작용의 울체는 리병이기에 설사를 하지 않으면서 복통만 생긴다. 이런 리병의 복통에만 숙지황고삼탕을 사용한다. 갑오본은 "복통이 있고 설사를 하는 것은 중증 중 가벼운 것이며 복통이 있는데 설사하지 않는 것은 중증 중 위험한 것이다"라고 하였다.[57]

육미지황탕은 오로지 腎의 기운이 고갈되고 신→대장의 가로순환이 매우 약해져 움직이지 못할 때 이를 보충하고 채워서 흐르게 하는 처방이다. 腎 자체의 기운이 고갈되어 대장이 보명지주인 한기를 만들지 못하여 생기는 복통인 것이다. 평소 배가 아파서 고생하는 소양인에게 육미지황탕 60첩(30일분)을 복용시켰더니 나았다[58]는 이제마의 의안이 이를 증명한다. 육미지황탕을 써서 복통이 나았다는 것은 腎의 기운이 고갈되어 생긴 복통이 있다는 의미이다. 이런 경우를 임상에서 간혹 볼 수 있다. 이와 같은 병리로 인하여 생긴 복통을 독활지황탕이 치료할 수도 있다.

**57** "此證腹痛而有泄瀉者 重證中輕證猶在也 腹痛而無泄瀉者 重證中其證又險跛也."(최병일 교열, p.74)

**58** 9-30. 嘗見少陽人恒有腹痛患苦者 用六味地黃湯六十貼而病愈.

## 칼럼7

### 망양병과 망음병의 병리 비교

소음인이 평소에 몸속이 답답하면서 땀이 나는 사람은 병에 걸리면 반드시 망양병이 되고, 소양인이 평소에 겉이 차고 설사를 자주 하는 사람은 병에 걸리면 망음병이 된다.[59] 소음인 망양병은 소음인의 보명지주인 胃의 열기가 망해가는 병이고, 소양인 망음병은 소양인의 보명지주인 大腸 한기가 망해가는 병이므로 환자의 평소 증상을 살펴보고 그 끄트머리가 보이면 그 병증을 집어내어 진단하고 미리 치료하여야 한다. 망음병과 망양병이 누구나 알 정도로 뚜렷하게 증상이 나타난 다음에 치료하면 이미 몸이 많이 상한 다음에 치료하게 되어 환자의 고통이 이미 심하고 또한 고치고 회복하는 데 시간이 많이 걸리기 때문이다. 그러므로 미리 예방하여야 한다. 망양병과 망음병은 약을 쓰지 않아도 반드시 죽고 빨리 치료하지 않아도 반드시 죽는다.[60]

"소음인 망양병은 한기가 왕성하여 보명지주인 열기를 겉으로 쳐내므로[陰盛格陽] 쳐내진 열기가 겉으로 쫓겨나와 열이 나고 땀이 난다. 소양인 망음병은 열기가 왕성하여 보명지주인 한기를 겉으로 쳐내므로[陽盛格陰] 쳐내진 한기가 다시 속으로 도망가서 추위를 타고[畏寒] 설사를 한다"[61]고 이제마는 전체적인 병리를 설명하고 그다음 조문에서 소음인 망양병 병리에 대해 자세히 설명한다.

"망양은 양이 상승하지 못하고 도리어 하강하게 되어 양이 망한 것이며 망음은 음이 하강하지 못하고 도리어 상승하게 되어 음이 망한 것이다. 윗부분에서 한기가 왕성하여 상승하는 열기를 쳐내는 것[陰盛格陽]은 열기가

---

59 9-34. 少陰人平居裡煩汗多者 得病則必成亡陽也 少陽人平居表寒下多者 得病則必成亡陰也.

60 9-31. 亡陽亡陰病 非用藥必死也 不急治必死也.

61 9-31. 少陰人 雖則冷勝 然陰盛格陽 敗陽外遁 則煩熱而汗多也 此之謂亡陽病也 少陽人 雖則熱勝 然陽盛格陰 敗陰內遁 則畏寒而下多也 此之謂亡陰病也.

한기의 억눌림을 받아 흉격으로 상승하지 못하고 아래의 대장에 주저앉아 버리고[下陷大腸] 겉으로 돌아 아래허리와 엉덩이로 가게 된다[外遁膀胱]. 그래서 등허리에 열이 나고 땀이 나는 것이다. 이렇게 열이 나고 땀이 나는 것은 열기가 왕성해서 그런 것이 아니라 속은 한기로 얼어붙고 겉만 열기로 불타는 증상[內氷外炭]이니, 열기인 양陽이 머지않아 망하려고 하는 징조이다."[62]

이어서 소양인 망음병 병리를 설명한다.

"아래에서 열기가 왕성하여 하강하는 한기를 쳐내는 것은 한기가 열기에 의해 가로막혀 아래허리와 엉덩이로 하강하지 못하고 등으로 거꾸로 올라갔다가 다시 흉격 안으로 돌아 들어간다. 그래서 장위腸胃에서 추위를 타고 설사를 하게 된다. 추위를 타고 설사를 하는 것은 한기가 왕성한 것이 아니라 속에 열기가 불타오르고 겉만 얼어붙어서[內炭外氷] 그런 것이니 한기인 음陰이 머지않아 망하려고 하는 징조이다."[63]

그런데 이러한 이제마의 정밀한 설명은 도리어 후학들을 더 혼란스럽게 하고 있다. 소음인 망양병은 표병으로 腎→脾로 상승하는 힘이 약해져서 생기는 질환인데, 앞의 설명을 보면 大腸에서 중상초인 흉격, 즉 胃로 상승하는 힘의 장애로 망양병이 생긴다고 하였다. 갑오본에는 이와 관련된 문장이 보이지 않고 신축판의 '소음인 신수열 표열병론'에 나오는 병리와도 일치하지 않는다. 앞에 나오는 소양인 망음병에 대한 병리는 소양인 표병의

62 9-32. 亡陽者 陽不上升 而反爲下降 則亡陽也 亡陰者 陰不下降 而反爲上升 則亡陰也. 陰盛格陽於上 則陽爲陰抑 不能上升於胸膈 下陷大腸 而外遁膀胱 故背表煩熱而汗出也 煩熱而汗出者 非陽盛也 此 所謂內氷外炭 陽將亡之兆也.

63 9-32. 陽盛格陰於下 則陰爲陽壅 不能下降於膀胱 上逆背膂 而內遁膈裡 故腸胃畏寒而泄下也 畏寒而 泄下者 非陰盛也 此所謂內炭外氷 陰將亡之兆也.

병리와 일치한다. 그러므로 이 조문의 소음인 망양병에 대한 설명은 이제마의 오류라고 생각된다.

소음인의 생리·병리와 일치하게 하려면 이렇게 해야 한다. 腎의 기운이 상승하여 脾의 기운과 만나야 하는데 중간에 한사寒邪가 막고 있어 올라가지 못하고 울체된다. 腎의 기운은 대장→신으로 가로순환하여 오는 열기인데, 이것이 腎에서 울체되어 움직이지 못하여 몸에 열이 난다[腎陽困熱]. 腎陽困熱은 腎의 열기가 상승하지 못하고 울체되어 생긴 열증을 말하며 이는 소음인 표병의 울광병과 망양병의 기본 병리가 되어 腎受熱 表熱病이 되는 것이다.

상승하는 힘이 막히면 상승하는 힘이 울체되고, 울체된 상황이 풀리지 않고 오래되면 울체 구간이 길어지고 심해져 대장→신의 흐름까지 울체가 생긴다. 그래서 精海가 있는 방광부위에 울체가 되고[鬱縮膀胱, 外遁膀胱] 더 심해지면 液海가 있는 하복부, 그리고 대장까지 울체[下陷大腸]가 생긴다.

이 병리의 원인이 울체이면 울광병이고 약해져서 생기는 것이면 망양병이다. 병이 발생한 구간에 따라 신양곤열, 외둔방광까지는 천궁계지탕, 황기계지탕, 팔물군자탕, 승양익기탕으로 치료하고 하함대장하여 생긴 대장파한증은 향사양위탕으로 치료한다.

이렇게 분석하면 소음인, 소양인의 망양병과 망음병의 병리가 같은 형식을 가지고 설명하는 논리적 구조가 된다. 하지만 이제마의 소음인 망양병 병리에 대한 깊은 뜻을 부족한 후학이 제대로 이해하지 못하고 해석한 것일 수도 있다.

## 칼럼8

### 망양병과 망음병의 예후

소음인이 병에 걸린 첫날 땀을 낸다. 腎→脾로 열기熱氣가 상승하여 인중 부위에서부터 땀이 나기 시작하면 병이 반드시 낫는다. 그렇지만 발병한 지 2~3일이 지나도 땀이 그치지 않으면 병이 저절로 낫지 않는다. 신→비로 열기가 상승하지 못하고 있기 때문이니 이런 경우 반드시 망양병으로 진행된다.[64]

소음인의 汗出은 설사와 더불어 소음인의 가장 험악한 증상 2가지 중 하나이다. 그렇지만 울광병 초기의 태양병, 즉 감기에 걸렸을 때는 살짝 땀이 나야 병이 낫는다. 신→비로 상승하는 힘이 울체된 상태가 풀리면서 인중에서 땀이 나야 병이 낫는다. 땀이 나지 않으면 천궁계지탕에 소엽 1돈을 더 넣어 발한發汗을 돕는다. 반대로, 발병한 지 2~3일 지나도 땀이 그치지 않으면 신→비로 상승하는 힘이 약해져 망양병으로 변한 것이다. 병을 낫게 하는 땀이 아니라 병을 악화시키는 땀이 나는 것이다. 그러므로 이런 경우는 황기계지탕, 황기계지부자탕으로 빨리 치료하여 병이 악화되지 않고 낫도록 한다.

소양인이 병이 생긴 첫날 대변이 부드럽게 잘 나가야 한다. 脾→腎으로 한기寒氣가 하강하여 손발바닥부터 땀이 나면 병이 반드시 낫는다. 그렇지만 2~3일이 지나도 설사가 그치지 않으면 병이 낫지 않으니 이것은 비→신으로 하강하지 못하여 망음병이 된 것이다.[65]

소양인의 가장 험악한 증상은 오직 변비이다. 그러므로 대변이 잘 배출되는 것은 병이 낫고 악화되는 것을 판단하는 지표가 된다. 대변이 잘 나가면 비→신으로 하강하는 힘이 울체되었다가도 풀리면서 손발바닥에 땀이

---

64 9-33. 少陰人病 一日發汗 陽氣上升 人中穴先汗 則病必愈也 而二日三日汗不止 病不愈 則陽不上升 而亡陽無疑也.

65 9-33. 少陽人病 一日滑利 陰氣下降 手足掌心汗 則病必愈也 而二日三日泄不止 病不愈 則陰不下降 而亡陰無疑也.

난다. 그러면 병이 낫는 것이다. 그런데 묽은 대변이나 설사가 그치지 않고 2~3일 지속되면 비→신으로 하강하는 힘이 약해져 망음병으로 진행되고 손바닥에 땀이 나지 않는다. 그러므로 형방지황탕을 써서 미리 예방하여야 한다.

소음인은 인중부위에 땀이 나면 병이 낫는다. 인중에 먼저 땀이 난다는 것은 중상초, 脾-胃까지 腎→脾로 상승하는 힘이 도달하였다는 신호이기 때문이다. 인중에서 먼저 난 후 몸 전체에서 땀이 촉촉하게 나야 병증이 완전히, 온전하게 풀린다. 망양병은 인중에 땀이 나든 나지 않든 상관없이 땀이 나면 날수록 신→비로 상승하는 힘이 더욱 부족해져 가슴이 답답하고 불편한 증상[心煩]이 생긴다. 망양병의 땀은 어느 부위에서 나든, 양이 조금이든 많든 상관없이 모두 병이 악화되는 땀이므로 급히 치료해야 한다.

소양인은 설사하더라도 손발바닥에 땀이 촉촉하게 나면서 설사를 하면 비→신으로 하강하는 힘이 있고 설사를 하고서도 도리어 정신이 더 맑아진다. 망음병 설사는 손발바닥에 땀이 나지 않고(건조하다는 것이 아니라 평소와 같다는 의미이다) 설사를 하면 할수록 비→신으로 하강하는 힘이 더욱 약해져 추위를 타고 정신이 맑지 않다.[66] 소양인이 손발바닥에 땀이 흥건하게 다한증처럼 나는 경우는 '身熱' 망음병에서 잘 생기므로 참고하기 바란다.

소음인 망양병과 소양인 망음병의 병의 기전을 명확히 알면 병이 생기기 전에 미리 증상을 집어낼 수 있다. 병이 1~2일 되면 병증이 명백하게 쉽게 보이고 3일이 되면 어리석은 의사라도 병증을 알아볼 수 있다. 약을 쓸 때도 2~3일이 지나지 말아야 한다. 4일째가 되면 병을 치료하기 늦었고 5일째가 되면 병이 위태로워진다.[67] 이 두 병증은 발병한 지 1~2일만 되어도

---

**66** 같은 책, 9-35. 少陽人 病愈之泄 手足掌心先汗 而一次滑泄 表氣淸寧 而精神爽明 亡陰之泄 手足掌心不汗 屢次泄利 表氣溯寒 而精神鬱冒.

**67** 9-33. 凡亡陽亡陰病 明知醫理者 得病之前 可以預執證也 得病一二日 明白易見也 至于三日 則雖愚者 執證亦明若觀火矣. 用藥必無過二三日矣 四日則晩矣 五日則臨危也.

증상이 뚜렷하므로 늦지 않게 약을 써서 악화되는 것을 막아야 하며 4~5일이 되도록 방치하면 병이 악화되어 쉽게 낫지 않고 병이 낫더라도 조리하는 기간이 길어진다.

병은 언제나 치료할 타이밍(timing)을 놓치지 말아야 한다. 그 순간을 놓치면 병증이 악화되어 변하고 의사도 당황하여 변한 상태의 그 병증을 집어내지 못하는 경우가 있다. 남녀 간의 사랑만 타이밍이 있는 것이 아니라 치료도 타이밍이 있다. 완벽한 시간 속 인연의 끝은 각자의 시간으로 돌아가 헤어지지만 수없이 변화하는 시간 속에서 씨줄과 날줄이 맞추어지는 그 순간 만나면 인연이 만들어져 사랑하게 된다. 그 순간 만나지 못하면 어떤 남녀도 사랑이 이루어지지 않는다. 병과 환자, 의사도 변화하는 시간 속에서 그 공간과 그 시간에 만나야 인연이 이루어진다. 의사는 병증이 변하는 꼭지점[變點]을 잡아챌 수 있어야 명의가 된다고 박인상은 말했다.

## 3. 裏病: 消渴病(胸膈熱證)과 陰虛病

소양인 리병, 속병은 大腸에서 胃로 상승하는 힘이 울체되거나 약해져서 발생한다. 대장에서 만들어진 소양인의 보명지주인 한기寒氣는 상승하여 胃의 열기를 조절하여야 한다. 하지만 상승하는 힘, 즉 한기가 울체되어 상승하지 못하거나 약하여 상승하지 못하면 胃의 열기를 제대로 조절하지 못하고 폭발하여 이 병증이 생긴다. 그래서 胃受熱 裏熱病이다.

그러므로 속에서 열이 폭발하여 생긴 리열병裏熱病은 당연히 대변이 변비이고 땀이 나며 소화가 안 되고 수면장애가 있으며 소변색이 진하고 자주 보고 시원하지 않다. 또한 열증이기 때문에 발병하면 병의 변화가 빨라 험악한 증상도 빠르게 나타나므로 치료 또한 적절히 신속하게 이루어져야 한다. 물론 음허병은 보통 만성적이고 느리게 변하지만 음허병도 또한 열증이기 때문에 이 열熱이 발작하면 병이 빠르게 변화할 수 있다.

소양인의 가장 험악한 증상은 변비가 동반되는 경우이다. 그래서 소양인은 大

便善通하면 完實無病하다고 한 것이다. 변비가 가장 험악한 증상이고 설사가 두 번째로 험악한 증상으로 모두 정상적인 대변이 아니다. 소양인의 대변이 예쁘게 잘 통한다는 것은 변비만 없으면 된다는 이야기가 아니다. 변비는 정상을 벗어난 모든 대변상태를 대표하여 거론한 것이고 또한 변비가 제일 험악하기 때문에 강조한 것이다. 그러므로 소양인의 건강한 대변과 질병 상태의 대변을 자세히 알아야 한다.

소양인의 표병과 리병, 모든 병은 대변을 살펴보면 악화되거나 낫는 것을 알 수 있다. 1일에 1~2차례 시원하게 보는 것을 정상이라고 할 수 있다. 1일에 1~4차례 묽게 보면 망음병이며 단단하거나 묽더라도 시원하게 나오지 않는 것은 변비의 징조이며 리병에서 주로 나타난다.

**• 병이 없는 대변**

대변이 처음 나올 때는 건조하고 뒷부분으로 갈수록 부드럽고 대변의 형태가 크며 시원하게 쑥 나온다.

**• 병이 낫는 대변**

크고 부드러운 대변을 한두 차례에 걸쳐 보거나 시원하고 부드러운 설사를 한꺼번에 많이 싼 다음 설사가 그친다. 이런 형태의 대변은 망음병에서 자주 나타난다. 1일 1~2차례 대변을 보더라도 시원하게 나오면 정상적인 대변이라고 할 수 있다. 하지만 1일 1~2차례 보던 소양인이 1일 2~3차례로 횟수가 늘어나면 묽고 시원하더라도 이는 병이 악화되는 것이다. 반대로 2~3번 보던 사람이 1~2회로 줄면 병이 호전되는 것이다. 설사를 1~2차례에 걸쳐 왕창 많이 퍼지는 형태로 싸고 더이상 설사를 하지 않는 것은 脾에서 腎으로 하강하는 힘이 회복되었다는 것을 의미한다. 또는 배 속의 이물질(소양인 체질의 음식이 아닌 것, 신경성으로 체한 것 등)이 배출되면서 막힌 것이 소통되었다고 해석할 수도 있다.

**• 병이 현재 상태를 유지하는 대변**

한두 차례에 걸쳐 평소처럼 부드러운 대변을 본다. 1일 1~2차례에 걸쳐 대변을 보는 것은 소양인의 정상적인 대변에 가까운 것으로, 병이 있는 상태에서 이런 대변을 유지한다는 것은 병이 더 악화되지 않고 있다는 것이다. 악화된다면 1일

2~4차례로 횟수가 늘거나 조금씩 자주 보면서 이급후중裏急後重이 있거나 대변이 단단해지고 딱딱해진다.

● 병이 악화되는 대변

하루(24시간)가 지나도 대변을 보지 못하거나 하루 사이에 묽은 대변을 조금씩 삐질삐질거리면서 여러 번 본다. 급성인 병증은 24시간이 지나도록 대변을 보지 못하는 변비로 빠르게 변한다. 이 변비는 위열胃熱이 극심한 것이므로 지황백호탕을 1~2시간 간격으로 대변이 나올 때까지 투여하고 다시 대변이 묽어질 때까지 충분히 사용한다. 묽은 대변을 보다가도 다시 시원하게 나오지 않으면 이것은 변비가 되려는 징조이므로 형방사백산을 써서 예방하고, 변비 경향이 조금이라도 보이면 지황백호탕을 미리 사용하여 위열胃熱을 제거하고 난 다음 형방사백산으로 다시 조리한다.

### (1) 소갈병(흉격열증)

소갈병은 上消, 中消, 下消로 나뉘고 上消은 胸膈熱證과 같은 병리기전을 가지고 있기 때문에 이 둘은 같은 병의 다른 이름이다. 임상에서 많이 만나는 소양인 소갈병은 흉격열증, 상소병이며 중소는 몇 번 치료해본 적이 있고 하소는 경험이 별로 없다.

입으로 들어온 수곡은 소화과정을 거치면서 위완의 온기, 위의 열기, 소장의 량기凉氣, 대장의 한기로 변하여 몸에 흡수되어 순환한다. 소양인은 腎-大腸이 小하기 때문에 소양인 몸에서 가장 부족한 대장의 한기를 보명지주로 삼아 이를 몸 전체로 순환시켜 생명력을 확보한다. 대장의 한기는 胃로 상승하여 胃의 열기가 발작하지 않도록 쓰다듬어주고 이어서 膏海→가슴 속→膜海→脾→腎으로 흘러가며 腎에 들어온 한기는 大腸이 한기를 잘 만들도록 조절하고 보호하는 작용을 한다.

이 순환 중 대장에서 胃로 상승하는 힘이 상승하지 못하고 울체되었을 때 생기는 병이 소갈병이다. 대장에서 胃로 한기가 상승하여 胃의 열기를 쓰다듬어주어야 하는데 울체되어 그렇게 하지 못하므로 胃의 열기가 팽창하고 폭발하여 열증으로 나타난다. 상소는 강력한 열이 겉으로 드러나고, 중소는 강력한 열이 속에 숨어 있으며, 하소는 열증과 허증이 겹쳐진 증상으로 나타난다.

이제마는 소갈병의 원인과 병리를 이렇게 말한다. "마음 씀씀이를 너그럽고 넓게 멀리 쓰지 못하면서 새로운 것을 받아들이지 못하고 자기만 옳다고 고집하며 작은 것에 집착하여 보는 것이 얕고 욕심은 급하다. 그러니 계책 한 가지에만 골똘하여 뜻과 생각이 궁핍하므로 대장의 淸陽(寒氣)이 胃까지 충분히 상승하지 못한다. 이런 상태로 시간이 많이 흘러 상승하는 힘이 약해지고 울체되어 소갈병이 생긴다. 대장의 淸陽한 한기가 胃까지 상승하고 이 기운이 머리, 얼굴로 상승하고 팔다리까지 퍼져나가야 하는데 그렇게 충분히 상승하지 못하면 상소병이 되고 胃까지 충분히 상승하지 못하면 중소병이 된다."[68]

이제마가 비록 말하지 않았지만 음양승강으로 하소병의 병리를 해석해보면, 대장의 한기(淸陽)가 상승하는 것이 울체된 상태로 오래되면 상승하는 힘이 약해지며 또한 腎이 대장으로 하여금 한기를 만들도록 도와주는 흐름도 약해져 하소병이 생긴다. 그러므로 상소병보다는 중소병이, 중소병보다는 하소병이 더 위험한 병이다.

소양인이 마음이 흔들리지 않게 평안히 하고, 생각 또한 함부로 나대지 않도록 안정시키면 대장의 상승하는 힘인 한기가 맑고 경쾌하게 상승하여 胃까지 오르고 이 맑은 기운이 위완까지 상승하여 머리, 얼굴, 팔다리로 흘러가니 이 기운이 소양인의 보명지주인 대장의 한기이다. 막힘없이 힘차게 대장에서 위, 위완까지 상승하는 맑고 깨끗한 기운이므로 淸陽(맑게 상승하는 기운)이라 하였다. 소양인이 노심초사하여 대장의 상승하는 기운인 한기가 상승하지 못하고 아래에 몰려서 탁하고 무거워지면 머리, 얼굴, 팔다리의 기운도 울체되어 열熱이 발생한다. 이것이 소양인의 질병을 일으키는 화기火氣가 되어 맑고 좋은 기운을 태워버린다.[69]

그러므로 소갈병을 예방하거나 완전히 치료하려면 마음을 너그럽고 넓게 멀리

---

68 10-17. 論曰 消渴者 病人胸次不能寬遠闊達 而陋固膠小 所見者淺 所欲者速 計策鶻突 意思艱乏 則大腸淸陽上升之氣 自不快足日月耗困 生此病也. 胃局淸陽上升 而不快足於頭面四肢 則成上消病 大腸局淸陽上升 而不快足於胃局 則成中消病.

69 10-18. 平心靜思 則陽氣上升輕淸 而充足於頭面四肢也 此元氣也淸陽也 勞心焦思 則陽氣下陷重濁 而鬱熱於頭面四肢也 此火氣也耗陽也.

펴서 작은 것에 집착하지 않게 하며 자기를 업신여기는 사람에게 화내지 않고 절제하며, 서로 속이는 모습을 보고 생기는 슬퍼하는 마음을 세상 사람들에게 넓게 펴서 서로 속이지 않게 교화시켜야 한다. 怒情과 哀性이 제자리에 평정平靜하게 있으면 소양인은 질병 없이 건강하게 된다. 사상의학의 시작과 끝은 언제나 性情이며 또한 감정의 절제, 감정의 이성理性화, 이성화된 감정인 도덕의 사회실현이라는 과정을 거쳐 대동大同사회라는 유토피아를 꿈꾼다.

### ① 초증: 上消(흉격열증)

대장에서 胃로 상승하는 힘[淸陽之氣]이 충분하면 머리와 얼굴과 팔다리까지 기운이 적절하게 운용되어 머리, 머리카락, 눈, 코, 입, 귀, 혀, 손바닥, 발바닥 등에 열증이 없이 정상상태를 유지한다. 하지만 울체되어 상승하는 힘이 胃까지 충분히 가지 못하게 되면 머리, 얼굴, 손발에 열증이 나타나며 이 열증은 胃의 열기가 정상보다 얼마만큼 많아졌느냐에 따라 경중이 달라진다.

胃가 위치한 흉격에 열이 약간 있는 경우는 가슴도 간혹 답답하거나 그득하고 아리면서 얼굴이 문득문득 빨개지고 머리, 얼굴, 손발에 땀이 나며 가벼운 수면장애가 동반되고 변비 경향이 가끔 나타날 정도이기에 흉격열증의 조짐은 있으나 뚜렷하지 않아 병증을 집어내기가 쉽지 않다. 흉격에 열이 많아지면 가슴에 열이 끓어서 미치려고 하고 잠을 잘 수가 없으며 머리에서 땀이 줄줄 흐르고[頭汗] 갈증이 몹시 나서 물을 벌컥벌컥 마시며 변비가 생겨 1~3일에 1번씩 보게 되므로 누가 보아도 그 병증을 알 수 있을 정도이다.

심해지면 혀에 창瘡이 잘 생기고 눈, 코, 입, 귀에 염증성 질환 같은 중증重證이 생기고 손발바닥이 건조해지고 머리와 얼굴의 피부질환(陽毒發斑, 流注丹毒, 황달) 같은 험증이 생긴다. 더 심해지면 背癰, 腦疽, 脣瘇(입술이 붓는 병), 纏喉風, 인후질환 등의 위험증이 나타난다.[70] 상소는 흉격의 열로 인하여 발생하는 병증이므로 현대의학의 스트레스, 울화병, 자율신경실조증, 공황장애, 역류성 식도염, 인후염, 안구건조증 등도 이 범주에 속한다. 모두 양격산화탕을 기본 처방으로 사

**70** 10-12. 背癰腦疽脣瘇纏喉風咽喉等病 受病之日 已爲危險證也 陽毒發斑流注丹毒黃疸等病 受病之日 已爲危險證也 面目口鼻牙齒之病 成病之日 皆爲重證也.

용한다. 옹저癰疽 종류는 중소병에도 잘 생기므로 상소인지, 중소인지를 잘 살펴서 양격산화탕, 인동등지골피탕을 선택하여 쓰고, 변비가 있는 경우에는 양독백호탕, 혹은 지황백호탕을 쓴다.

또한 흉격의 열[胃熱] 때문에 갈증이 나고 자꾸 물을 마시는[口渴引飮] 전형적인 상소병 증상이 생길 수밖에 없다. 상소 증상은 현대의학의 당뇨병과 함께 나타나기보다는 당뇨병과 상관없이 나타나는 경우가 많지만 중소와 하소는 현대의학의 당뇨병과 함께 나타나는 경우가 많았다. 사상의학으로 설명한다면, 상소병은 당뇨병의 전조증상이며 이 증상을 치료하지 않고 방치한 상태로 오래되면 그제야 당뇨병이 생긴다. 그러므로 상소가 생기면 바로 치료해야지 방치하면 곧이어서 당뇨병이 생긴다.

급성으로 상소병이 생기고 혈당이 매우 높아서 내원한 환자를 본 경험이 있다. 갈증이 나고 자꾸 물을 마시는[口渴引飮] 증상이 워낙 심하여 검사를 하니 당뇨병이라고 하여 내과에서 당뇨약을 처방받아 복용했지만 효과가 없어서 내원하였다. 양격산화탕을 복용한 지 5일 만에 갈증이 거의 사라지고 혈당이 정상으로 돌아왔다. 하지만 사업이 뜻대로 되지 않아서 속을 끓이고 술을 마시고 담배를 피우면서 재발하고 다시 양격산화탕을 주고 재발하기를 여러 번 하다가 끝내 고치지 못하고 평생 현대의학의 당뇨약을 복용하게 되었다. 이런 경험을 통하여 상소병과 당뇨병이 일치하는 경우도 있다는 것을 알 수 있지만 당뇨병과 관련된 상소라는 병증보다는 흉격의 열로 생기는 병증들이 훨씬 더 많다는 것을 강조하고 싶다. 또 이 의안에서 볼 수 있듯이 감정과 생활을 절제하지 못하면 상소나 흉격열증을 제대로 고칠 수 없다는 것도 기억하자.

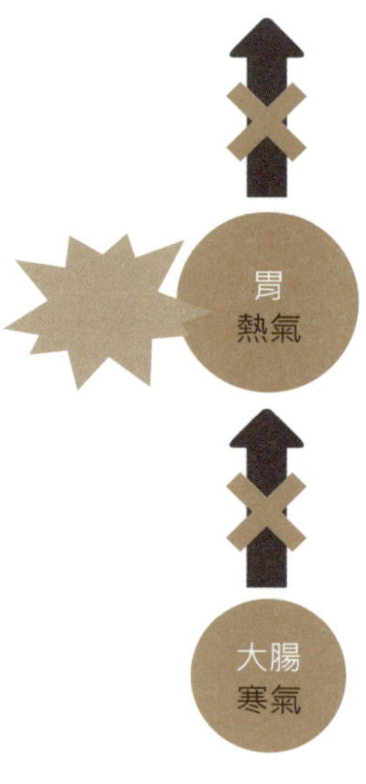


**도표3-6. 소양인 상소병(흉격열증)**

**칼럼9**

### 胃의 熱氣와 관련된 3가지 병증

흉격열증에서 우리가 짚고 넘어가야 할 문제는 胃의 열기에 관한 것이다. 소양인 병증에서 胃의 열기와 직간접적으로 연관된 3개의 병증이 있다. 이것은 모두 胃의 열기와 관련된 증상을 보이므로 병증을 구분하는 데 어려움을 겪을 수 있다. 그래서 이 3개의 병증을 소개하고 구분하고자 한다.

첫째는 熱實結胸病이다.

이 병은 脾→腎으로 하강하는 힘이 울체되어 하강하지 못함으로써 膜海가 있는 등 부위에서 胃→膏海→膜海→脾로 흐르던 한기寒氣가 정체되고 이 정체가 가슴부위[膏海, 胃]까지 밀려서 발생하는 병증이다. 胃→脾로 순환하지 못하게 되자 순환하지 못하는 한기가 가슴부위에서 오도 가도 못하게 되고 胃→胃脘으로 상승하는 힘도 흐름이 정상을 벗어나면서 흉번胸煩, 두통, 현훈眩暈, 오심惡心, 구토 등의 증상이 생긴다. 이때 대장→위로 상승하는 힘은 울체되거나 약해진 것이 아니기 때문에 胃의 열기는 정상에서 벗어나지 않는다. 단지 胃→脾의 울체로 생긴 가슴부위의 울체가 어느 정도인지에 따라 병증의 경중이 나뉜다. 열증이 있더라도 이것은 脾→腎으로 하강하지 못하고 울체되어 생긴 것이기 때문에 대장→위로 상승하지 못하고 정체된 상황 때문에 생긴 열증은 거의 없다. 그렇기 때문에 막힌 것을 형방도적산이나 감수로 뚫는 치료를 하지 지황백호탕으로 위열胃熱을 제거하는 치료법을 쓰지 않는다.

둘째는 '신열' 망음병이다.

이는 脾→腎으로 하강하는 힘이 약해진 상태에서 대장→위로 상승하는 한기가 울체되어 胃의 열기가 폭발하여 생긴다. 胃의 열기가 증가하는 것에 따라 증상도 변한다. 이 병증은 평소에 설사경향과 無汗의 표병 망음병 환자가 대장→위로 상승하는 힘의 울체로 인하여 몸에 열이 나고 설사가 점차 변비로 변하고 또는 땀이 나지 않다가 병증이 심해질수록 땀이 나는 리병이 겹쳐 있는 것이다. 그러므로 변비가 나타나면 지황백호탕을, 변비가 없이 열증이 나타나면 형방사백산을, 열증이 없어지면 형방지황탕으로 조리한다.

이런 병리 때문에 '신열' 망음병은 리병의 초기에도 나타난다. 평소 망음병인 소양인이 감기에 걸려 발열이 많고 오한이 거의 없으면서 얼굴에 열기가 올라 붉고 갈증이 나며 대변이 묽으나 시원하지 않고 때로는 소변도 시원하게 나오지 않으며 울체된 열이 발산되지 않아 몸이 가려운 증상이 발생하는 리열 병증이 나올 때 또한 형방사백산을 사용한다. 그래서 형방사백산을 표리겸증약이라고도 한다. 자세한 것은 '망음병'에 나와 있다.

셋째는 흉격열증이다.

오로지 대장→위로 상승하는 한기가 울체되어 상승하지 못하고 이로 인하여 조절되지 못한 胃의 열기가 급격히 왕성하게 팽창하다가 폭발하여 뚜렷한 열증이 나타난다. 처음부터 변비 경향을 보이고 땀이 나는데 시간이 흐를수록 점차 심해진다. 변비가 심하면 지황백호탕을 쓰고 1일 1회의 단단한 변비까지는 양격산화탕으로 활용하여 치료한다. 대변이 묽으면서 샛노란 경우도 있다.

이렇게 열실결흉은 胃의 열기가 병증에 영향을 주지 않고 오직 비→신으로의 울체된 정도에 따라 경중이 구분되는 소양인 표병이고, '신열' 망음병은 망음병에 胃의 열기가 많아지는 흉격열증이 겹쳐 있는 병증이며, 흉격열증은 오직 대장→위로 상승하지 못하여 胃의 열기가 팽창하여 폭발한 리병의 열증이다.

### ② 중증: 中消

상소가 대장→위로 상승하는 힘이 울체되어 상승하는 힘이 胃의 근처까지만 상승하고 胃까지 충분히 다다르지 못하는 상황이라면, 중소는 울체로 인하여 대장에서 상승하는 힘이 소장 근처까지만 다다른 상태이다. 울체된 힘과 이를 뚫으려는 상승하는 힘이 서로 부딪혀 오랜 시간 승부를 내지 못하였기 때문에 생긴 병증이어서 여러 가지 다양한 증상으로 변한다. 또한 胃의 열기를 직접 건드리지 않았기 때문에 겉으로 열증이 뚜렷하게 드러나지 않는다. 하지만 胃의 열기를 적절하게 조절하지 못하는 것은 마찬가지여서 열기가 넘치는 것은 상소와 마찬가지이다. 단지 폭발하는 것이 아니라 잿불 속에 숨어 있는 불기운처럼 형성된다. 몸속에 은근히 센 열기가 가득 차 있어 살이 문드러지고[肉爛] 곪고[癰疽] 복창만이 생기며[中滿鼓脹] 많이 먹고도 금방 소화되어 배가 쉽게 고프고[消穀善飢] 심하면 시력을 잃기[雙目失明]도 한다.[71] 그래서 소양인의 옹저와 눈병은 중소병의 범주에 속한다.[72] 갑오본은 황달 또한 중소병에 속한다[73]고 하였는데 신축판은 삭제하였다.

왕호고는 중소병은 "열이 속에 쌓여서 소화가 쉽게 되니 자주 배고파 평소보다 많이 먹으며 (상처가 나면) 새살이 돋지 않는다. 이때 갈증은 심하지 않으며 소변을 자주 보고 맛이 달다"[74]고 하여 중소병은 많이 먹고 쉽게 소화되어 자주 배고파하는 증상 외에 갈증이 많지 않고 소변에서 단맛이 난다는 특징을 지적하였다. 중소병의 증상에는 갈증이 겉으로 드러나지 않는다는 것과 소변에 단맛이 난다는 특징을 가지고 있음을 기억해야 한다.

갑오본은 "소갈병은 음허화동陰虛火動과 위열胃熱로 인하여 살이 문드러지는[肉爛] 병으로, 중소병이 이 병증의 뼈대이다. 상소병은 중소병의 초기이고 하소병은 중소병의 말기이다"[75]라고 하여 중소병의 중요성을 강조하였다. 그러면서 처

---

**71** 10-20. 消渴之疾 能食者 末傳必發腦疽背瘡 不能食者 必傳中滿鼓脹.(李杲)
10-21. 東醫醫方類聚曰 消渴之病 變成發癰疽或成水病或雙目失明.

**72** 10-22. 論曰 癰疽眼病 皆是中消之變證也.

**73** "黃疸 元是少陰人病 而少陽人黃疸 亦有之 少陽人黃疸 卽 中消之屬也."(최병일 교열, p.80)

**74** 10-13. 熱蓄於中 消穀善飢 飲食倍常 不生肌肉 此渴亦不甚渴 小便數而甛 病屬中焦 謂之消中.

**75** "少陽人陰虛火動胃熱肉爛之病 而中消此病之主證 上消則中消之初證也 下消則中消之末證也."(최병일 교열, p.78)

방으로 청량산화탕, 방풍통성산, 양독백호탕과 술과 섹스 끊기, 怒心과 哀心이 폭발하는 것 경계하기를 제시하고 있다.

중소병에 나타난 증상을 분류해보면, 첫째 당뇨 합병증이다. 살이 문드러지고 상처가 봉합되지 않는 것, 실명 등이 그것이다. 두 번째는 간경화나 췌장, 비장질환으로 생기는 복수腹水이다. 그래서 이제마는 소양인 鼓脹病을 소음인 藏結病과 비슷하다고 하였다. 필자는 복수를 中滿鼓脹으로 해석하고 소양인 간경화와 신부전 환자에게 인동등지골피탕을 투여하여 복수가 감소하는 것을 확인한 경험이 있다. 셋째, 옹저 같은 피부병은 당뇨 합병증에만 나타나는 것이 아니라 심한 상소병, 음허병에도 생긴다. 옹저라는 말에 집착하여 옹저를 종기로만 판단하지 말고 다양한 종류의 피부병을 중소에서는 옹저가 대표한다고 생각하기를 바라며, 종기가 한두 개만 생기는 것뿐만 아니라 몸 전체에 두루 나타나는 경우도 있으므로 주의하여야 한다. 넷째, 消穀善飢, 食多飢瘦이다. 배가 자주 고프고 먹으면 금방 소화되어 다시 고프지만 도리어 살이 빠지는 전형적인 당뇨병 증상이다. 다섯째, 소변에 단맛이 나는 것은 하소병이 아니라 중소병이다. 이것이 소갈병의 뼈대가 중소병이라고 한 이유이다.

중소병은 상소병처럼 겉으로 열증이 드러나는 것이 아니어서 중소병 진단을 초기에 내리기 어려울 정도로 미약하게 드러난다. 상소병이 무화武火라면 중소병은 문화文火이다. 상소병의 열기는 끓어 넘쳐서 겉으로 드러나기 때문에 쉽게 알 수 있지만, 중소병의 열기는 겉으로 드러나지 않고 속에 숨어 있어서 병을 깊은 곳에서 만들므로 금방 알기 어렵고 알게 될 정도이면 중증重證을 넘어 위험한 지경에 이른 것이다. 그러므로 먼저 상소병의 증상이 있었는지 물어보고 이어서 자주 배고프고 먹어도 살이 안 찌는지도 물어보아 중소병의 초기를 찾아내야 한다. 이 2가지 질문을 하지 않으면 환자 스스로 2가지 증상이 있거나 있었음을 스스로 호소하는 것을 보지 못했다. 누구나 보면 바로 알 수 있는 험악한 증상이 나온 다음에 중소병임을

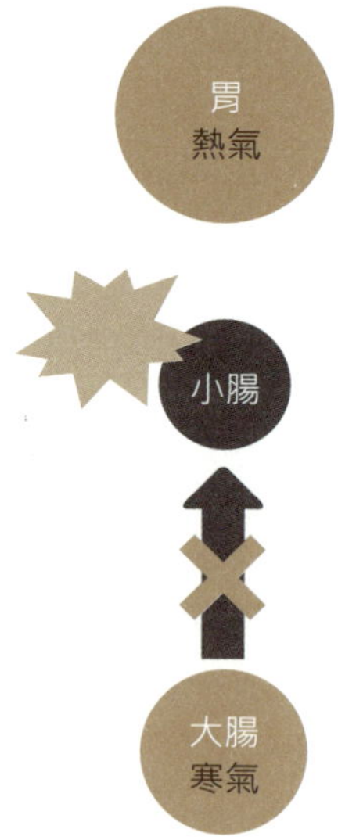

**도표3-7. 소양인 중소병**

알고 그제야 치료하면 너무 늦다.

### ③ 말증: 下消

하소병에 대해 이제마는 간략하게 설명하였을 뿐 상소나 중소처럼 대략이나마 설명한 것이 없다. 그러므로 이런저런 것을 가지고 유추할 수밖에 없지만, 이 중 하소병의 생리와 병리를 알 수 있게 하는 구절이 있다.

"상소와 중소는 裏陽의 올라가는 기운이 비록 허하고 부족하지만 表陰의 내려오는 기운은 오히려 굳건하게 유지하고 있다. 그래서 그 병이 비록 험악하더라도 오히려 오랫동안 유지하는 것은 이 까닭이다. 음이 허해 늦은 오후에 열이 나고[陰虛午熱] 물을 마시고 등이 춥고 구역질을 하는 것[背寒而嘔]은 표리表裏의 음양이 모두 허하고 부족하기 때문에 병이 더욱 험악해진 것으로 하소와 약간의 경중의 차이만 있을 뿐이다."[76]

상소병과 중소병은 대장→위로 상승하는 힘[裏陽]이 울체되고, 울체된 상태로 오래되어 약해졌더라도 비→신으로 하강하는 힘[表陰]이 아직 버티고 있는 상태이다. 하지만 하소병과 음허병은 표의 하강하는 힘과 리의 상승하는 힘이 모두 허약하여 하소병이 소갈에 속해 있더라도 음허병과 병의 경중이 있을 뿐 비슷하다고 하였다. 음허병은 腎이 방광부위에 위치한 精海에서 절제된 감정의 힘[樂力]으로 맑은 기운을 흡수하여 그 힘으로 대장에서 보명지주인 한기를 잘 만들도록 조절하는데, 이 기전이 약해져 대장의 한기가 부족해지고 또한 대장에서 胃로 상승하는 힘도 약해져서 생기는 병이다. 하소병은 음허병과 같은 병리기전으로 생기는 경우도 있고 또한 대장에서 胃로 상승하는 힘이 울체된 상태로 오래되어 상소에서 중소로, 중소에서 하소로 진행되어 발생하기도 한다. 이 두 병의 병리기전의 공통점은 신→대장으로 가로순환하는 힘이 약해졌다는 것이다.

신→대장으로 가로순환하는 힘이 약해졌기 때문에 음허병과 하소병은 숙지황 4돈을 군약으로 삼아 가로순환하는 힘을 보충해준다. 하소병은 갈증이 나서 물을 벌컥벌컥 마시고 물을 마시고 난 후 얼마 지나지 않아 소변을 보는데 소변이 많이

---

**76** 10-28. 論曰 上消中消 裡陽升氣 雖則虛損 表陰降氣 猶持完壯 故其病雖險 猶能歲月支撐 以此也. 若夫陰虛午熱 飮水背寒而嘔者 表裏陰陽俱虛損 所以爲病尤險 與下消 略相輕重.

나오면서도 탁하고 기름기가 있는 것처럼 보인다. 또 허벅지와 무릎의 살이 빠져 가늘어지고 뼈가 시큰거리는 증상도 생긴다. 이 증상은 당뇨병을 오래 앓아서 몸이 쇠약해진 모습이다. 그렇지만 꼭 당뇨병에만 특별히 나타나는 증상이 아니라 음허병에도 많이 나타나는 증상이다. 이처럼 하소에 숙지황 4돈을 군약으로 삼은 것은 하소와 음허병의 병리가 일정 부분 겹쳐 있기 때문이다.

현대의학의 당뇨병을 굳이 소갈과 비교하자면 중소병과 겹치는 것이 많다. 하지만 현대의학의 당뇨병은 현대과학의 눈으로 진단한 당뇨병이고 한의학과 사상의학의 소갈은 근대이전의 과학의 눈으로 진단한 소갈이다. 겹치는 증상이 있다고 하여 억지로 같은 병이라고 봐서는 안 된다. 분류방법이 다른 질병은 유사한 것이지 같은 질병이 될 수 없다. 분류는 사물을 인식하는 세계관의 표상이기 때문에 다른 세계관으로 바라본 분류는 겉만 비슷할 뿐이지 근본적으로 같을 수 없다.

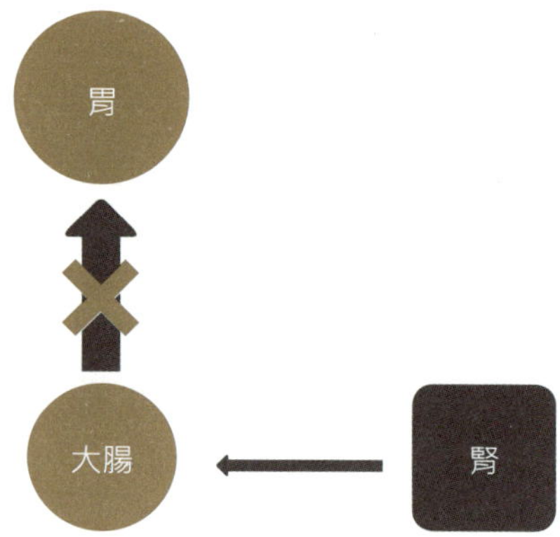

도표3-8. 소양인 하소병

| 소갈 | 왕호고 | 주진형 | 의학강목 |
|---|---|---|---|
| 상소 | 胸中煩燥<br>舌赤脣紅<br>渴引飮常多<br>小便數而少 | 舌上赤裂<br>大 渴 引飮 | 渴而多飮 |
| 중소 | 消穀善飢<br>飮食倍常<br>不生肌肉<br>渴亦甚煩<br>小便數而甛 | 善食而瘦<br>自汗<br>大便硬<br>小便數 | 消穀善飢 |
| 하소 | 腿膝枯細<br>骨節痠疼<br>飮水不多 隨卽尿下<br>小便多而濁 | 煩渴引飮<br>小便如膏<br>腿膝枯細 | 渴而尿數有膏油 |

도표3-9. 소양인 소갈증상

### (2) 음허병

상소와 중소는 대장의 한기가 胃로 상승하는 힘이 울체되어 줄어들고 이것이 오래되어 허해지더라도 脾→腎으로 하강하는 힘이 도리어 정상을 유지하고 있어서 그 병이 험해도 오랜 시간을 버틸 수 있는 것이다. 음허병은 식체비만食滯痞滿, 중풍, 구토, 토혈, 구안와사, 오후에 열이 훅하고 달아올랐다 내렸다 하여 학질이랑 비슷하고, 오후에 살짝 땀이 나기도 하고, 또 갈증이 나서 물을 마시며, 등이 추우면서 구역질이 나는 증상이 나타난다. 이는 비→신으로 하강하는 표表의 힘과 腎→大腸→胃로 상승하는 리裏의 힘이 모두 약해져 생기는 것이다. 그러므로 상소와 중소보다 더 험악하며 소갈 중에는 하소 정도가 되어야 경중을 비교할 수 있다. 음허병은 몸과 마음을 잘 추슬러서 평안하게 하고 약을 복용해야 10에 6~7이 살 수 있다. 그렇게 하지 않으면 100에 100이 모두 반드시 죽는다.[77]

음허병은 대장→위로 상승하는 힘의 허약, 한기의 부족으로 생긴다. 肺의 哀情(나를 속이지 말라는 감정)이 절제되지 못하고 폭발하면 폐의 기운이 급하게 상승한다. 급하게 상승한 肺 때문에 腎의 기운이 부족해지고 腎이 精海의 淸汁을 흡수하는 힘도 약해져 결국은 신→대장의 한기의 부족이 생긴다. 때로는 비→신으로 하강하는 표의 힘이 약해져 腎 또한 한기를 받은 것이 없어 부족해지는 경우도 있는데 이것은 망음병 말증에 해당될 것으로 추측된다. 그러므로 음허병은 신→대장으로의 가로순환과 대장→위로 상승하는 기전까지 약해진 것이 기본 병리이며, 간혹 비→신으로 하강하는 힘이 약해진 경우와 겹쳐서 발생하는 병증도 있을 수 있다.

그래서 음허병은 하강작용이 약해져 생기는 표병과 비슷한 증상도 나타나는데 대표적인 것이 身寒, 畏寒이다. 표병의 망음병은 음이 망해가는 병이고 음허병은 음이 이미 망한 병이므로 비슷한 증상이 나타나더라도 그 경중은 하늘과 땅의 차이만큼 크다. 망음병의 身寒은 말 그대로 추위를 싫어하는(추위를 탄다고 표현하기도 한다) 것으로 비→신으로 하강하는 힘이 약해져 생기며 음허병의 身寒은 허열

---

**77** 10-28. 然能善攝身心服藥 十之六七尙可生也 不善攝身心服藥 則百之百必死也.

虛熱이 속에 숨어 있어 언제든지 身熱로 바뀔 수 있는 身寒이다. 그래서 음허병에는 허열이 숨었다 나왔다 하기 때문에 감기 걸린 것처럼 寒熱往來如瘧이 생긴다.

찬바람이 싫어서 피하다가도 오후에 허열이 오르면 선풍기를 쐬는 증상이 음허병에서 寒熱의 뒤섞임을 보여준다. 망음병과 음허병은 身寒이라는 같은 증상이 나타나더라도 대변과 땀의 양상은 완전히 다르다. 망음병의 대변은 1일 1회 이상 보고 형태가 정상에서 묽은 쪽으로 변하고 땀은 거의 나지 않지만, 음허병의 대변은 1일 1회에서 2~3일 1회로 변하고 대변 형태가 단단해지는 경향을 보이고 땀이 잘 나는 편이다. 그러므로 이 두 병이 헷갈릴 이유는 없다. 단지 평소 身寒이 있을 경우 망음병인지 음허병인지 감별에 어려움이 있을 수 있으므로 환자의 이야기만 듣지 말고 대변과 땀을 꼬치꼬치 물어보아야 한다.

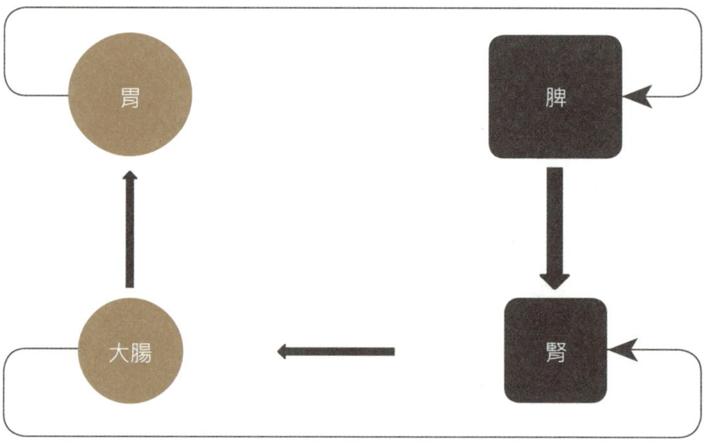


**도표3-10. 소양인 음허병**

### ① 중풍, 구토

음허병의 구토는 중풍을 예고하는 증상이므로 주의 깊게 살펴보아야 한다. 소양상풍병에 나타나는 오심구토는 울체되어 생기는 것이지만, 음허병의 구역질은 신→대장→위로 상승하는 힘이 거의 바닥나서 생기는 힘겨운 구역질로 중풍이 오려는 전조증상이다. 입안에 느침이 자주 생기고 찬 느낌의 침이 생겨 뱉어내는 것도 또한 구역질의 초기 증상이므로 눈여겨 살펴보아야 한다. 중풍은 발병하면 치료를 장담할 수 없으므로 구토에 해당되는 증상이 있을 때 서둘러 치료하고 예방하는 것이 최선이며 발병한 경우에는 약을 복용하면서 마음을 편안히 하고 느긋하게 저절로 낫기를 기다려야 한다.[78] 중풍에는 독활지황탕을 주로 쓰고 만약 열증으로 생겼을 경우에는 변증하여 그에 맞게 처방하여야 한다. 갑오본의 팔미고삼탕도 참고할 만하다. 구안와사 또한 풍질風疾의 일종이기 때문에 음허병의 처방인 독활지황탕을 기본 처방으로 삼는다.

### ② 토혈

吐血 또한 험악하다. 토혈하는 소양인은 강퍅하고 한쪽으로 모가 난 사람이어서 다른 사람과 늘 다투고 싸운다. 소양인은 怒性이 宏抱하여 다른 사람들을 넓게 받아들이는 포용하는 자세를 가지고 있어야 하는데 편협하게 마음을 써 다른 사람과 싸우므로 결국 腎이 精海에서 淸汁을 흡수하지 못하고 음허에 이르러 토혈하는 것이다. 이제마는 기본적으로 불교와 도교를 배척하고 있지만, 이 경우에는 혼자서 하는 면벽수양을 권한다. 면벽수양을 하면서 자기 자신을 뒤돌아보고 반성하여 마음을 편안히 하며 담백한 음식을 먹고 음허 치료약을 복용하여야 한다. 100일을 치료해야 조금 낫고 200일을 해야 거의 낫고 1년을 해야 완전히 나으며 3년을 해야 타고난 수명을 보장받는다.[79] 구토도 또한 토혈과 같은 방법으로 마음을 수양하고 몸을 조리하여야 줄어든 수명이 연장된다.

토혈을 한 소양인이 마음과 몸, 음식을 절제하지 못하고 다시 제멋대로 하면 병이 재발한다. 만약에 재발하면 재발을 막기 위해 그동안 노력했던 면벽수양 등이 모두 헛것이 되어 다시 처음부터 10년, 20년을 조리해야 수명을 보장받을 수 있다[80]고 하였으니 소양인 토혈이 구역질과 더불어 얼마나 중한 병인지를 알 수 있다. 콧속에서 약간 피가 비쳐도, 가래나 침 속에 피가 약간 섞여 있어도 이것은 토

---

**78** 11-2. 少陽人 中風 …… 間以服藥 安而復之 待其自愈 而不可期必治法之疾也.

**79** 11-3. 少陽人 吐血者 必蕩滌剛愎偏急 與人幷驅爭塗之. 淡食服藥 修養如釋道 一百日則可以少愈 二百日則可以大愈 一周年則可以快愈 三周年則可保其壽.

**80** 11-3. 凡 吐血 調養失道則必再發 再發則前功皆歸於虛地. 若再發則又自再發日計數 一百日少愈 一周年快愈 若十年二十年調養則必得高壽.

혈의 전조증상이므로 자세히 관찰하고 적절하게 치료한다. 십이미지황탕을 기본 처방으로 한다.

### ③ 勞瘧

"하루 간격으로 추웠다가 열이 났다 하는 소양인 학질을 노학이라 한다. 천천히 느긋하게 치료해야지 급하게 치료한다고 해서 낫지도 않는다. 오한발열이 발작하지 않는 날은 독활지황탕을 아침저녁으로 복용하고 발작하는 날은 형방패독산 2첩을 미리 다려놓고 오한이 생기려고 하면 2첩을 연달아 복용시켰다. 이렇게 1달 넘지 않게 치료하는 동안 독활지황탕 40첩, 형방패독산 20첩 정도를 썼다."[81] 이와 같은 문장이 하나 더 있는데 "음허증은 매일 오후에 추웠다가 더웠다 하고 저녁이 되면 살짝 땀이 나면서 없어진다. 학질로 오진하여 치료하면 대부분 죽음에 이를 수 있다"[82]고 하였으니, 음허병 환자가 학질처럼 추웠다가 더웠다 하는 것은 모두 勞瘧인데 이것을 학질로 진단하고 실증 약을 쓰면 허증의 勞瘧 환자가 위태롭게 된다.

임상에서 노학을 치료해보니, 오한발열하는 학질이 하루 간격으로만 오는 것이 아니다. 하루에도 아침, 저녁으로 올 수 있고 2~3일 간격으로 오기도 하며 불규칙하게 오기도 한다. 오한이 생기려고 하든, 열이 오르려고 하든 학질이 발작하려는 기미가 있을 때는 형방패독산을 달여놓았다가 오한이나 발열이 내려갈 때까지 수시로 복용시킨다. 심하면 1시간에 1번씩, 하루에 3~6번이라도 복용시키며, 오한이나 발열이 없어지면 독활지황탕 2첩을 달여 하루 3번 복용시킨다. 이제마는 오한이 들려고 할 때는 형방패독산, 오한발열이 없을 때는 독활지황탕을 쓰라고 하였지만 오한발열에 상관없이 노학이 발작하려고 할 때 형방패독산을 쓰니 모두 효과가 좋았다.

소양인 음허병에 속하는 노학은 현대의학적으로 노인병이나 혈소판, 백혈구, 림프구에 관련된 혈액질환, 감기를 오래 앓은 노인에게 피로와 함께 생기는 것을

81 같은 책, 11-13. 少陽人 瘧病有間兩日發者 卽勞瘧也 可以緩治 不可急治. 此證瘧不發日 用獨活地黃湯二貼朝暮服 瘧發日 預煎荊防敗毒散二貼 待惡寒發作時二貼連服. 一月之內 以獨活地黃湯四十貼 荊防敗毒散二十貼爲準的 則其瘧必無不退之理.

82 10-26. 凡陰虛證 每日午後惡寒發熱 至晩亦得微汗而解 誤作瘧治 多致不救.(龔信)

보았으며 이제마가 창안한 치료법대로 형방패독산, 독활지황탕을 번갈아 사용하여 치료하였다.

이제마는 소양인 胃受熱 裏熱病論의 마지막 문장에서 음허병이 얼마나 위험한지 그리고 병의 초기에 얼마나 조심하고 조심해야 하는지를 《역경》의 수괘需卦 93 효사爻辭를 인용하며 설명하고 있다. "진흙탕에서 기다리니, 도적을 이르게 한다." 〈상전象傳〉은 이를 "진흙탕에서 기다리는 것은 재앙이 밖에 있는 것이다. 스스로 도적을 자초했으나, 경건하고 신중하면 낭패를 보지는 않을 것이다"[83]라고 해설하였다. 음허병이라는 진흙에 빠져 있으니 이대로 있으면 험악한 질병이나 죽음이 다가올 것이다. 이것은 스스로 초래한 질병이니 이제부터라도 경건하고 신중하게 마음과 몸을 수양하면서[齊戒其心 恭敬其身] 이에 맞는 약을 복용하면 음허병이라는 진흙으로부터 빠져나올 수 있다. 하지만 빨리 벗어나려고 발버둥치면 오히려 진흙 펄에서 벗어날 수 없다. 음허병을 대하는 의사와 환자 모두 급하게 치료를 서두르지 말고 몸을 평안하게 하고 마음의 욕구를 절제하면서 신중하고 느긋하게 치료해야만 다시 온전해질 수 있다.

갑오본에 "哀心과 怒心을 경계하지 않고 술과 섹스를 끊지 않으면서 100일 동안 약을 아무리 먹어도 하루 동안 반듯하게 생활하여 원기를 보충하는 것만 못하다"[84]고 하였다. 지나치게 먹고 지나치게 마시는 것은 자연스러운 것이 아니다. 지나치게 노동하고 지나치게 욕심을 부려 마음과 몸을 피로하게 하는 것도 자연스러운 것이 아니다. 병에 걸렸다고 약을 빠르게 많이 복용하는 것도 욕심이다. 자연스럽지 않은 것은 삶을 살리는 길[生生之道]이 아니라 삶을 죽이는 것이다.[85]

음허병의 처방에는 십이미지황탕, 독활지황탕, 육미지황탕 3가지가 있고 이 처방들은 각각의 쓰임이 있다. 십이미지황탕은 신→대장의 가로순환이 약하고 대장

---

**83** 10-29. 易之需九三爻辭曰 需于泥 致寇至. 象曰 需于泥 災在外也 敬愼不敗也.

**84** "若不戒哀怒 不斷酒色 雖百日服藥而不足補損於一日尙法求活乎"(최병일 교열, p.79)

**85** "飮食茶湯之寓藥者 必如平時飮食茶湯也 不可欲速不達而過食過飮也 過食過飮者 非自然也 非自然者 非生生之道也"(최병일 교열, p.79)

→위로의 상승작용도 약하지만, 대장→위로 허열이 상승하여 생기는 질병에 사용한다. 독활지황탕은 신→대장의 가로순환의 힘이 약해졌을 때 쓰며, 육미지황탕은 오직 腎의 한기만 보충해준다. 그래서 渴飮水, 吐血에는 십이미지황탕, 食滯痞滿, 복통, 背寒, 嘔吐, 중풍에는 독활지황탕을 주로 쓰는 것이다. 조심스럽게 음허병의 초증, 중증, 말증을 나누어보면, 식체비만, 복통은 초증으로, 배한, 토혈, 구토은 중증에, 중풍은 말증으로 구분하면 어떨까 하는 의견을 내본다.[86]

## 칼럼10

### 표병의 부종과 리병의 복창만

부종은 병의 겉모습이 평범하여 빨리 죽을 것 같지 않아 보이지만 실제로는 매우 급한 병증이다. 4~5일 안으로 빨리 약을 써서 치료하면 쉽게 낫지만 느긋하게 10일이 지나 쓰면 허망하게 죽을 수 있다. 표병의 부종은 대개 망음병이 오래되어 脾→腎으로 하강하는 힘이 매우 약해져 그중 脾→肝으로 하강하는 힘이 유독 힘들 때 생기므로 형방지황탕에 목통 3~5돈을 넣은 목통무우탕을 일반적으로 쓰며 '신열' 망음병에서 진행된 부종은 목통대안탕을 쓴다. 약을 복용하고 소변이 맑고 시원하게 나와야 병이 낫는 것이다. 약을 써서 병이 낫더라도 원래 병이 깊으므로 부종이 없어진 후에도 목통무우탕을 하루 1~2첩씩 100일을 써야 한다. 약을 쓰는 동안에는 배고플 정도로 음식을 적게 먹어야 제대로 낫고 부종이 없어졌다고 하더라고 약을 쓰지 않거나 과식·폭식을 하게 되면 소변이 다시 붉어지면서 부종이 재발하고 재발하면 치료가 어렵다. 부종을 치료할 때는 소변이 맑은지 붉은지,

---

86 陰虛火動으로 전신권태, 似전신근육통, 上熱面赤, 似喘非喘, 短氣에 필자가 쓰는 貞元地黃湯을 소개한다. 《방약합편》의 貞元飮을 소양인에 맞게 바꾸어 처방을 만들었으므로 貞元飮의 병리를 알면 사용하기가 수월할 것이다. 숙지황 한 냥을 써서 신→대장을 大補陰하였다.

熟地黃 一兩, 玄蔘 三~五錢, 山茱萸 白茯苓 澤瀉 牧丹皮 羌活 獨活 荊芥 防風 知母 黃栢 各一錢. 허열이 내리면 현삼을 1~2錢으로 내리고 加枸杞子 五錢 한다.

시원하게 나오는지 불쾌한지를 살펴서 예후를 판단한다.[87]

리병의 복창만은 중소병에 나타나며 심해지면 난치병인 鼓脹이 된다. 앞의 소갈병에서도 말하였지만 현대의학의 복수腹水와 매우 비슷하다. 소음인의 藏結病과 마찬가지로 여러 달, 혹은 1년을 버티다가 끝내는 죽는다. 소갈병은 대장→위로 상승하는 힘이 울체되어 발생하는데, 고창병은 대장→소장까지 밖에 올라가지 못할 정도로 심하게 울체되었을 때 생긴다. 소변이 거의 나오지 않을 정도이다. 인동등지골피탕을 주로 사용하고 대변이 막히면 지황백호탕을 먼저 쓰며, 음허병이 겹쳐 있으면 숙지황고삼탕, 독활지황탕을 써야 할 경우도 있을 것이다. 임상에서 인동등지골피탕 외에는 경험한 바가 없어서 이론적으로만 방법을 제시해본다.

소양인 고창병과 소음인 장결병의 병리에 대해 "소음인 장결은 표양表陽의 온기가 비록 거의 끊어졌지만 리음裏陰의 온기가 도리어 완강하게 버티고 있고, 소양인 고창은 리양裏陽의 청기淸氣가 비록 거의 끊어졌지만 표음表陰의 청기가 오히려 완강하게 버티고 있어 병을 오랫동안 앓은 다음에 죽는다"[88]고 이제마는 말하였다. 음양승강으로 해석해보면, 고창과 장결은 모두 상승과 하강이 울체된 것이 심하고 오래되어 생기는 것이다. 온기(정확하게는 열기)나 청기(정확하게는 한기)가 리음(위→대장으로의 하강)이나 리양(대장→위로의 상승)은 거의 끊어졌고 표양(신→비로의 상승)이나 표음(비→신으로의 하강)의 경우 끊어지지 않고 버티고 있다고 해야 맞다. 이제마가 제시한 이론 중 음양승강 이론과 맞지 않는 몇 가지 설명 가운데 하나이다.

마지막으로 이제마는 갑오본에서 소양인 부종과 고창을 같은 조문에서 다루고 있다. "부종이 재발하거나 한 달이 지나도록 낫지 않으면 고창이 되

87 11-7.

88 11-8. 少陰人藏結 表陽溫氣雖在幾絶 裡陰溫氣猶恃完壯 少陽人鼓脹 裡陽淸氣雖在幾絶 表陰淸氣猶恃完壯 故皆經歷久遠而死也.

며 목통대안탕을 써도 낫지 않으면 다른 약을 써도 소용이 없다"[89]고 하였는데, 신축판에는 삭제되었다. 부종이 낫지 않거나 재발하여 고창이 이어서 발생하는 경우를 이제마는 분명히 보았다는 것인데 아마도 이때의 부종은 표병의 부종이 아니라 복창만의 초기에 나타난 부종이었을 것이다. 그래서 이제마는 표병의 부종과 리병의 복창만이 서로 다르다는 것을 나중에 경험하고 이 문장을 삭제하였으며 표병의 부종과 리병의 고창으로 구분하여 오해하지 않도록 하였다.

---

89 "凡浮腫再發則難治 過一月則難治 或十餘日內已成鼓脹 而百藥無效者有之 木通大安湯無效 則百藥亦無效也."(최병일 교열, p.82)

# 4장

# 태음인

## 1. 태음인의 생리와 병리

소음인과 소양인은 큰 四臟에서 작은 四臟으로 상승하거나 하강하는 것이 表의 생리이고, 작은 四府에서 큰 四府로 상승하거나 하강하는 것이 裏의 생리이며 상승하거나 하강하는 힘이 울체되거나 약해지면 병이 생긴다. 하지만 태음인 표병과 리병의 제목을 보면 태음인은 이와 반대로 작은 四府에서 큰 四府로 하강하는 것이 表의 생리이고, 큰 四臟에서 작은 四臟으로 상승하는 것이 裏의 생리이며 이 상승과 하강 작용이 울체되거나 약해졌을 때 병리가 된다.

소음인, 소양인 생리와 태음인, 태양인 생리가 왜 다른지에 대해 이제마는 자세히 설명해 놓지 않았다. 갑오본을 경자본으로 개정하면서 소음인, 소양인에 대해서는 엄밀한 작업이 진행되었지만 태음인에 대해서는 약간만, 태양인에 대해서는 거의 이루어지지 않았기 때문에《동의수세보원》만 읽고 이 문제를 이해하고 해결하기는 어렵다. 따라서 이 글에서는 경자본 신축판의 태음인 표병과 리병의 편명을 가지고 생리를 해석할 수밖에 없다. 이 부분은 뒤의 '태음인의 篇名과 병증분류에 대한 소고'를 봐주기 바란다.

태음인의 생리는 다음과 같다. 입으로 먹은 음식은 胃에서 소화되어 열기熱氣가 되고 열기 중 가벼운 것은 위로 올라가 胃脘에서 온기溫氣가 된다. 이 온기는 턱[頷]의 온전하게 유지하고 있는 性의 힘으로 津이 되어 津海에 쌓이고 이 津 중

맑은 기는 귀가 널리 천시天時를 듣는 힘에 의해 상초를 충만하게 하여 신神이 되고 신神이 두뇌로 흘러들어가 膩가 되어 膩海에 쌓인다. 膩海의 맑은 기는 절제하여 생긴 哀力(절제된 사무능력)으로 肺가 흡수하며 膩海의 탁한 찌꺼기[濁滓]는 넓은 식견識見을 쌓으려는 부단한 노력에 의해 피부가 된다. 肺는 다시 胃脘이 온기를 적절하게 만들 수 있게 조절하고 지켜준다. 이것이 위완과 폐를 축으로 하는 상초의 가로순환 생리이다.

다른 한편으로 胃脘의 온기溫氣는 하강하여 小腸과 만나서 소장의 凉氣가 넘치지 않도록 적절하게 조절한 다음 小腸에서 油海, 血海을 걸쳐 肝으로 가로순환하고 肝에서 肺로 다시 상승한다. 폐로 들어온 온기는 胃脘이 온기를 적절히 충분하게 만들 수 있도록 조절하고 지켜준다. 이것이 태음인의 보명지주인 온기의 흐름이며 태음인의 기본 생리이다. 상초의 가로순환과 중하초의 가로순환이 생리적으로 기능하면 위완→소장, 간→폐로의 승강운동도 생리적으로 기능한다. 하지만 상초, 중하초의 가로순환이 어그러지면 胃脘→小腸의 하강작용의 장애가 생겨 표병이 되고 肝→肺로의 상승작용의 장애가 발생하여 리병이 된다.

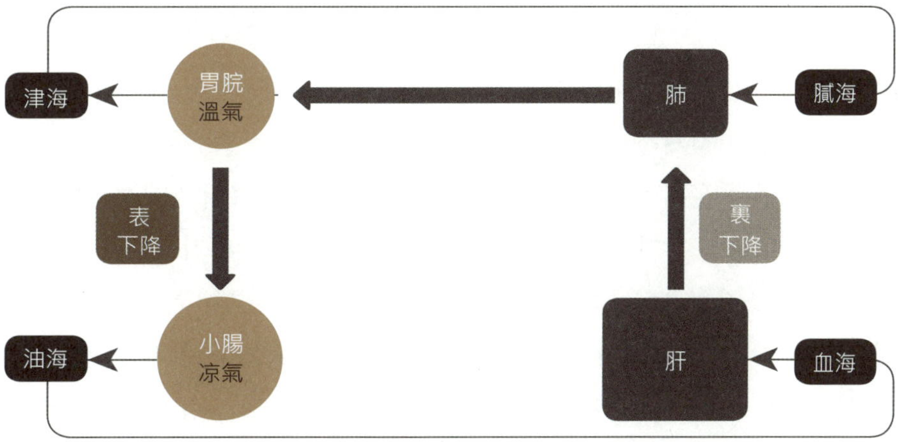


**도표4-1. 태음인 생리도**

## 칼럼11

### 熱邪, 寒邪 등 邪氣의 개념

이제마는 신축판에서 태음인 표병은 胃脘이 한기를 받아 겉에 한증寒證이 생긴다[胃脘受寒 表寒病]고 하였다. 이 편명에서 우리는 3가지를 짚고 넘어가야 한다.

첫 번째, 소음인이나 소양인과 달리 四臟이 아닌 四府의 이름을 따서 표병의 이름을 지었으므로 생리와 병리의 이해 또한 이에 따라서 달라져야 한다. 이것은 본 장의 '附. 태음인의 篇名과 병증분류에 대한 소고'를 보기 바란다.

두 번째는 위완이 받은 한기寒氣의 의미이다.

소음인의 표병에 등장하는 한사寒邪, 소양인의 표병에 등장하는 열사熱邪는 두 체질의 정상적인 순환을 방해하는 직접적인 원인으로 언급되었다. 소음인의 보명지주인 열기의 순환을 방해하는 한사, 소양인의 보명지주인 한기의 순환을 방해하는 열사의 설정은 정기正氣와 반대의 성질을 가진 기운이 사기邪氣 역할을 했다고 이해하면 가장 보편적이고 일반적인 한의학적 해석이 될 수 있다. 그렇다면 태음인의 보명지주인 위완의 온기가 한기를 받았다는 것은 어떻게 해석해야 할까. 앞과 같은 논리를 적용한다면, 태음인의 보명지주는 온기이므로 그 흐름을 방해하는 것은 凉邪라고 해야 한다. 신홍일은 위완의 온기가 소장으로 하강할 때 방해하는 사기를 온기와 대칭점에 있는 소장의 '凉'이라고 주장하면서 위완이 받은 한기는 엄밀하게 말하면 량사凉邪여야 한다는 것이다. 한열의 관점에서는 한기이지만 온열량한의 관점에서는 량기라는 것이다. 태양인은 반대로 소장의 량기의 흐름을 온사溫邪가 방해할 것이다.

이제마가 태음인편을 엄밀하게 개정하여 소음인, 소양인편에서 승강작용을 방해하는 것이 한사, 열사라고 했던 것처럼 위완에서 소장으로 하강하는 힘을 방해하는 병인을 량사라고 해놓았으면 이런 논란이 없을 것이다. 하지만 그렇지 않기에 후학들이 의문을 품을 수밖에 없다. ○○表寒病, ○○裏熱病 등에 나오는 寒熱은 한증, 열증의 의미이므로 어려울 것이 없지만 '脾受寒', '胃受熱'처럼 四臟四府가 한寒이나 열熱을 받아서 발병한다의 한열은 분명 사기邪氣이다. 그런데 그 사기에 대한 엄밀한 규정이 없어서 결론을 내기가 쉽지 않다. 다른 의견이 없는 한 나는 신홍일의 의견을 받아들여 사용하고자 한다.

세 번째는 사기邪氣의 개념이다.

열사, 한사의 邪氣가 '외부에서 몸으로 침입한 나쁜 기'라고 《황제내경》처럼 일반적으로 해석하면 쉽게 해결될 문제이다. 하지만 사상의학의 '사기'는 외부의 사기 즉 外因뿐만 아니라 內因, 不內外因 모두를 포괄한다. 이제마의 사기는 승강작용을 방해하는 '나쁜 기'라고 언급되었을 뿐 '외부에서 들어온 나쁜 기'라고 정의된 곳이 없다.

사상의학에서 사용하고 있는 열사, 한사, 혹은 량사, 온사라는 사기邪氣는 각 체질의 생리적 흐름, 승강작용을 방해하는 '나쁜 기'인 것은 사실이지만 《황제내경》처럼 외부에서 침입한 나쁜 기라는 좁은 의미로 사용되지 않았다. 오히려 외부의 나쁜 기, 절제되지 않은 식생활과 성 생활, 과로, 오욕칠정을 포괄하는 넓은 개념의 '나쁜 기'로 사용되었다. 그중에서도 이제마가 가장 중요하게 생각한 병인은 오욕칠정의 부절제, 즉 '감정의 폭발'이었다. 그래서 태음인의 胃脘이나 소양인의 脾가 받은 한사寒邪, 소음인의 腎이 받은 열사熱邪 등은 風寒暑濕 같은 구체적인 특정 사기를 가리키는 것이 아니라 넓은 개념의 病因으로 받아들이는 것이 사상의학에서는 더 보편타당하다.

## 칼럼12

### 머리는 상초에 포함되는가?

《동의수세보원》은 "폐는 뒤통수 밑에서부터 등 위 부위에 있고 위완은 턱 밑에서부터 가슴 위 부분에 있으니 등 윗부분, 가슴 윗부분을 상초라 한다"[90]고 하였다. 뒤통수는 해부학적으로 승모근이 붙어 있는 불룩 튀어나온 뒷머리 부분을 가리키며 등은 날개죽지뼈(견갑골)의 윗선에서 맨 아랫부분까지를 가리킨다. 그러므로 상초의 뒷부분은 뒤통수에서 날개죽지뼈의 윗부분까지이다. 앞부분은 턱 아래부터 시작해서 쇄골까지, 가슴이 시작하는 부분까지이다. 해부학적으로 혀 밑에서부터 침샘, 갑상선, 이하선, 편도, 후두, 인두, 식도 등이 포함된다.

〈장부론〉에는 "위완의 온기는 혀 밑에서 津이 되고, 津의 맑은 기가 상초에 가득 차면 神이 되며 이 神이 넘쳐 頭腦로 흘러가 膩가 되고 膩가 모여 膩海가 되며"[91] "폐는 이 膩海에서 맑은 기를 흡수하고 다시 위완으로 하여금 진해를 활성화시키게 한다"[92]고 하였다. 이 가로순환에 나오는 頭腦는 우리가 일반적으로 생각하는 그 머리가 아니라 뒤통수, 즉 뒷머리의 아랫부분과 뒷목의 윗부분이다.[93] 그러므로 상초의 앞면은 혀를 포함하는 턱 밑에서 쇄골이 있는 부위까지이고 뒷면은 뒤통수부터 견갑골 위쪽부위까지이다. 그러므로 입부터 코, 눈, 귀를 포함한 얼굴과 머리는 상초에 포함되지 않는다.

귀, 눈, 코, 입을 포함하는 머리는 이제마의 이론에서는 몸이 아니라 외

---

**90** 4-1. 肺部位 在傾下背上 胃脘部位 在頷下胸上 故背上胸上以上 謂之上焦.

**91** 4-8. 水穀溫氣 自胃脘而化津 入于舌下 爲津海 津海者 津之所舍也 津海之淸氣 出于耳而爲神 入于頭腦而 爲膩海.

**92** 4-9. 肺以鍊達事務之哀力 吸得膩海之淸汁 入于肺 以滋肺元 而內以擁護津海 鼓動其氣 凝聚其津.

**93** 두뇌와 뇌추를 어느 부위로 볼 것인가에 대한 이견이 많을 수 있다. 많은 번역서들이 뇌추의 '추'가 앞머리 튀어나올 '추'이기 때문에 튀어나온 앞이마부터 7번 목뼈까지를 상초라고 하고 있다. 하지만 '추'는 뒤통수라는 뜻으로도 쓰이고 태음인의 여러 조문과 장부론, 사상인변증론을 살펴보면 몸의 뒷부분에 위치한다는 것을 알 수 있다. 최근에 조사해보니, 사상체질의학회는 뇌추를 뒤통수로 해석하기로 정하였다.

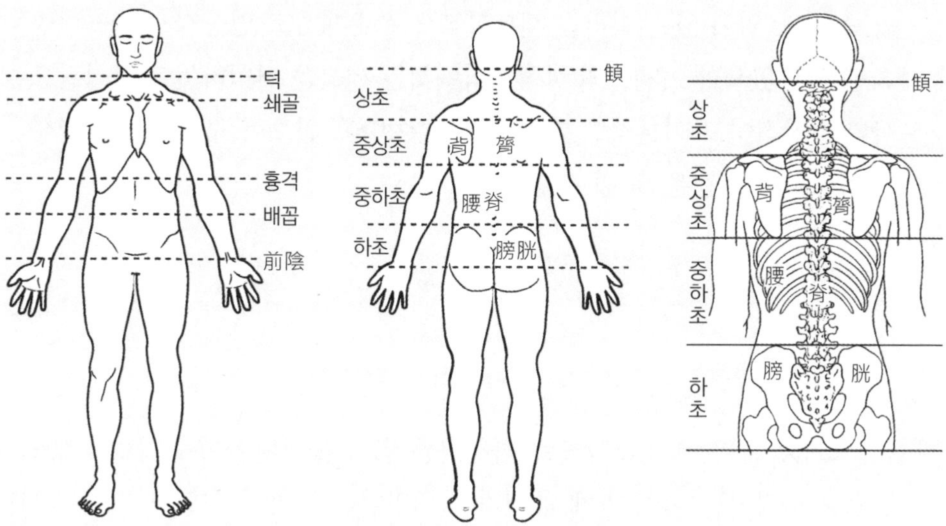


**도표4-2. 인체 전면 후면의 四焦 그림**

부의 사물을 인식하는 매개체 역할을 하는 곳이다. 즉 우리의 몸과 외부의 사물이 만나는 곳이므로 몸 안이라고도 할 수 없고 몸 밖이라고도 할 수 없는 그런 지위를 가진다. 천시, 세회, 인륜, 지방이라는 외부사물을 감각하여 우리 몸으로 받아들이는 입구인 셈이다. 그래서 이론적으로는 귀는 상초, 눈은 중상초, 코는 중하초, 입은 하초와 서로 연결되어 있지만 각 부위에 배속되어 있는 폐, 비, 간, 신의 구속을 받지 않는다. 귀, 눈, 코, 입은 天機(천시, 세회, 인륜, 지방)를 인식하여 폐, 비, 간, 신에 人事(사무, 교우, 당여, 거처)가 형성되도록 하지만 반대로 폐, 비, 간, 신은 인식기관으로서의 귀, 눈, 코, 입에 영향을 주지 않는다. 물론 임상에서는 귀, 눈, 코, 입은 모두 폐, 비, 간, 신의 승강운동에 의해 듣고 보고 냄새 맡고 맛보는 감각기능이 좋아지거나 나빠질 수 있다. 또한 폐와 귀, 비와 눈, 간과 코, 신과 입의 일대일 상관관계를 벗어나 폐로 인하여 귀, 눈, 코, 입에 모두 질병이 생길 수 있다는 다자대다자의 관계를 갖는다.

귀, 눈, 코, 입이 있는 머리는 해부학적으로 존재하고 임상적으로도 질병에 노출되어 있으나 이제마의 사상의학에서는 세상을 인식하는 감각기관으로서의 추상적이고 이론적인 가치를 더 부여받고 있으며 구체적이고 임상적인 몸으로의 대접은 덜 받고 있다.

## 2. 表病, 背顀表寒病(長感病)과 胃脘寒證

태음인 표병은 위완에서 소장으로 하강하는 힘이 울체된 배추표한병과 위완에서 소장으로 하강하는 힘이 약해져 생기는 위완한증, 2가지가 있다. 배추표한병은 위완→소장으로 하강하는 힘이 울체되고 이로 인하여 위완→폐로의 가로순환하는 힘까지 울체되어 생긴다. 위완한증은 위완→소장으로 하강하는 힘이 약해져서 발생한다.

태음인 표병은 보통 땀이 나지 않고, 대변이 정상에서 묽은 경향으로 변하고, 소화장애는 거의 생기지 않으며, 소변도 시원하게 잘 본다. 수면도 대체로 정상을 유지한다.

### (1) 배추표한병(장감병)

배추표한병은 위완에서 소장으로 하강해야 할 온기가 울체되어 하강하지 못하여 생긴다. 그리고 이 울체는 胃脘에서 津海→뒤통수→膩海→肺로 움직이는 가로순환까지 울체되어 배추표한병이 생긴다. 즉 상초에서 위완→폐로 움직이는 흐름이 막힌 것이다. 그러므로 병이 발생했을 때도 이 부위를 따라 증상이 생기고 병이 치료될 때 땀이 나는 순서도 가로순환의 울체 부위를 따르고 있다. 배추표한병의 가장 큰 특징은 無汗而喘이다. 병에 걸리면 땀이 나지 않고 숨이 차다. 병이 나으려면 땀이 나면서 울체가 풀려야 한다. 그런데 울체가 풀리는 땀의 양상이 소양인, 소음인과 다르다. 병의 깊이에 따라 땀나는 부위가 다르고 땀나는 부위를 보고 병의 예후를 판단한다. 이제마는 배추표한병의 대부분을 땀과 관련된 것으로 설명하고 있을 정도로 태음인의 땀을 중요하게 다루고 있다. 이를 하나하나 해석해보겠다.

태음인은 귀 뒤의 튀어나온 뼈(완골, 유양돌기, mastoid process)와 얼굴의 머리털 나는 부위에서부터 땀나기 시작하여 가슴까지 이르게 되면 병이 낫는다. 얼굴의 머리카락 나는 부위에 땀이 나면 위급한 상황을 벗어나기 시작하고, 이마에 땀이 나면 위급함을 겨우 벗어난 것이며, 눈두덩 부위에 땀이 나면 위급한 상황을 확실히 벗어난 것이다. 뺨까지 땀이 나면 병을 벗어나는 길이 열린 것이고, 입술과 아래턱에 땀이 나면 병이 풀린 것이며, 가슴까지 나면 병이 완전히 나은 것이다. 만약에 등과 뒤통수 아래에는 땀이 나면서 얼굴의 머리카락 나는 부위에 땀이 나지 않으면 병이 악화된다.

땀이 나는 부위를 거꾸로 올라가면서 해설을 해보면, 가슴부위까지 땀이 나는 태음인 병은 다 나은 것이고, 아래턱까지 나는 사람은 병이 거의 풀린 것이며, 뺨까지 나는 사람은 위급한 상태에서 완전히 벗어나 병이 낫기 시작한 것이고, 눈두덩까지 나는 사람은 위급한 상황을 벗어난 것이며, 이마에 나는 사람은 위급한 상황을 겨우겨우 벗어나려는 것이며, 머리카락이 나는 부위와 귀 뒤에서 땀이 나는 사람은 최악의 상황에서 벗어나기 시작하는 상태이며, 아예 땀이 나지 않거나 뒤통수와 등으로만 땀이 나는 것은 병이 풀릴 조짐이 없어 도리어 더 악화될 수 있는 상황이다.

이것을 보면 위완에서 폐로 가로순환하는 것이 얼마만큼 울체되었느냐에 따라 땀이 나는 부위가 결정되는 것을 알 수 있다. 완전히 울체되면 머리카락 나는 부위부터 귀 뒤, 뒤통수(膩海 부위)에 땀이 나지 않다가 울체된 것이 조금 풀려 겨우 순환하는 힘이 생기면 이 부위에 비로소 땀이 나기 시작하고, 울체가 더 풀리면 이마, 눈두덩에 땀이 나며, 울체가 풀리고 순환하는 힘이 강해지기 시작하면 뺨, 아래턱까지 땀이 나며, 순환하는 힘이 완전해지면 가슴까지 흠뻑 땀이 난다. 아래턱과 가슴은 상초의 앞부분으로 津海가 있는 부위이다. 그러므로 태음인의 배추표한병은 위완→소장으로 하강하는 힘의 울체뿐만 아니라 위완→폐로의 가로순환하는 힘의 울체 정도에 따라 병증이 형성됨을 알 수 있다.

태음인의 상초에서 정상적으로 가로순환의 순서와 위치를 땀나는 순서와 그 위치를 비교해보면, 병이 낫기 위해 땀이 나는 위치가 상초의 가로순환을 거슬러 올라오는 것을 볼 수 있다.

- **가로순환의 순서**

胃脘→津海(턱밑, 가슴)→神(턱밑과 뒤통수 사이, 즉 머리 가운데)→膩海(뒤통수)→肺→胃脘

- **땀 나는 순서**

뒤통수, 귀 뒤→앞머리→이마→눈두덩→뺨→턱→가슴

이런 가로순환의 울체는 위완→소장으로 하강하는 힘이 울체된 정도에 따라 위완→폐로 가로순환하는 힘의 울체도 결정되어 병의 경중이 나타나는 것이다. 소음인, 소양인은 四臟에서 四府 쪽으로 가로순환의 울체가 진행되어 대장파한과 결흉병이 생기고, 태음인은 四府에서 四臟 쪽으로 울체가 진행되어 뇌추표한병이 진행되고 반대쪽으로 울체가 풀리면서 병이 나으므로, 병이 생기고 낫는 기운의 흐름이 소음인, 소양인과 태음인이 서로 반대라는 것은 틀림없다.

땀의 굵기로 병의 경중을 살펴보면, 어느 부위에 나든지 상관없이 땀이 흘러내릴 정도로 굵게 나고, 발열의 지속시간이 어느 정도 길어서 땀도 오래 나고, 열이 내리면서 땀도 같이 그치는 경우는 정기가 강하고 사기가 약한 것으로 병이 낫는 땀이며, 땀이 축축할 정도이거나 좁쌀처럼 작게 나서 흘러내리지 않을 정도이고, 잠시 났다가 바로 그치는 것은 정기가 약하고 사기가 강한 것으로 병이 낫지 않는다.[94]

배추표한병이 생긴 원인과 병리는 "노심초사한 나머지 위완이 쇠약해지면 표국[95]이 허하고 약해져 한사寒邪를 이기지 못하므로 겉으로 한사에게 포위당한 것이다. 정기와 사기가 서로 다투는 형세가 한사는 강하고 정기는 약하다"[96]고 하였다.

---

**94** 12-6. 太陰人汗 無論額上眉稜顴上 汗出如黍粒 發熱稍久而還入者 正强邪弱 快汗也. 汗出如微粒 或淋漓無粒 乍時而還入者 正弱邪强 非快汗也.

**95** 소음인과 소양인은 背部가 표병이 생기는 表局이지만 태음인, 태양인은 표병이 腹部에 생기므로 腹部가 表局이 된다.

**96** 12-5. 此證原委 勞心焦思之餘 胃脘衰弱表局虛薄不勝寒 而外被寒邪所圍正邪相爭之形勢 客勝主弱.

이는 갑오본을 일부 개정한 것이지만 소음인, 소양인처럼 자세하게 병리를 논하고 있지 않아 여러 해석들을 나오게 하고 있다. '노심초사'하여 병이 생기는 빌미를 제공하였다는 것은 이제마의 병인론이므로 굳이 시비를 걸 필요가 없다. 하지만 위완이 쇠약하고 표국이 허하고 정기가 약하고 한사가 강하다는 등의 병리는 표병의 초기 병리에 부합하지 않는다. 표병의 초기에는 정기와 사기가 비등비등하게 서로 다투어 오한과 발열이 생기기 때문이다.

이 병증의 4대 지표는 대변은 정상이거나 묽고, 소변은 정상이며, 소화도 정상, 땀은 無汗, 수면도 정상을 거의 유지한다. 배추표한병은 초증과 말증, 2가지로 나누어보고 중증中證을 유추해보려고 한다.

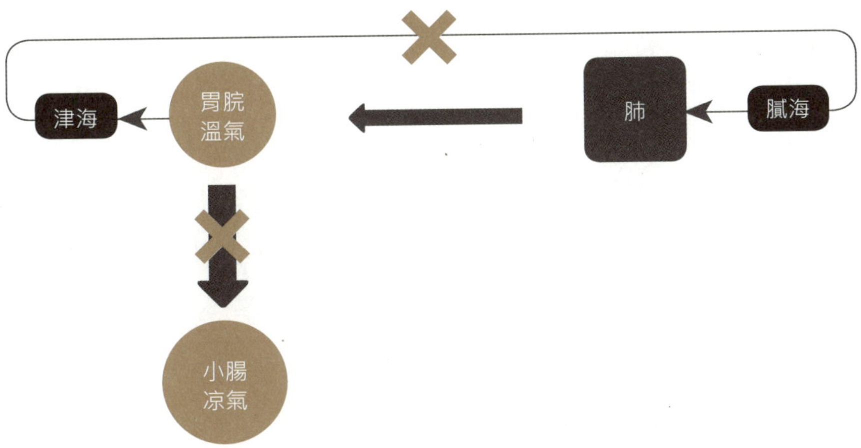


**도표4-3. 태음인 뇌추표한병**

### ① 초증

이제마는 장중경의 "太陽傷寒 頭痛發熱 身疼腰痛 骨節皆痛 惡寒無汗而喘 麻黄湯主之" 조문을 인용하여 태음인 배추표한병의 증상을 설명하고 있다. 한사寒邪에 의해 위완에서 소장으로 하강하는 힘이 울체되고 아울러 위완에서 폐로 순환하는 힘이 울체되면 오한만 나고 발열이 없어서 땀이 나지 않고 숨이 차다. 이것이 태음인이 감기가 걸렸을 때 나타나는 전형적인 증상이다. 울체된 것이 심할수록 두통, 요통, 전신관절통(삭신이 쑤신다)도 심하고 덜 울체되면 삭신 아픈 것도 약하게 나타나지만 이런 증상은 부수적인 것이어서 반드시 나타나는 것은 아니다.

惡寒, 無發熱, 無汗而喘 하다가 발열이 생기면서 땀이 나는데 이것은 울체된 것이 약간 풀리면서 나타나는 증상으로 호전반응이다. 오한만 있고 발열이 없으면서 땀이 나지 않으면 중증이고 발열이 있으면서 땀이 나면 경증이다. 고열이 나는 것은 정기가 사기를 밀어내면서 나타나는 증상이므로 고열을 두려워하지 말고 적극적으로 치료하여야 한다.

감기 고열은 소음인은 천궁계지탕을 기본으로 하여 응용하고 소양인은 형방패독산, 현삼패독산, 지황백호탕만 있으면 되며 태음인은 마황발표탕, 갈근해기탕, 갈근승기탕으로 충분히 해열할 수 있다. 승강운동의 울체만 풀어주면 열은 저절로 내려간다.

감기 걸린 지 4~5일 동안 오한이 있으면 반드시 발열하는데 오한이 심하면 발열도 심하고 오한이 약하면 발열도 약하다. 오한이 4일 동안 있다가 발열을 3일 하고 다시 오한을 4일 하는 순서로 나타나면 오한이 발열보다 더 많이 나타나므로 병이 진행되고 악화되는 상태이며, 오한이 3일 있다가 발열 4일, 다시 오한 3일 순서로 나타나면 오한보다 발열이 더 많이 나타나므로 병이 낫고 있는 상태이다.[97] 태음인의 울체는 땀이 나면서 위완→폐로의 순환하는 힘이 회복되므로 땀을 나게 하는 발열이 오한보다 우위를 점하면 병이 낫는 것이며, 오한이 여러 날 지속되고 발열이 짧게 나타나면 병이 진행되어 위태롭게 된다. 열이 나면서 땀이 흠뻑 나야 태음인 감기는 낫는다.

또한 한 번 땀이 났다고 병이 나은 것이 아니라 惡寒과 發熱, 汗出을 몇 번에 걸쳐 반복하면서 낫는다. 땀이 한 번 났다고 병이 다 나았다고 생각하면 잘못이다. 땀이 나면서 삭신 아픈 것이 줄어들었다가 다시 惡寒, 骨節痛이 생기는 것은 새로 병이 생긴 것이 아니라 태음인 배추표한병이 여러 번의 오한과 발열, 한출을 반복하면서 낫기 때문이다. 소양인의 再痛三痛과 같은 이치이다. 그래서 경기도 사람들은 오랫동안 감기에 걸려 있다는 뜻의 長感病이라고 부르고 함경도에서는

---

**97** 12-3. 傷寒 四五日而厥者 必發熱 厥深者 熱亦深 厥微者 熱亦微. 傷寒 厥四日 熱反三日 復厥五日 厥多熱少 其病爲進. 傷寒 發熱四日 厥反三日 厥少熱多 其病當自愈.(張仲景)

40일 동안 아프다고 40日痛, 땀이 나지 않으면서 아프다고 무한건병無汗乾病이라고 불렀다.

이 병은 위급한 상태를 벗어나기 직전에 생기는 오한이 매우 위급할 때보다 더 심하게 나타나기도 하므로 병이 악화된 것은 아닌지 의심하지 말고 마황발표탕을 지속적으로 사용하여야 한다. 오한이 지속되기만 하고 열과 땀이 나지 않거나 몸이 덜덜덜 떨리고 이빨이 딱딱 부딪칠 정도로 오한이 심하고 열이 나지 않는 경우는 웅담산을 급히 쓴다.

태음인 배추표한병은 3가지를 주의 깊게 관찰하여야 한다. (1)오한과 발열 중 어느 것이 더 지속되는가, (2)발열과 함께 땀이 날 때 땀이 어느 부위에 나는가, (3)땀이 맺혀서 흐를 정도로 충분히 나는가. 이 병증의 호전 반응은 땀이므로 오한이 가볍고 심한 것, 삭신 아픈 것의 가볍고 심한 것으로 병의 호전과 악화를 판단하지 말고 땀이 나는지 안 나는지, 나더라도 어느 부위에 나는지, 날 때 줄줄 흐를 정도로 충분히 나는지를 살펴서 병의 호전과 악화를 판단하여야 한다.

병의 증상과 변화를 정확히 알고 이에 따라서 써야 할 처방을 분명하게 하면 약을 잘못 사용하여 환자를 죽게 하는 일은 생기지 않을 것이다. 가벼운 병을 중한 병으로 잘못 보고 중한 약을 쓰거나 중한 병을 일상적인 병으로 진단하고 치료하면 반드시 이상하고 괴이한 병증으로 변하여 손쓰기 어렵게 된다. 병은 사람을 죽이지 않지만 잘못 쓴 약은 사람을 죽인다. "病不能殺人 藥能殺人."[98]

### ② 말증

배추표한병의 초증이 위완→소장으로의 하강과 위완→폐로의 가로순환이 울체되어 생긴 것이라면, 말증은 가로순환의 울체가 풀릴 듯 풀릴 듯 풀리지 않으면서 오래되고 위완에서 소장으로 하강하는 힘도 울체가 풀리지 않은 채 오래되어 하강하는 힘이 조금 약해져 생긴다. 그러므로 말증에는 대변이 묽어지는 증상, 즉 위완한증이 겹쳐서 나타나기도 한다.

---

**98** 12-8.

이제마는 "태음인병에서 오한이 4일 동안 지속되면서도 땀이 나지 않는 것은 중증重證이며, 오한이 5일 동안 지속되면서도 땀이 나지 않는 것은 험증險證이다. 웅담산을 써야 하며 때로는 한다열소탕에 제조 5~9개를 넣고 쓰기도 한다. 대변이 묽은 경우는 반드시 건율, 의이인 등을 쓰고 대변이 굳은 경우는 반드시 갈근, 대황 등을 써야 한다. 이마나 눈두덩에 땀이 나면 저절로 낫기를 기다리고 병이 풀린 다음에 약으로 조리해야 한다. 조리하지 않으면 후유증이 생길까 두렵다"[99]고 하였다. 열이 나고 땀이 나면서 병이 풀려야 하는데 오한만 지속되고 땀이 나지 않아 위급한 상황이 벌어지고 있으며 이런 경우 웅담산, 한다열소탕을 쓰라고 하였다.

이 상황의 원인은 2가지로 나눌 수 있다. 하나는 위완→폐, 위완→소장으로 움직이는 힘의 울체가 풀리지 않고 지속되는 것과 또 하나는 울체가 오래되어 위완→소장으로 하강하는 힘이 약해지는 상황이 벌어진 것이다. 며칠 동안 오한만 있고 땀이 나지 않은 울체된 병증은 배추표한병 중 최악에 해당하는 것으로 웅담산을 급히 써서 땀을 내어 응급치료하고 이어서 마황발표탕을 쓰며, 두 번째 것은 울체가 풀린 듯 풀리지 않으면서 오래되어 위완→소장으로 하강하는 힘이 약해져 생기므로 한다열소탕이나 한다열소탕에 제조를 넣은 蠐螬敗毒散으로 치료하는데 이것이 배추표한병 말증이다.

오한만 있고 5일이 지나도 땀이 나지 않은 증상에 한다열소탕을 썼다는 것은 땀을 저절로 내지 못할 정도로 위완→소장으로 하강하는 힘이 줄었다는 것을 의미한다. 울체도 풀어야 하고 하강하는 힘도 되살려야 할 때 사용하는 처방이 한다열소탕이다. 그렇기 때문에 이제마는 4일이 지나면 중증, 5일이 지나면 험증으로 분류하고 있는 것이다. 병이 나은 다음에는 태음조위탕을 써서 후유증이 생기지 않도록 조리한다. 조리하지 않으면 상초의 기운이 약해졌기 때문에 병이 쉽게 생기거나 이상한 다른 질환을 불러올 수 있다.

한다열소탕은 위완에서 소장으로 하강시키는 힘을 북돋아주기 위해 의이인과

---

99 12-9. 論曰 太陰人病 寒厥四日而無汗者 重證也 寒厥五日而無汗者 險證也. 當用熊膽散或寒多熱少湯加蠐螬五七個 .大便滑者 必用乾栗薏苡仁等屬 大便燥者 必用葛根大黃等屬. 若額上眉稜上有汗則 待其自愈 而病解後用藥調理 否則恐生後病.

건율을 군약으로 삼고 황금과 행인, 마황은 위완→폐로의 가로순환과 위완→소장으로의 울체가 덜 풀린 것을 풀어주는 효능을 가지고 있다. 한다열소탕의 약재 구성이 마황발표탕보다는 태음조위탕의 처방과 가까운 것은 배추표한병 말증이 胃脘寒證의 병리인 위완→소장의 하강작용의 약해짐과 맞닿아 있기 때문이다.

이제마는 한다열소탕은 寒厥, 無汗을 치료한다고 하였고 《동의사상신편》에서는 제조패독산(寒多熱少湯 加蠐螬)이 "寒厥 4~5일에 無汗하고 大便滑한 것을 치료한다"고 하였다. 한궐, 즉 오한과 무한無汗은 울체되어 생긴 증상이고 대변이 묽은 것은 위완→소장으로 하강하는 힘이 약해졌을 때 생기는 증상이므로 배추표한병의 말증이 어떤 병리를 가졌는지 그 의미를 분명하게 해준다.

결론적으로 배추표한병 말증은 울체가 오래되어 위완에서 소장으로 하강하는 힘이 약해져 생기는 병증으로 惡寒, 無汗, 大便滑 혹은 대변정상, 때로는 목에 가래가 끼거나 잔기침을 하며 한다열소탕으로 치료한다.

임상에서 배추표한병 초증과 말증의 병증을 가지고 오는 환자가 많지는 않으나(현대의학의 항생제, 발한제, 거담제 등으로 치료가 잘 된다) 오한, 발열, 맑은 콧물, 기침, 가래가 있는 감기환자에게 마황발표탕 산제를 투여하면 빠르게 낫는다. 또 오래된 감기, 목의 가래와 기침, 혹은 마치 食積類傷寒(식체로 오는 감기)처럼 보이는 병증에 한다열소탕을 쓰면 효과가 좋으며 아주 간혹 제조패독산을 써야 하는 경우가 있다.

#### ③ 배추표한병 중증에 대한 의견

배추표한병 초증은 惡寒, 無汗, 喘, 無發熱하다가 發熱, 汗出하고 말증은 惡寒, 無汗, 大便滑이 주 증상이다. 그리고 앞에 인용한 말증 중 오한이 4일 동안 지속되면서 無汗, 無發熱한 중증重證에 웅담산으로 發汗시키는 경우가 있었다. 이것이 중증中證이 아닐까 생각해본다. 5일이 되어도 땀이 나지 않는 것은 험증險證으로 말증에 속한다.

소음인의 울광병 중증中證은 腎→脾로 상승하지 못한 열기가 腎陽困熱되고 나아가 鬱縮膀胱되어 대장→방광부위의 精海→신으로의 흐름에 장애가 생긴 것이다. 즉, 상승작용의 울체와 그로 인한 가로순환의 장애로 울광병 중증中證이 생긴다. 소양인 소양상풍증 중증中證은 결흉병이다. 즉 脾→腎으로 하강작용의 울체와 그로 인하여 胃→脾로의 가로순환 장애가 발생하여 생긴다. 태음인의 병리는 소음인과 소양인과는 시각이 달라서 같은 논리적 형식을 취할 수는 없다. 단지 두 체질에서 울광병과 소양상풍증의 경증輕證은 초증과, 중증重證은 중증中證과 겹치는 경우가 있으므로,[100] 배추표한병의 중증重證을 중증中證으로 볼 수 있지 않을까 조심스럽게 생각해본다. 상한 4～5일에 惡寒, 無汗, 無發熱한 배추표한병 중증에 또한 마황발표탕을 쓰며 오한이 심한 경우 웅담산을 먼저 쓴다.

태음인 효천병哮喘病 또한 중증重證이므로 중증中證에 속할 가능성이 있으며 이때에는 麻黃定喘湯을 쓴다.[101] 마황정천탕은 마황 3돈을 군약으로 삼고 있을 정도로 상초의 가로순환의 울체, 그중 폐와 밀접한 부분의 울체를 강하게 풀어주는 약이라고 추측된다. 태음인 다른 처방에서 1～1.5돈 정도 쓰는 마황을 3돈으로 과감하게 사용 용량을 늘린 부분을 눈여겨볼 필요가 있다. 그러므로 배추표한병의 중증은 울체가 4～5일 지속되어 惡寒, 無汗이 풀리지 않아서 웅담산을 쓰는 위급한 상태의 중증重證과 유독 폐의 울체가 심하여 폐가 오그라들고(쭈그러들고) 펴지지 않아 숨이 찬 증상에 마황정천탕을 써서 치료하는 중증重證 효천병이 있다고 생각해볼 수 있다. 이 의견은 마치 피라미드처럼 기초부터 단단히 다져진 것이 아니라 양쪽에 지지대를 두고 만들어진 허공에 뜬 다리와 같으므로 심사숙고하여 받아들여야 한다.

### (2) 위완한증

이 병증은 일반 임상에서 많이 볼 수 있는 병증 중 하나임에도 불구하고 이제마는 위완한증에 대해 자세히 설명하지 않고 있다. 단지 2개의 의안과 두드러진 점

---

**100** 6-36. 陰證之太陰病 陽證之鬱狂病 有輕證重證也

9-8. 口苦咽乾目眩者 例證也 耳聾者 重證也. 胸脇滿者 結胸之漸也 脇滿者 猶輕也 胸滿者 重證也.

**101** 14-4. 太陰人證 有哮喘病 重證也 當用麻黃定喘湯.

을 보여주는 증상 1개[102], 병증의 위험성을 설명하는 조문 1개[103]가 있을 뿐이며 나머지는 범론에서 각각의 병증에 따른 처방을 8개 조문에 걸쳐서 제시하고 있다. 병증에 대한 구체적인 설명을 이제마가 하지 않았기 때문에 이 병증에 대한 음양승강으로 해석하는 병리 또한 전거가 없는 경우도 있다. 조문이 있더라도 병리를 생략하고 무슨 병에는 무슨 처방이 좋다고만 되어 있어서 이제마가 설명하지 않은 부분을 음양승강에 맞추어 새롭게 병리과정을 설명하여야 한다. 배추표한병의 땀나는 부위에 대한 설명을 자세하게 할 수밖에 없었던 이유도 새로 만들어 새로 설명하여야 하므로 설명이 길어질 수밖에 없었다. 이에 대한 것은 배추표한병 부분에 나와 있다.

위완한증은 위완의 온기가 소장으로 하강하여야 하는데 하강하는 힘이 약해져서 소장의 량기凉氣가 상대적으로 많아져 생기는 병이다. 그래서 위완 때문에 생긴 한증寒證이다. 하강하는 힘이 약해져서 생긴 한증이므로 대변은 묽거나 설사 경향을 띠며 평소 땀이 나지 않거나 약간 나는 정도이고 소화는 매우 양호하나 불규칙한 식사와 맵고 짠 음식, 과식에 의해 위장병이 생기기도 한다. 소변은 거의 정상이며 오랫동안 하강하는 힘이 약해지면 얼굴과 손발이 붓는 증상이 생기지만 이 붓기와 소변은 연관성이 없다. 그러므로 대변과 땀을 잘 살펴보면 된다. 참고로 얼굴색이 하얗고 창백한 것은 표한병表寒病, 누렇고 붉고 검은빛을 띤 경우에는 리열병裏熱病이 내재되어 있을 가능성이 일반적으로 높다. 하지만 아닌 경우도 있으므로 얼굴색만으로 감별해서는 안 된다. 또한 한증이라도 진맥을 하면 浮하거나 數한 경우도 있으므로 沈遲할 것이라는 편견을 가지면 안 된다. 마찬가지로 열증인 리병에서도 沈脈이 잘 나타난다.

---

**102** 12-11. 結咳者 免强發咳 痰欲出不出而或出 曰結咳. 少陰人結咳 謂之胸結咳 太陰人結咳 謂之頷結咳.

12-13. 有一太陰人 素病咽嗌乾燥 而面色靑白表寒或泄 蓋咽嗌乾燥者 肝熱也 面色靑白表寒或泄者 胃脘寒也 此病表裏俱病 素病之太重者也.

**103** 12-12. 大凡瘟疫 先察其人素病如何 則表裏虛實可知已. 素病寒者 得瘟病則亦寒證也 素病熱者 得瘟病則亦熱證也 素病輕者 得瘟病則重證也 素病重者 得瘟病則險證也.

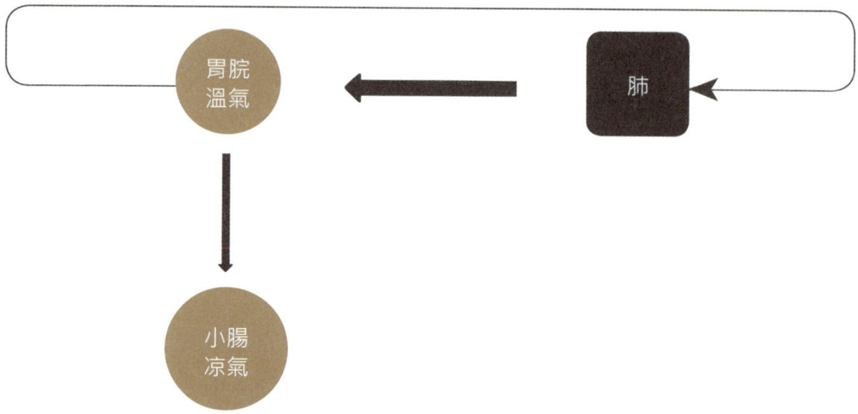


**도표4-4. 태음인 위완한증**

**① 초증**

위완→소장으로 하강하는 힘이 약해졌지만 아직은 버틸 만한 상태이다. 대변을 1일 1회 보고 형태는 정상이며 無汗이다. 그러다가 하강하는 힘이 더 약해지면 대변을 1일 2~3회 보고 형태도 묽어지지만 땀은 나지 않는다. 이런 상태를 치료하지 않고 오래 방치하면 목에 가래가 생기는데 이를 함결해頷結咳라고 한다. 함결해는 가래를 뱉어내려고 캑캑거리고 기침을 해도 가래가 나오지 않는 것을 말한다. 가래가 뱉어지면 함결해가 가벼운 것이고 뱉어지지 않으면 심한 것이다. 태음인은 위완→소장으로 하강하는 힘이 약해지거나 폐조병이 있으면 감기나 흡연 같은 원인이 없어도 목구멍에 가래가 잘 생기는 특징이 있다.

위완한증의 대표적인 의안인 "평소 위완한증이 있던 태음인이 온병에 걸려 치료한 적이 있다. 이 사람은 평소에 심장이 자주 두근거리고 땀이 없으며 숨이 차고[短氣] 목구멍에 가래가 잘 생겼다. 그러다 갑자기 설사를 하는데 수십 일 동안 그치지 않는 것이다. 이것은 태음인 표병 중 엄중한 것이어서 태음조위탕에 저근백피 1돈을 넣고 1일 2회씩 10일 동안 복용시켰더니 설사가 그쳤다. 이어서 30일 동안 계속 복용시키니 매일 얼굴 전체로 땀을 흘렸다. 그러면서 평소 심장 두근거림, 숨찬 것 등의 증상이 줄었다"[104]를 분석해보자.

---

**104** 12-10.

이 의안을 보면 태음인이 평소에 심장 두근거림[心悸, 怔忡], 無汗, 短氣, 함결해가 있었다. 땀이 없다는 것은 표병임을 알려주고, 함결해는 위완→소장으로의 하강하는 힘의 약해져 생기는 것이므로 이 병증은 표병의 위완한증이다. 심장 두근거림[怔忡]은 위완한증의 말증, 조열병, 폐조병에서 자주 생기는 증상이고 숨참은 태음인의 모든 질환에 생기므로 이 의안에서는 참고만 한다. 평소 위완한증이 내재되어 있던 환자의 욕구가 충족되지 않거나 욕구를 조절하지 못하여[不戒喜樂] 하강하는 힘이 더 약해지자 설사를 하기 시작한다. 만약 변비로 변했다면 이 병은 리병이 된다. 그래서 위완한병에 속하는 모든 병증의 기본처방인 태음조위탕을 복용하자 설사가 그쳤다. 저근백피는 설사가 아주 심하고 빨리 그치지 않는 데 넣어 쓰며, 웬만한 설사는 태음조위탕 본방으로 거의 치료된다. 설사가 그친 다음에도 태음조위탕을 계속 복용시키니 하강하는 힘이 살아나면서 위완→폐→위완의 가로순환도 활발하게 이루어지고, 이것이 다시 약하게 하강하는 힘을 회복시키면서 얼굴에 땀이 난다. 땀이 난다는 것은 위완→폐→위완의 가로순환과 위완→소장의 하강이 회복되었다는 것이다. 하강하는 힘이 회복되자 평소 가지고 있던 증상들도 약해지고 없어지기 시작한다. 이 의안은 태음인 배추표한병과 위완한증의 특징인 설사와 땀의 관계를 잘 보여주고 있다.

### ② 중증

위완한증은 위완에서 소장으로 하강하는 힘이 약해져서 발생한다. 초기에는 하강하는 힘이 약해졌어도 어느 정도 버티는 힘이 있었으나 말증으로 갈수록 많이 약해져 위완한증의 표준적인 증상들이 뚜렷하게 나타난다. 위완→소장의 하강하는 힘이 약해졌을 뿐만 아니라 하강하는 온기가 소장의 량기를 적절하게 제어하지 못하므로 대변이 완전히 묽어지고 소장→간으로의 가로순환하는 힘마저 약해지며 때로는 폐→위완의 흐름까지 약해져 열증이 생기기도 한다.

4대 지표를 살펴보면, 위완→소장으로 하강하는 힘이 초기보다 더 약해져 평소에 대변을 1일 1~3회 묽게 보거나 그 이상 여러 번 보아 과민성대장증후군처럼 보이고, 크게 병을 앓거나 과로한 경우에는 폐의 기운이 약해져 평소 無汗이던 사람이 약간씩 땀이 나는 경우가 있으며, 하강하는 힘이 약해져 食後腹滿이 자주 생기고, 폐에서 위완으로의 가로순환이 약해져 心悸怔忡이 나타나기 시작한다.

이런 중증에는 태음조위탕과 조위승청탕 중 무엇을 써야 할지 잘 구별하여야 한다. 대변이 많이 묽고 자주 보더라도 땀이 나지 않으면 태음조위탕을 쓰는 것이 좋고, 대변이 묽거나 되거나 하면서 땀이 나면 조위승청탕을 쓰는 것이 좋다. 그렇지만 꼭 이렇게 구분되지는 않으므로 환자의 증상에 따라 치료하여야 한다. 태음조위탕은 위완한증 초증부터 중증까지, 조위승청탕은 중증부터 말증까지 치료하므로, 두 병증을 감별하기 위해서는 많은 경험을 쌓아야 한다. 병이 치료된 다음에 조리폐원탕으로 조리한다고 이제마는 말하였지만, 조리폐원탕보다는 태음조위탕이 더 좋은 것 같다.

### ③ 말증: 표병의 肺燥

말증은 2가지 병리과정이 겹쳐 있다. (1)위완→소장으로 하강하는 힘이 매우 약하다(胃脘寒證). (2)이로 인하여 위완→폐→위완으로의 가로순환하는 힘도 약해졌다(肺燥證).

(1)만 있는 경우는 초증, 중증이며, (1)과 (2)가 겹친 병증은 대변이 묽고 땀은 無汗에서 多汗까지 나타나고 수면장애(淺眠, 不眠, 多夢 등)가 잘 발생하며 小便頻數 같은 소변에 관련된 증상이 생기기도 한다. 또한 自汗과 盜汗이 있고 心悸怔忡, 咽痰乾咳, 無氣力 등이 생긴다. 폐조증은 전통한의학에서 말하는 폐기허, 폐음허와 증상이 비슷하며 소양인의 음허증과 병의 형성 과정이 비슷하다.

말증에 사용할 수 있는 처방은 조위승청탕, 녹용대보탕, 보폐원탕, 산약보폐원탕, 이문오미탕이다. 조위승청탕은 (1), (2)의 병리가 다 겹쳐 있든, 한 가지만 있든 상관없이 위완한증을 중심으로 폐조증이 겹쳐 있을 때 사용할 수 있으며, 녹용대보탕, 보폐원탕, 산약보폐원탕은 위완한증에서 진행된 폐조증에만, 이문오미탕은 어떤 병증에서 진행되었는지 상관없이 폐조증을 치료한다. 폐조증에 녹용을 가미하여 사용하면 효과가 증가한다.

### ④ 泛論[105]에 나오는 위완한증

#### ㉠ 食後痞滿 腿脚無力

이것은 밥을 먹고 난 후 속이 가스 찬 것처럼 더부룩하거나 명치 아랫배가 그득하면서 허벅지와 다리에 힘이 빠지는 증상이다. 위완→소장으로 하강하는 힘이 약해지면 기본적으로 생기는 증상이며 태음조위탕, 조위승청탕을 쓴다. 위완한증에서 진행되어 생긴 폐조증에 사용하는 녹용대보탕도 당연히 효과적이다. 이 병증은 식체가 아니지만 식체한 것처럼 느껴지므로 진짜 식체와 구분해야 한다.

폐는 위완으로 하여금 온기를 만들고 이것을 가로순환하거나 하강할 수 있도록 보호해주어야 한다. 폐가 워낙 약해져서 이 기능을 제대로 조절하지 못하면 위완에서 소장으로 하강하는 힘이 약해져 食後痞滿 腿脚無力이 생긴다. 한 가지 유의할 것은 같은 병증을 치료하는 공진흑원단은 병리기전이 달라서 간열肝熱에서 진행된 폐조병으로 생긴 食後痞滿 腿脚無力을 치료한다는 점이다.

#### ㉡ 표한증 설사에는 태음조위탕, 표열증 설사에는 갈근나복자탕[106]

표병의 한증에서 설사하는 것은 당연하지만 표열증 설사라니 뜬금없다. 갑오본에 "體熱腹滿自利는 외감과 내촉이 겹쳐서 생긴 병으로 매우 위급한 증이니 길경생맥산을 써야 하고 때로는 저근백피 1돈, 사향 3푼을 달인 약에 타서 3~4번을 연속으로 복용해야 위급함을 벗어날 수 있다"[107]라고 되어 있다. 아마도 표열병 설사는 이를 말하는 것이 아닌가 생각한다. 이 설사의 원인을 갑오본은 외감과 내촉이 겹쳐서, 경자본 신축판으로 이야기하면 표병과 리병이 겹쳐서 생긴다고 한 것을 주의 깊게 살펴야 한다. 길경생맥산의 처방 구성을 보면 표리약이 혼합되어 있다. 굳이 나누라면 표병 약에 속한다. 그래서 황민우는 이제마가 개정했다면 표열병 설사는 리병의 肝熱證으로 옮기고 처방도 갈근해기탕으로 변경했을 것이라

---

105 이제마의 신축판에는 '범론'을 따로 두지 않았지만 전국한의과대학 사상의학 교실에서 엮은《사상의학》은 태음인론 일부를 나누어 '범론'이라 이름 붙였으며 이후 책들은 이를 따르고 있다.

106 이 처방은《동의수세보원》갑오본, 신축판,《동의사상신편》,《동의사상요결》에도 실려 있지 않으며 하물며 한의과대학 교과서인《사상의학》에도 실려 있지 않다.

107 "論曰 體熱腹滿自利之證 外感內觸表裡俱病 最爲危證也 當用桔梗生脉散或樗根白皮一錢 麝香三分 調下 連三四服 急救之"(최병일 교열, p.92)

고 하며,[108] 이제마도 "體熱腹滿自利한 경우, 열이 많으면 리병이므로 갈근해기탕을 쓰고 찬기가 많으면 표병에서도 매우 심한 증상이므로 태음조위탕에 승마, 황금을 넣고 쓴다"[109]고 신축판에서 개정하였다. 이에 정용재는 갈근해기탕은 전염병에 쓰는 해열제이고 갈근나복자탕은 설사병에 쓰는 지사제라고 주장한다.[110]

우선은 황민우의 의견에 찬성하면서도 갈근나복자탕의 처방구성을 살펴보면 여러 가지 다양한 해석이 가능하다. 《초본권》의 갈근나복자탕[111]은 열다한소탕이 만들어지기 전의 처방으로 보이며 간열증이나 조열병의 설사, 소변불리, 임질 등에 사용하였다. 《동의수세보원》〈補遺方〉의 갈근나복자탕[112]은 처방 구성이 의이인, 맥문동, 마황이 들어가 있는 표증 처방이며 표열증 설사를 치료한다고 되어 있다. 〈보유방〉의 처방은 표병이지만 열이 나는 설사에 충분히 쓸 수 있는 구성을 하고 있다. 현대에도 위완한증의 위장병에 간열증이 겹치는 경우가 있어 《동의사상신편》의 윤폐청간탕[113], 김주의 갈근조위탕[114] 등이 사용되고 있다. 그러므로 임상적으로는 〈보유방〉의 갈근나복자탕이 평소 표한증을 가지고 있다가 열증으로 설사하는 경우에 유효할 수 있다고 생각된다. 김달래가 《보제연설普濟演說》을 편역한 《동의수세보원보편》의 갈근나복자탕[115]도 참고하기 바란다.

학문적인 분류만 생각한다면 표한증 설사에는 태음조위탕, 리열병 설사에는 갈근해기탕 혹은 열다한소탕이 기본이다. 단지 임상을 하다 보면 위완한증에 열증이 겹쳐서 생기는 경우가 생겼을 때 〈보유방〉의 갈근나복자탕도 유효하다고 판단

---

**108** 황민우, p.382

**109** 13-12. 體熱腹滿自利者 熱勝則裏證也 當用葛根解肌湯 寒勝則表證而太重證也 當用太陰調胃湯加升麻黃芩.

**110** 정용재 역해, pp.971-972

**111** 葛根蘿葍子湯 治小便不利 及淋疾用. 葛根 四錢 蘿菔子 二錢 黃芩 桔梗 藁本 白芷 升麻 大黃 各一錢.(박성식 역해, 《사상의학초본권》 pp.337-338)

**112** 葛根蘿葍子湯 治表熱證泄瀉. 葛根 薏苡仁 各三錢 麥門冬 一錢半 蘿菔子 桔梗 石菖蒲 黃芩 五味子 麻黃 各一錢.

**113** 潤肺淸肝湯, 治寒厥四五日而無汗 大便燥者 葛根三錢, 大黃 蘿菔子 各二錢, 麥門冬 桔梗 黃芩 杏仁 麻黃 各一錢.

**114** 葛根調胃湯, 葛根 四錢, 蘿菔子 二錢, 大黃 桔梗 五味子 麥門冬 杏仁 各一錢.(《성리임상론》, p.299)

**115** 김달래 편역, p.136

된다.[116]

ⓒ **咳嗽**에는 **태음조위탕, 녹용대보탕, 공진흑원단**

해수는 배추표한병, 위완한증, 폐조증에 주로 생기지만 배추표한병의 해수는 감기로 인하여 생기는 것이므로 이제마는 생략하였다. 태음인의 기관지, 폐의 모든 질환의 기본처방은 태음조위탕이며, 폐조증이 있을 때는 환자의 평소 증상이 한증이었는지 열증이었는지를 감별하여 녹용대보탕, 공진흑원단을 처방하면 된다. 참고로 감기 후유증으로 생기는 마른기침에는 태음조위탕이나 산약보폐원탕을 사용하면 잘 낫는다.

ⓔ **哮喘病**은 **중증**重證, **마황정천탕**

이는 배추표한병 중증中證에서 설명하였다.

ⓜ **胸腹痛**은 **위험한 증상, 麻黃定痛湯**

마황정통탕은 태음조위탕에 杏仁, 龍眼肉, 栢子仁, 使君子 각 1돈씩을 넣은 처방이다. 태음조위탕이 기본방이므로 흉복통이 위완한증에 속하는 증상임을 알 수 있다. 행인은 潤肺痰하여 상초에서 승강하는 기가 담痰에 의해 막힌 것을 뚫어준다. 용안육과 백자인은 폐조증이 있을 때 주로 사용하며 사군자는 복통, 흉통에 쓴다. 이렇게 마황정통탕의 처방 구성을 분석해보면, 평소 위완한증이 있던 환자가 어떤 원인으로 인하여 위완→소장으로 하강하는 기운이 빠르고 강하게 막히고 또한 위완→폐로 가는 순환도 약해져 약간의 폐조증이 겹치면서 발생한 흉복통에 사용한다는 것을 짐작해볼 수 있다. 박인상이 이 처방을 담석증 통증, 협심증 통증에 사용하는 것을 본 적이 있다. 평소의 위완한증 + 급한 하강기운 울체 + 약한 폐조증 = 마황정통탕

---

**116** 12-13 조문의 위완한증온병 의안을 분석하여 소개하지 않은 까닭이 여기에 있다. 이 조문은 아무리 살펴봐도 이제마의 잘못된 치료로 보인다. 의안에도 나와 있듯이 이 환자는 간열병과 위완한증이 겹쳐 있다는 것을 이제마가 알고 있었음에도 뇌추표한증 말기 약인 한다열소탕을 20일 동안 줄곧 처방한다. 만약 이 환자에게 리열병 처방을 잠깐이라도 사용했더라면 어떠하였을까 하는 생각이 든다.

### ㉥ 慢驚風에 쓰는 보폐원탕

소아가 쉴 사이도 없이 설사를 10번 넘게 하면 반드시 慢驚風이 발생한다. 보폐원탕을 써서 만경풍을 예방하여야 한다. 만경풍은 설사를 많이 하거나 고열이 오래되어 탈진한 경우 생기는 근육경련을 가리킨다. 보폐원탕을 써서 진액을 공급하면 경련성 질병이 생기지 않는다. 요즘 같으면 링거로 수액을 공급하기 때문에 만경풍이 생기는 경우가 거의 없다.

위완→소장으로 하강하는 힘이 약하여 설사하는 경우 태음조위탕으로 치료하고, 설사를 오래한 경우는 보폐원탕을 써서 폐조병이 발생하지 않도록 조리한다. 설사로 탈진이 되었든, 땀으로 탈진이 되었든 상관없이 폐의 진액이 부족해져 생긴 모든 증상의 기본 처방이 바로 보폐원탕이다.

### ㉦ 腹脹浮腫病

이 병은 매우 위험하여 열에 아홉이 죽는다고 하고 배가 부르고 붓는 것으로 보아 간암이나 간경화 등으로 생긴 복수腹水를 가리키는 것 같다. 그러므로 비록 약을 써서 병이 나았다 하더라도 3년 동안 재발하지 않아야 겨우 살았다고 할 수 있을 정도이다. 살 가망성보다 죽을 가망성이 더 큰 병증이다. 그러므로 부종이 생길 때까지 기다렸다가 치료하면 안 되고 생기기 전에 미리 치료하여야 한다. 부종병의 원인을 이제마는 이렇게 말하고 있다. "태음인이 노심초사하면서 이루고자 하는 것을 도모하였지만 뜻한 바를 이루지 못하여 설사와 이질 등이 오랫동안 낫지 않은 것, 임질에 걸려 소변이 시원치 않은 것, 밥 먹은 후 속이 막히고 답답하면서 다리에 힘이 없는 것이 생겼는데 이것은 모두 부종으로 점차 진행된다." 그러므로 우선 부종은 급하게 건율제조탕으로 치료하지만 아울러 본인 능력에 맞지 않는 욕심을 깨끗이 씻어버리고[蕩滌慾火] 이 마음자세가 흔들리지 않도록 스스로 성실히 하고 다른 사람에게도 이런 마음으로 대하여야[恭敬其心] 완전히 치료할 수 있다.

부종이 생긴 원인은 설사, 임질, 식후비만 퇴각무력증 3가지이다. 이것으로 인하여 몸에서 진액이 빠져나가거나 진액이 흡수되지 못하여 부종이 생긴다. 그런데 이제마는 이것보다 더 근본적인 원인으로 마음을 바르게 쓰지 못하고 욕심을 부린 것을 들고 있다.

자기 능력에 맞지 않는데 억지로 일을 만들려고 하면, 다른 사람이 나를 도와주거나 보호해주지 않는다. 능력이 없는 사람에게 누가 투자하겠는가? 그런데 스스로 능력이 있다고 교만하게 생각한 태음인은 도와주지 않는 주위 사람들을 원망하여 喜性, 樂情이 절제를 잃고 폭발하여 몸에 병이 생긴다. 자신의 능력을 과신하여 목에 힘을 주고 어깨를 건들거리고 배를 앞으로 내밀고 엉덩이를 좌우로 흔들고 다니면서 노력을 하지 않고 놀기만 하다가 일이 그릇된 것은 다른 사람이 나의 능력을 몰라주었기 때문이라고 남 탓만 한다. 喜性, 樂情이 폭발하여 화내고 슬퍼하다가 몸이 상하고 깊은 병이 든다. 이것은 부종뿐만 아니라 태음인의 모든 병의 원인이다.

## 3. 裏病: 肝熱病과 肺燥病(陰血耗竭)

아주 오랫동안 사상의학계는 태음인 리병을 간열증, 조열병, 음혈모갈병 3가지로 구분하였다. 그러나 지금은 크게 2가지로 나누고 다시 그 속에서 세부적인 병증을 나누어 다루고 있다. 이제마는 항상 4가지로 모든 것을 분류하기 때문에 각 체질의 병증도 표병 2가지, 리병 2가지, 합쳐서 4가지 병증으로 나누고 있다. 그러므로 태음인의 리병도 3가지가 아니라 2가지로 구분하는 것이 옳다.

리병의 기본 병리는 간에서 폐로 상승하는 힘이 울체되거나 약해지는 것이다. 상승하는 힘이 울체되면 열증이 생기고 상승하는 힘이 약해지면 열증을 기반으로 하는 허증이 생긴다. 울체된 병을 간열병이라고 하고 약해진 병을 폐조병이라고 한다. 그러므로 리병은 간열병과 폐조병 2가지로 분류된다.

위완에서 하강한 온기는 소장을 걸쳐 간에 이른다. 그런 다음 다시 폐로 상승한다. 간에서 폐로 상승하는 기운과 가로순환의 니해에서 흡수한 淸汁은 폐에서 만나고, 이 힘은 다시 위완이 음식에서 온기를 만들고 津이 되도록 한다. 따라서 이 흐름의 중심은 폐이다. 리병은 폐를 중심으로 간→폐로의 흐름의 울체와 약해짐을 따라 펼쳐진다.

### (1) 간열병

간에서 폐로 상승하는 힘이 울체되어 생기는 간열병은 초증, 중증, 말증 3가지로 나눌 수 있다. 초증은 肝熱證 초기, 중증은 肝熱證 말기, 말증은 燥熱病이다. 초증과 중증은 이제마가 구별하지 않은 것을 임의로 한 것이라 연구자의 의견이 다를 수 있다.

간열병 초증은 대변은 정상 혹은 변비 경향이며 땀이 거의 나지 않지만 간혹 나기도 하며 소화는 양호하고 소변은 정상이며 수면장애가 간혹 생기기도 한다. 중증은 대변은 변비이고 소변은 황색으로 변하고 심하면 대소변이 나오지 않는 경우도 있으며, 땀이 나지 않아 피부가 바짝 건조하며 수면장애가 생기고 복만이 있다. 말증인 조열병은 대변은 변비 경향이고 소변은 거의 정상이며 밥맛은 정상이나 呑酸, 嘈雜, 惡心, 乾嘔하는 증상이 잘 생기며, 수면장애가 있는 경우도 있고 땀이 촉촉하게부터 축축하게, 줄줄, 심하면 비 오듯이 난다. 결론적으로 간열병은 초증에는 대변 정상, 無汗이나 말증으로 갈수록 변비, 汗出로 변한다.

이 밖에 간열로 인하여 얼굴이 황색이나 붉은빛, 검은빛을 띠고 성격이 저돌적이며 눈매가 소양인처럼 날카롭게 치받아 보이기도 하며 평소에는 소의 눈처럼 선하지만 화가 나면 밤의 호랑이 눈처럼 레이저 불빛이 나온다.

#### ① 초증: 肝熱證 초기

간에서 폐로 상승하는 힘이 울체된 초기로 '目疼, 鼻乾, 不得臥'가 대표적인 증상이다. 이 병증은 평소 리병을 가지고 있던 태음인이 감기에 걸렸을 때 나타나는 증상이기도 하다. 감기에 걸렸는데, 열이 많이 나고 오한은 조금 있거나 거의 없으면서 눈이 아프고(안구건조) 콧속이 바짝 건조하며 누우면 답답하여 누워 있지 못하고 잠을 못 자는 열증이 생긴다. 이때 사용하는 처방이 신축판에 나오는 갈근해기탕[117]이다.

이천은 "약간 오한이 있으면서 열이 많이 나는 것은 갈근해기탕을 쓰고, 눈이

---

**117** 葛根 3錢, 黃芩 藁本 各1.5錢, 桔梗 升麻 白芷 各1錢

아프고 코가 건조하며 갑자기 땀이 나다 그치고 대변이 나오지 않으면서 갈증이 심하고 헛소리를 하는 데는 조위승기탕을 쓴다. 열이 겉에 있어 눈이 아프고 잠을 못 자는 데는 갈근해기탕을 쓰고, 열이 속으로 들어가 헛소리를 하는 데는 조위승기탕을 쓴다"[118]고 하였다. 이때 열이 아직 겉에 있는 것이 간열증의 초기에 해당하고 발열, 고열, 혹은 오한, 目疼, 鼻乾, 불면이 주된 증상이며 아직은 열이 속까지 들어가지 않아 변비가 생길 정도는 아니다. 하지만 고열이 나고 변비가 생기는 경우도 있다. 보통은 대변의 상태로 간열병의 초증과 중증을 구분한다. 이 외의 증상으로 항강, 견배통, 두통, 피부질환 등이 생긴다.

태음인 고열(38~40도)에는 마황발표탕과 갈근해기탕 모두 효과가 있다. 표한병이 있으면서 고열이 나면 마황발표탕으로 땀을 내면서 해열시키고, 리열병이 있으면서 고열이 나면 갈근해기탕으로 해기解肌시키면서 해열시킨다. 만약 표리가 구분이 안 된다면 우선 갈근해기탕을 먼저 투여하는 것이 좋다. 또, 비염인 경우도 콧물이 흐르지 않고 콧속이 건조하면 역시 갈근해기탕이 가장 기본 처방이다. 이 모든 바탕에는 간→폐로 상승하는 힘이 울체되어 생긴 간열肝熱이라는 같은 원인이 있다.

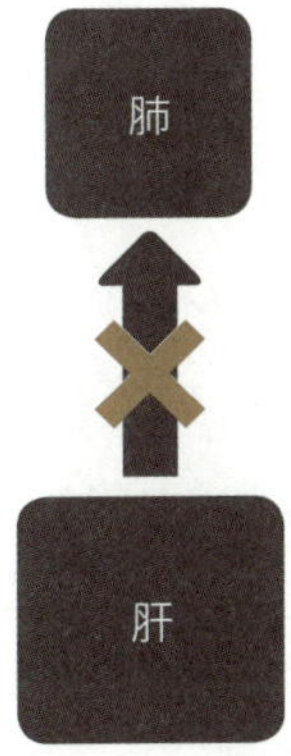


**도표4-5. 태음인 간열병 초증, 중증**

118 13-2. 微惡寒發熱 宜葛根解肌湯 目疼 鼻乾 潮汗 閉澁 滿渴 狂譫 宜調胃承氣湯 熱在表則目疼不眠 宜解肌湯 熱入裏則狂譫 宜調胃承氣湯.(李梴)

### ② 중증: 肝熱證 말기

이 병증은 간열증 초기보다 열이 많아진 상태이다. 이천의 말대로 하면 열이 속으로 들어가 생긴 병증이다. 그러므로 간열증이 있으면서 반드시 변비 경향이 있어야 한다. 속으로 들어온 열은 땀을 통하여 배출되어야 하는데 땀이 나지 않으므로 이 열이 몸속에서 폭발한다. 그래서 심한 오한과 고열, 턱밑과 뺨이 붓는 이하선염 증상, 얼굴에 빨간 얼룩무늬 반진이 생기고[面赤斑斑], 인두후두가 부어서 아프다가 곪아서 피고름이 나오며[咽喉腫痛, 唾膿血], 대변이 막히고 소변이 힘들게 나오며[閉澁], 갈증이 심하고 배가 빵빵하고 헛소리[渴滿譫語]를 하는 등의 여러 심한 열증이 나타난다. 이때 쓰는 처방이 《동의사상신편》에 나오는 갈근해기탕[119](이하 신편 갈근해기탕)이다.

신편 갈근해기탕과 갑오본 갈근해기탕[120]은 같은 의미를 가진 처방이지만 황금, 행인이 신편은 1.5돈, 갑오본은 1돈으로 되어 있고 신편 갈근해기탕에는 산조인이 들어있는 것이 다르다. 임상에서 간열병 말기, 즉 중증中證에는 신편 갈근해기탕을 사용한다. 이 두 처방의 핵심은 승마 2돈이며 이것이 이 처방의 병리를 알려준다. 승마는 간에서 폐로 상승하는 힘이 울체된 것을 풀어헤치는 작용을 하는데 2돈이나 썼으므로 심하게 울체된 상태를 푼다는 것을 알 수 있다. 상승작용의 울체로 생긴 겉 열에는 모두 승마를 쓰고 울체가 심하여 열이 많이 생기면 승마의 사용량을 늘려서 사용한다.[121]

두 번째로 쓸 수 있는 처방은 갈근승기탕이다. 상승하는 힘이 완전히 울체되어 생긴 열이 속으로 들어가 대변불통이 되었을 때, 즉 간의 열이 최고로 올라갔을 때 갈근 4돈과 대황 1~2돈을 사용하여 간의 열을 강하고 급하게 내릴 때 사용하는 처방이다. 이때 대황은 대변불통이라서 쓰는 것이 아니라 간의 왕성한 열을 내리기 위해 쓰는 것이다. 대황은 간의 열을 내리는 약이지 대변불통을 치료하는 약이 아니다. 대변이 잘 나오기 시작하면 갈근승기탕을 중지하고 4대 지표와 병증

---

**119** 葛根 3錢, 升麻 2錢, 黃芩 杏仁 各1.5錢, 桔梗 白芷 酸棗仁炒 大黃 各1錢

**120** 葛根 3錢, 升麻 2錢, 黃芩 杏仁 桔梗 白芷 酸棗仁 大黃 各1錢

**121** 간→폐로 상승하는 힘이 울체된 것을 풀어주는 약이 갈근, 승마라는 것은 리병의 병증과 처방을 살펴보고 내린 결론이다. 다른 연구자는 다른 결론을 내릴 수 있다. 울체되어 생긴 간의 열은 대황이 가장 잘 치료한다.

을 헤아려 간열증 초증인지, 중증인지를 구별한 다음 갈근해기탕이나 신편 갈근해기탕을 바로 이어서 쓴다.

### ③ 말증: 燥熱病

조열병은 肝熱肺燥의 줄임말로 간열이 너무 왕성하여 폐가 말라비틀어진 나무처럼 건조한 상태가 되어 발생한 병이며, 열증熱症을 주증으로 하고 조증燥症을 보조로 삼아 두 증이 함께 나타난다.[122] 대변은 변비 경향이며 소변은 정상에서 적황색까지 나타나고 때로는 頻數도 있다. 속쓰림, 呑酸, 噫氣, 惡心, 乾嘔, 腹滿, 복통 같은 소화기 증상도 자주 나타나고, 땀이 매우 잘 나며, 심계, 정충怔忡, 수면장애가 때때로 나타난다. 여기에서 대변, 소변, 소화, 수면은 간열 때문에, 땀과 수면장애는 폐조로 인하여 주로 생긴다. 태음인 땀은 약간씩 나는 것이 정상이지만 표병은 울체되어 無汗이 되고 리병은 울체 때는 無汗, 폐조가 있으면 易汗, 多汗한다. 그러므로 태음인이 시도 때도 없이 땀이 줄줄 나면 건강한 사람이 아니라 표병이든, 리병이든 폐조가 있는 것이다.

이제마가 제시한 조열병의 첫 번째 의안은 간열증을 가지고 있던 사람이 온병에 걸린 이야기이다. "평소 수년 동안 눈병이 생겼다가 나았다 하던 사람이 온병에 걸렸다. 발병 1일부터 열다한소탕을 쓰니 3~5일은 대변이 묽거나 설사를 하였다. 6일 되자 대변이 하루를 지나도 나오지 않아 갈근승기탕을 3일 동안 내리썼다. 그러자 죽 먹는 양이 늘어나고 또 3일을 내리쓰자 전염병 증상 거의 없어졌다. 병이 풀어진 다음 다시 열다한소탕을 쓰는데 대변이 燥澁하면 대황 1돈을 넣어 쓰고 대변이 묽게 많이 나오면 대황을 빼고 썼다. 이렇게 20일을 조리하자 환자가 완전히 나았다."[123]

이 의안을 살펴보면, 눈병은 염증성 질환으로 보인다. 과로나 음주, 섹스, 욕심을 부리면 조금씩 간열肝熱이 생기고 이것이 쌓여서 어느 순간 간열이 치솟으면 염증성 눈 질환이 생기고 가라앉으면 눈의 염증도 사라진다. 이렇게 간열이 있던 사람이 감기가 들어 간열이 치솟자 바로 열다한소탕을 쓴다. 좋아지다가 간열이 너

---

**122** 13-25. 蓋此病原委 侈樂無厭 慾火外馳 肝熱大盛 肺燥太枯之故也.

**123** 13-13.

무 왕성하여 대변이 나오지 않자 갈근승기탕을 쓰고 간열이 어느 정도 내려가 입맛도 생기고 대변도 풀어지자 다시 열다한소탕을 쓴다.

태음인이 입맛이 없는 경우는 드물어 매우 허하거나 열이 매우 심할 때만 생기며 그렇지 않다면 잘 먹는다. 간열이 심하여 입이 소태처럼 쓰고 黃苔가 두툼하게 낄 정도가 되면 밥맛을 잃게 된다. 매우 심한 간열이 치료되어 대변이 잘 나오고 밥맛도 돌아오고 黃苔도 없어지자 열다한소탕으로 20일을 조리하여 회복시킨다. 다시 간열이 치솟아 변비가 생기면 대황을 넣고 간열이 내려 대변을 잘 보면 대황을 뺀다. 이 의안은 열다한소탕, 갈근승기탕, 열다한소탕 加大黃(이하 淸肺瀉肝湯)을 대변의 상태에 따라 어떻게 활용하는지를 보여주고 있다. 이 의안은 조열병 중에서도 간열에 치우친 경우여서 폐조의 증상은 구체적으로 언급한 것이 없다.

두 번째는 手指焦黑癍瘡病 의안이다. "왼손 가운뎃손가락이 시꺼멓게 죽고 힘을 쓰지 못하더니 2년이 지나기 전에 시꺼멓게 죽은 피가 검게 뭉치는 것이 그 손가락부터 손바닥까지 퍼지고 손등이 부어올라 칼로 손가락을 잘라냈다. 다시 1년이 지나기 전에 온몸에 반창이 퍼져 큰 것은 큰 동전, 작은 것은 작은 동전만 하였다. 병이 생긴 지 이미 3년이 되어 장년(33~48세)임에도 불구하고 손으로 3시간을 일할 힘이 없고 하루에 12킬로미터도 걷지 못하였다. 열다한소탕에 고본을 2돈으로 올리고 대황 1돈을 더 넣고 28첩 14일을 쓰니 대변이 비로소 묽어졌다. 하지만 1~2일이 지나기도 전에 다시 물기가 없는 변비가 생겨 20첩(10일분)을 쓰니 대변이 심하지 않은 묽은 설사를 하면서 얼굴의 반창이 조금 낫고 손발에 힘이 아주 조금 생기는 효과가 있었다. 다시 20첩을 쓰니 그 병이 깨끗이 나았다."[124]

이 의안은 겉으로 손가락이 썩어들어가고 얼굴을 포함한 온몸에 반창이 퍼져 보기만 해도 험악한 병증을 소개하고 있다. 실제로 간열이 왕성하여 폐조까지 진행된 의안이다. 그래서 간열로 근육이 늘어져 손발에 힘이 없고 간열이 폐를 통하여 피부로 들어가 피부가 붉게 부풀고 나중에는 검게 변하면서 살마저 썩어들어간다. 이것이 조열병의 피부병이다. 사상의학에서 피부는 폐에, 살[肉]은 간에 속

**124** 13-19.

한다.[125] 그래서 폐가 약하여 피부에 반창이 생기고 간열로 살이 썩어들어가는 것이다.

임상에서 스트레스와 음주를 많이 하면 왼쪽 가운뎃손가락만 붓는 환자를 본 경우가 있는데 이것을 수지초흑반창병의 초기로 보고 치료하여 고친 적이 있다. 피부병 중 담배연기를 도넛처럼 만들어 뿜을 때의 모양처럼 가운데가 빈 상태로 점점 번져나가는 두드러기 종류는 간열증 초증뿐만 아니라 중증과 말증인 조열병에도 생기므로 감별하여야 한다.

세 번째는 소갈병 의안이다. "50살이 다 된 태음인 허약자가 조열병으로 물을 자꾸 마시고 마신 것보다 소변을 더 많이 내보내며 변비가 있어 청폐사간탕 20첩을 써서 효과를 보았다. …… 약을 쓸 때는 겨우겨우 버티다가 끝내는 죽음을 피하지 못하였다. …… 조열병에 물을 한 대접 마시면 소변으로 두 대접이 나가는 것은 병의 끝머리로 치료가 어렵다."[126] 태음인 소갈의 특징은 물을 한 대접 마시면 소변으로 한 대접이나 두 대접이 빠져나가는 것이며, 이런 소갈병에 약물치료와 감정조절 치료를 함께하지 않으면 결국에는 죽는다. 태음인은 간-소장이 큰 체질인데, 간-소장의 상태를 보여주는 소변이 마신 물의 양보다 더 많이 나가는 것을 보면 큰 장부인 간-소장이 돌이킬 수 없는 병이 들었음을 알 수 있다. 큰 장부에 크고 깊은 병이 생겼으니 치료가 잘 될 리가 없다. 이런 험악한 특징이 있든 없든 소갈병은 조열병 범주에서 치료하면 된다.

임상을 해보면 현대의학의 당뇨병은 발병 3~6개월 안에는 한약으로 치료할 가능성이 있지만 인슐린을 복용하거나 주사를 맞은 기간이 길어지면 길수록 한약으로 고치기 어려웠다. 당뇨병이 생긴 지 3~6개월 이내 환자는 열다한소탕, 청폐사간탕, 천금문무탕, 만금문무탕, 청심연자탕을 처방하여 치료한 경험이 있으므로 참고하기 바란다.

네 번째는 허로몽설병이다. 말 그대로 허로虛勞로 몽정을 하는 증상이다. 몽정을 1달 동안 3~4번 하면 허로의 중증이다. 변비가 있는 날에는 청폐사간탕을 복용하게 하고, 변비가 매일 생기는 것이 아니면 대황을 줄여 쓰면서 용골을 넣고

---

**125** 엄밀하게 이야기하면, 膩海의 濁滓가 피부를 만들고 血海의 濁滓가 살을 만든다.

**126** 13-24.

쓴다. 이 병은 이것저것 해보고 싶은 것이 많아 기획을 짜보지만 쓸데없는 생각만 많고 원하는 일은 이루어지지 않아서[謀慮太多 思想無窮] 생긴다.[127]

조열병은 간열병이 심하여 폐음허, 폐기허와 유사한 폐조까지 진행된 것이어서 허증보다는 실증을 치료할 것 같은 약재로 구성된 열다한소탕을 주 처방으로 삼는다. 열다한소탕의 처방 구성만 보고 허로를 치료한다는 말에 갸웃거리지 말고 이 처방이 사용되는 병리 흐름이 무엇인지를 살피고 인지하면 응용할 수 있는 병증의 폭이 넓어진다. 조열병은 간열병의 말증이라는 것을 기억해야 한다. 만약 병증이 허증인 폐조로 완전히 넘어간 경우나 선천적으로 겁약하여 생긴 허로몽설에는 흑원공진단, 녹용대보탕을 쓴다.

다섯 번째는 중풍이다. 갑자기 풍에 맞아 가슴이 꽉 막혀 숨을 쉬지 못하고 꺽꺽거리면서 눈을 치켜뜨면 과체산을 쓴다. 간열이 있어 평소 얼굴이 누렇고 벌겋고 시커먼 사람은 풍에 걸리면 눈을 치켜뜨고 손발이 오그라든다. 병은 매우 급하고 위험하지만 표병에 비하면 약간 천천히 죽는다. 반대로 표병 환자는 평소 얼굴이 푸르딩딩하고 하얀색으로 풍에 걸리면 눈을 뜨지 않고 감고 있으면서 손발이 오그라드는데 병이 급하고 위험하므로 눈을 뜨지 않고 있다가 손발이 오그라드는 것을 보고서야 '중풍이구나'라고 판단하면 늦는다. 눈을 뜨지 않는 것만 보고 청심환을 먹여야 한다. 눈을 뜨지 못하는 중풍 환자는 급하게 발병하고 빨리 죽는다. 표한병 중풍에는 태음조위탕, 리열병 중풍에는 열다한소탕과 박인상의 청간탕[128]을 기본으로 하여 처방한다.

이제마는 이렇게 5가지 병증으로 조열병을 설명하고 있지만, 이외에도 조열병으로 생기는 증상이 너무나 많다. 태음인의 고혈압, 당뇨병 같은 성인병뿐만 아니라 울화병, 관절질환, 자가면역질환, 심장질환, 역류성 식도염 같은 소화기 질환 등도 조열병에서 많이 발생한다. 현대의학에서 난치병이라고 하거나 겉으로 험악하게 보이는 질환일지라도 4대 지표의 분석 결과 조열병에 속하면 열다한소탕, 청폐사간탕, 청심연자탕을 선택하여 처방하면 고칠 수 있다. 현대의학의 질병 이름

---

**127** 14-9. 太陰人證有夢泄病 一月內三四發者 虛勞重證也 大便秘一日 則宜用熱多寒少湯加大黃一錢 大便每日不秘 則加龍骨減大黃 或用拱辰黑元丹鹿茸大補湯 此病出於謀慮太多 思想無窮.

**128** 박인상, 《우천임상요결》, pp.32-34.

과 난치병에 얽매여 허둥지둥거리면 어느 질병도 고칠 수가 없다. 태음인 질환 중 우리로 하여금 허둥지둥하게 만드는 질환이 조열병에 많이 생기므로 눈을 동그랗게 뜨고 이 병이 조열병인지 아닌지를 통찰하여야 한다.

조열병의 원인은 '侈樂無厭 慾火外馳'이다. 스스로 뽐내고 자랑하는 것을 부끄러워하지 않으면서 그 행위를 즐거워하고, 자기 자신의 능력이나 재간이 모자라면서도 권력과 재물을 욕심내고, 주색에 미쳐 날뛰다가 조열병이 생긴다. 소년시절(17~32세)에는 바깥세상의 유혹을 뿌리치고 스스로 절제를 하면서 약을 100일 쓰면 반드시 낫고, 병이 시작한 날부터 죽는 날까지 스스로의 재능과 능력은 생각하지 않고 재물이나 권력, 주색에 욕심을 부리면 끝내 고치지 못하고 죽는다.

격언에 "조상의 덕택은 비록 일일이 다 보답을 받을 수 없지만 자신을 공경한 덕택은 반드시 일일이 보답을 받지 못하는 적이 없다"고 하였다. 조상을 공경한다고 해서 그 공경에 대해 일일이 다 조상의 덕택을 보는 것은 아니지만 스스로를 공경하여 욕심을 깨끗이 버리고 마음이 흔들리지 않도록 안정되게 유지하면 그 덕택을 하나하나 건강으로 보답받을 수 있다. 스스로 공경하기를 100일 하면 병이 낫지 않을 이유가 없고 200일이면 완전히 낫지 않을 이유가 없다. 스스로를 공경하여 그 덕택을 보답받는 것은 어떤 일을 하든지 당연한 것이지만 질병에 걸렸을 경우에는 더욱더 스스로를 공경하고 욕심을 버려야 그 덕택을 많이 볼 수 있다.[129]

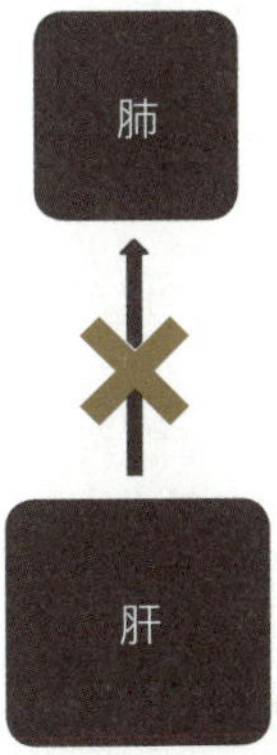


**도표4-6. 태음인 간열병말증, 조열병**

---

**129** 13-25. 諺曰 先祖德澤雖或不得一一個報 而恭敬德澤必無一一不受報 凡無論某病人 恭敬其心 蕩滌慾火 安靜善心 一百日則其病無不愈 二百日則 其人無不完 恭敬德澤之箇箇受報 百事然而疾病尤甚.

### (2) 폐조병(음혈모갈병)

폐조병에 대해 이제마가 肺燥太枯라는 표현을 사용한 것처럼 폐조병은 전통한의학에서는 음혈陰血이 모두 말라버린 폐음허병에 비유할 수 있을 것이다. 전통한의학에서는 폐의 음혈과 진액이, 사상의학에서는 폐의 온기溫氣가 말라버려 생기는 병이다. 이 병에 대해 이제마는 3개의 조문만을 제시하고 있고 폐조병이라는 병명 또한 조열병에서 '肝熱肺燥', '肺燥太枯'라고 언급되었을 뿐 이제마가 리병에서 폐조병을 분리하여 따로 언급하지는 않았다. 그러나 앞에서도 말했듯이 이제마는 각 체질의 병을 표병 2가지, 리병 2가지 합해서 4가지로 분류하는 것을 기본으로 삼고 있고, 음양승강으로 해석하는 사상의학에서는 각각의 표병, 리병을 울체된 병, 약해진 병 2가지로 다시 나누고 있다. 이 분류법을 따르면 리병은 울체된 간열병과 약해진 음혈모갈병으로 나누게 되는데 음혈모갈병이 바로 폐조병이다. 음혈모갈은 전통한의학의 사유가 배어 있는 질병명이어서 최근에 사상의학계에서는 이제마의 사유가 깃든 폐조병으로 고쳐 부르고 있으며, 이는 매우 합당한 주장이다.

폐조병은 간에서 폐로 상승하는 힘이 약해져 생기는 병이다. 상승하는 힘이 약해져서 "귀가 멍하여 소리가 잘 들리지 않고 눈이 침침해져 잘 보이지 않으며 다리에 힘이 없고 허리가 아프게[耳聾, 目暗, 脚弱腰痛]"[130] 된다고 이제마는 증상에 대해 딱 1개의 조문을 소개하고 있다. 그러므로 우리는 임상을 하면서 치료한 경험을 토대로 나머지 증상을 탐구하여야 하며, 이는 폐조병에 사용하는 처방의 쓰임을 통하여 간접적으로 증명할 수 있다.

폐조병에 사용하는 처방으로는 초기에 사용하는 조위승청탕, 열다한소탕, 청심연자탕, 말기에 사용하는 공진흑원단, 녹용대보탕이 있으며, 표병과 리병을 구분하지 않고 사용하는 이문오미탕, 보폐원탕, 산약보폐원탕이 있다. 위완한증에서 진행된 폐조병에는 조위승청탕을, 간열병에서 진행된 폐조병에는 열다한소탕, 청심연자탕을 쓰고, 또한 마찬가지로 위완한증이 있던 사람이 폐조병 말기가 되면 녹용대보탕을, 간열병이 있던 사람이 폐조병 말기가 되면 공진흑원단을 쓴다. 그

130 13-26. 陰血耗竭 耳聾目暗脚弱腰痛 宜用黑元丹.

러므로 위완한증의 말증, 간열병의 말증인 조열병의 증상과 폐조의 초기 증상은 서로 겹쳐 있으므로 이를 잘 구분하여야 하며, 나중에 폐조의 증상(耳聾, 目暗, 脚弱腰痛)만 남았을 때는 이 환자의 평소 증상이 표병인지, 리병인지를 찾아서 그에 따라 녹용대보탕, 공진흑원단을 선택하여 사용하면 된다.

그렇기 때문에 밥을 먹고 난 후 배가 그득하고 답답하면서 다리에 힘이 빠지는 [食後痞滿 腿脚無力] 증상에 공진흑원단, 녹용대보탕, 태음조위탕, 조위승청탕을 쓰는 것이며 해수병에 태음조위탕, 녹용대보탕, 공진흑원단을 쓰는 것도 같은 이치이다. 食後痞滿 腿脚無力症, 咳嗽가, 위완→소장으로 하강하는 힘이 약해진 폐조병에 생기면 조위승청탕, 녹용대보탕을, 간→폐로 상승하는 힘이 약해진 폐조병에 생기면 청심연자탕, 공진흑원단을 쓴다. 또한 선천적으로 타고난 진기가 약해서 발병한 것이지 허해져서 생긴 병이 아닌 경우에도 공진흑원단이나 녹용대보탕을 써서 天元一氣(肺元)가 새지 않도록 단단하게 하면 저절로 수화水火가 승강운동을 하여 오장이 서로 조화가 되므로 병이 생기지 않게 된다.[131]

보폐원탕과 산약보폐원탕은 표리를 가리지 않고 오로지 폐조로 생긴 증상을 치료한다. 심한 설사로 생기는 만경풍의 예방, 해수, 각종 피부병, 코피, 출혈로 인한 어지럼증, 젖이 나오지 않는 증상 등인데 폐조로 인한 것만 치료가 된다. 이문오미탕은 난산, 변비를 치료한다고 하는데 역시 폐조로 인하여 생긴 것만 치료한다. 만금문무탕는 청폐사간탕에 이문오미(맥문동, 천문동, 오미자)를 넣어 조열병으로 생긴 당뇨병을 치료하는 약으로 역시 폐조가 겹쳐 있는 소갈병을 치료하는 약이다.

결론적으로 폐조병은 기본적으로는 간→폐로 상승하는 힘이 약해져서 생긴 병으로, 耳聾, 目暗, 脚弱腰痛, 食後痞滿 腿脚無力症, 咳嗽, 심한 설사로 생기는 만경풍의 예방, 각종 피부병, 코피, 출혈로 인한 어지럼증, 젖이 나오지 않는 것, 난산, 변비, 소갈 등의 증상이 생긴다. 그렇지만 표병에서도 진행되어 폐조병이 생기는 경우도 많다. 표병에서 생긴 것에는 조위승청탕, 녹용대보탕을, 리병에서

---

**131** 13-27. 凡男子方當壯年 而眞氣猶怯 此乃禀賦素弱 非虛而然. 滋益之方 群品稍衆 藥力細微 難見功效 但固天元一氣 使水升火降 則五臟自和 百病不生 宜用拱辰丹.(以上 危亦林)

13-28. 論曰 此證當用黑元與拱辰丹 當歸山茱萸皆爲蠹材 藥力未全 欲收全力 宜用拱辰黑元丹鹿茸大補湯.

생긴 것에는 청심연자탕, 공진흑원단을 쓴다. 표리의 구분없이 쓰는 약에는 이문오미탕, 보폐원탕, 산약보폐원탕이 있다.

마지막으로 4대 지표를 살펴보면, 상승하는 힘이 약하므로 변비 경향을 띠고 소변이 불쾌하게 혹은 힘없이 나오며 땀이 저절로 나고[自汗, 盜汗] 소화에는 별로 불편한 것이 없다. 단 수면은 깊은 잠을 못 자거나 자주 깨고 불면증이 있을 수 있으며 아울러 심계, 불안, 정충이 잘 생길 수 있다. 맥문동, 천문동, 오미자와 녹용, 사향은 폐조병을 치료하는 가장 중요한 약재이므로 항상 눈여겨볼 필요가 있다.

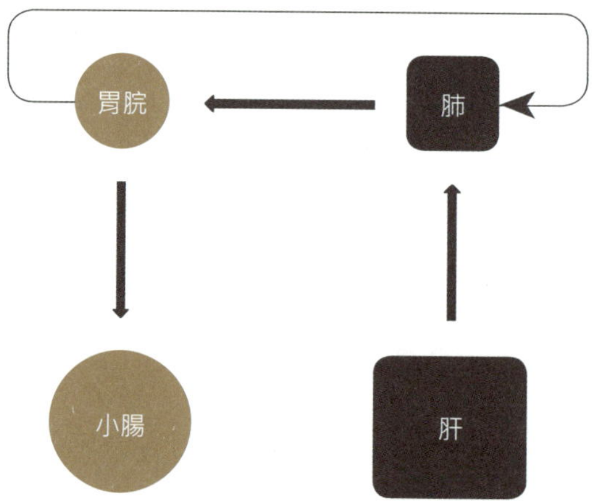


**도표4-7. 태음인 폐조병**

**칼럼13**

### 각 체질의 중풍 재활법

태음인은 간병인이 환자의 양쪽 손목을 잡고 흔들어 양쪽 어깨를 운동시키고 또 환자의 양쪽 발목을 잡고 다리를 폈다 구부렸다를 해서 재활한다. 태음인 중풍은 어깨와 다리를 흔들어주어야 좋다. 소양인은 환자의 손발을 흔들지 않는 것이 첫 번째 금기이며 두 번째는 환자를 안아서 앉게 하거나 일으키지 않는 것이다. 소음인은 간병인이 환자를 안아서 앉게 하거나 일으켜 세워도 되지만 손발을 흔들어주어서는 안 되며 천천히 손발을 살살 주물러주어야 재활이 잘 된다.

소양인은 음이 허하여 화가 동하기 쉬우므로 몸을 움직이게 하지 않고 가만히 눕혀놓고 재활을 하며, 소음인은 기가 약한 사람이므로 과격하게 몸을 자극하거나 크게 움직여서 기운을 소모시키지 말고 살살 손발을 주물러 재활하며, 태음인은 순환이 잘 되지 않으므로 흔들어 기가 막힌 것을 소통시키고 막히지 않게 한다. 소양인은 빗질을 못 하게 하고 태음인은 빗질을 하여 장수하는 것은 모두 이런 이유 때문이다.

## 附. 태음인의 篇名과 병증분류에 대한 소고

소음인의 腎受熱 表熱病은 腎의 열기熱氣가 脾로 상승하는 과정의 장애로 생기고 胃受寒 裏寒病은 胃의 열기가 大腸으로 하강하는 과정의 장애로 생긴다. 소양인의 脾受寒 表寒病은 脾의 한기寒氣가 腎으로 하강하는 과정에 생기며 胃受熱 裏熱病은 大腸의 한기寒氣가 胃로 상승하는 과정에 생긴다. 즉, 表病은 큰 장부의 臟에서 상승하거나 하강하는 과정에 생기고 裏病은 작은 腑에서 상승하거나 하강하는 과정에 생긴다. 이렇게 소음인, 소양인의 표병, 리병은 그것의 병리와 성격이 각 편의 제목에 드러나 있다. 저자들은 대부분 책의 목차를 정할 때 그 책의 주제와 성격을 대표하는 단어들을 각 항목의 제목으로 삼는다. 그러므로 책의 큰 제목과 중간 제목, 작은 제목을 보면 그 책의 전체적인 흐름과 주장을 알 수 있다.

소음인과 소양인의 편명을 근거로 삼으면, 태음인은 큰 장부인 肝에서 작은 장부인 肺로 상승하는 과정에 표병이 생기고 작은 장부인 胃脘에서 小腸으로 하강하는 과정에 리병이 생겨야 한다. 그런데 이제마는 태음인의 편명을 胃脘受寒 表寒病, 肝受熱 裏熱病으로 정하였다. 이것은 큰 臟에서 작은 臟으로 상승하거나 하강할 때의 장애로 表病이 되고 작은 腑에서 큰 腑로 상승하거나 하강할 때의 장애로 裏病이 된다는 소양인, 소음인의 생리·병리 이론과 맞지 않는다. 도리어 태음인은 작은 장국의 腑인 胃脘에서 小腸으로 온기溫氣가 하강하는 것이 表의 생리이고 큰 臟에서 작은 臟으로 상승하는 것이 裏의 생리이며, 이것에 장애가 생겼을 때 表病과 裏病이 생긴다고 '胃脘受寒 表寒病', '肝受熱 裏熱病'이라는 제목이 말해주고 있다.

이제마는 갑오본을 짓고 나서 소음인과 소양인에 대한 것은 대략 상세하게 그 논리를 갖추었지만 태음인과 태양인은 겨우 간략하게 만들었으며, 개정판인 경자본[132]은 소음인론과 소양인론을 많이 수정·보완·첨삭하여 논리가 정연해졌지만 태음인은 조금 수정하였고 태양인은 손을 대지 못했다고 말하였다. 태음인과 태양인의 생리·병리와 치료경험을 선배들이 많이 제시하지 못하여 이제마가 보고 배운 것이 적었고 이제마 자신도 많이 경험하지 못하여 자세하게 알지 못하였기 때문이다. 그렇다고 생리·병리를 소음인, 소양인과 반대로 만들 필요가 있었을까 의문이 든다.

이런 의문에 답하기 위해 태음인 表裏病의 편명에 대한 해석을 2가지로 나누어 살펴보려고 한다. 하나는 경자본의 이제마의 의견을 따라 해석하는 방법이고, 다른 하나는 이제마의 의견을 보류하고 소음인, 소양인의 분류방법에 따라 해석하는 것이다. 그리고 해석방법에 따라 임상의 효과가 달라지는지도 살펴보고자 한다.

### (1) 경자본 태음인 表裏病의 篇名을 따라 해석하는 방법

소양인, 소음인은 큰 장부에서 작은 장부로 상승하거나 하강하는 것에 장애가 생겨 막히면 막혀서 뭉친 기운이 등이나 허리에 엉겨붙어 움직이지 못하게 된다[膠固囚滯]. 소양인은 背膂에, 소음인은 膀胱부위에 흐름이 깨진 힘이 쏠리고 뭉쳐서 움직이지 못하면서 表病의 초기 증상들이 생긴다. 태음인의 표병의 발생기전은 소음인, 소양인과 반대이므로 작은 장부의 腑가 있는 곳, 몸의 앞쪽 부위, 구체적으로는 턱, 가슴, 배꼽, 아랫배[頷臆臍腹]에 막힌 기운이 엉겨붙어야 한다.

132 경자본(1900년)은 남아 있지 않고 다음 해에 인쇄한 신축판(1901년)만 남아 있다. 이 글에서는 경자본과 신축판을 엄밀하게 구분하지 않고 혼용하여 사용하였다.

태음인의 表病은 胃脘이 한기寒氣를 받아 생기므로 胃脘이 있는 상초의 부위, 턱 밑부터 쇄골부위까지의 부위에 막힌 기운이 쏠려서 엉겨붙어야 한다. 이 기운의 흐름의 장애가 배추표한병을 만들고 오한발열, 無汗而喘, 身痛 같은 증상이 생긴다.

태음인 表病인 背顀表寒病이 생기려면 胃脘에서 小腸으로 하강하는 흐름이 막혀야 하고 이 장애로 인하여 하강하지 못한 기운이 津海가 있는 턱 부위에 엉겨붙어야 한다. 태음인의 막힌 기운이 엉겨붙은 부위가 턱 부위에 형성된다면 津海에서 뇌와 膩海를 거쳐 肺로 흐르는 상초의 가로순환이 津海에서 뭉치고 막히므로 뒤통수 부위에도 역시 胃脘에서 만들어진 온기溫氣가 흘러가지 못해 오한, 발열하면서 項背强, 無汗而喘 등의 증상이 발생하게 된다. 물론 턱 부위의 엉겨붙음은 胃脘의 온기溫氣가 小腸으로 하강해야 하는데 량사凉邪가 틀어막아 하강하지 못하여 생긴다. 이것이 이제마가 제시한 태음인 表病의 제목을 가지고 유추하여 밝혀낸 태음인 表病의 背顀表寒病의 병리기전이다. 표병의 초증은 대부분 어떤 한 부분의 흐름이 직접적으로 막혔을 때 생기고, 이것이 오래되면서 한 부분의 흐름뿐만 아니라 이와 연결된 다른 흐름도 막히고 약해지면서 중증, 말증으로 변한다.

胃脘의 온기가 小腸으로 하강하지 못하고 胃脘에서 肺로 가는 순환이 막혀서 생기는 것이 背顀表寒病, 寒厥, 長感病이며 하강하지 못한 상태가 오래되어 胃脘의 기운이 약해졌거나 평소 胃脘의 기운이 약한 사람이(태음인에게 폐와 위완은 원래부터 작기 때문에 발병초기부터 중증이 생길 수 있다.) 발병하면 이것이 胃脘寒證이다. 그리고 큰 장부인 肝에서 肺로 상승하는 힘이 울체되거나 약해졌을 때 생기는 것이 裏病으로 肝熱病, 肺燥病이다.

태음인의 表病과 裏病의 병리는 소음인, 소양인의 表裏升降과 반대로 되어 있지만 이것을 임상에 적용하여 진단하고 치료할 때 어색한 것이 없었다. 그러므로 경자본의 태음인 편명을 바탕으로 해석한 생리·병리 이론에서 임상에 방해되는 점을 발견하지 못했다.

### (2) 肝受熱 表熱病, 胃脘受寒 裏寒病으로 보는 방법

큰 장부인 肝의 온기溫氣가 작은 장부인 肺로 상승하여야 하는데 상승하지 못하여 그 기운이 허리부위에 엉겨붙어 肝熱證이 생기고 심해지면 燥熱病이 되고 상승하는 힘이 약해지면 肺燥證(陰血耗竭病)이 된다. 작은 장부인 胃脘에서 큰 장부인 小腸으로 온기溫氣가 하강하여야 하는데 하강하지 못하여 背顀表寒病이 생기고 하강하는 힘이 약해지면 胃脘寒證이 생긴다. 이것이 소음인, 소양인과 같은 논리로 해석한 태음인 생리·병리이다.

이렇게 분류하여 환자의 치료에 적용하여도 아무런 문제가 생기지 않을 것 같다. 왜냐하면 경자본과 表裏는 바뀌었지만 상승 장애로 생기는 것은 열증熱證, 하강 장애로 생기는 것은 한증寒證이라는 것이 변하지 않았기 때문이다. 표리만 바뀌고 한열이 바뀌지 않았으므로 한열에 맞게 진단하여 이에 적합하게 처방하면 병 또한 나을 것이다. 그러므로 임상에서는 하등 문제가 생기지 않는다.

1번째 생리·병리를 선택하든, 2번째 생리·병리를 선택하든 임상에서는 별 차이가 없다. 그런데 이제마는 소음인, 소양인과 태음인(또는 태양인까지) 생리·병리 이론을 다르게 펼친 이유가 무엇일까? 임상을 하는 한의사는 네 체질이 같은 논리 구조를 가지고 있으면 생리와 병리에 좀 더 쉽게 접근할 수 있다. 사상의학의 토대가 되는 유학은, 즉 조선 성리학은 사단칠정논쟁, 인물성동이논쟁 등을 거치면서 논리의 정합성과 정연함을 치밀하게 펼친다. 그런 조선 성리학의 영향을 받은 이제마이다. 사상의학은 논리의 구조가 정연하고 치밀하면서도 정합을 추구한다. 그러므로 이제마가 태음인, 태양인을 소음인, 소양인과 다른 병리기전을 사용한 데는 분명히 이유가 있을 것이다.

첫 번째 이유는 이제마의 4가지로 분류하는 방법론 자체를 들 수 있다.

4의 분류법이 '역易'에 기반하는지, 맹자의 '사단四端'에서 기원했는지, 조선 후기의 '사행설四行說'에 영향을 받았는지는 철학적인 문제로 여기서는 다루지 않는다. 모든 사물은 4가지로 분류되어야 하고 이 4가지는 각자의 특수성을 가지고 있어야 한다는 이제마의 세계관으로부터 생겼다고 보는 것이다.

만약 태음인을 肝受熱 表熱病, 胃脘受寒 裏寒病으로 분류했다면 이것은 소음인, 소양인과 같은 表裏升降의 생리·병리기전을 갖게 된다. 물론 주축이 되는 장부는 다르겠지만 이제마의 음양승강 입장에서는 같은 기전을 가지게 된다. 소양인, 소음인은 四臟의 음양승강이 表病의 생리·병리를 이루고 四府의 음양승강이 裏病의 생리·병리를 이룬다. 태음인, 태양인의 음양승강도 소음인, 소양인과 같다는 것은 이제마의 4가지 분류법에서 각각은 각각의 특수성을 가져야 한다는 원칙에 위배될 수 있다.

두 번째는 실제 임상 치료에서의 문제이다.

이론도 중요하지만 임상에서 이론이 어떻게 투영되는지가 의학에서는 더 중요하다. 아무리 뛰어나고 훌륭한 이론이더라도 환자의 몸에 적용되었을 때 질병을 치료하는 효과가 없다면 그 이론은 공허하고 허무맹랑할 뿐이다. 환자의 치료, 즉 임상은 의학의 꽃이다.

태음인의 감기를 치료하는 방법이 갑오본에서 경자본으로 가면서 어떻게 변하는지를 먼저 살펴보자. 갑오본은 태음인 감기에 갈근해기탕을 썼고 임상경험이 쌓인 다음 개정한 경자본에서는 갈근해기탕을 裏病의 처방으로 바꾸고 表病의 감기에 쓰는 마황발표탕을 새로 만들었다. 그러면서 제목도 胃脘受寒 表寒病으로 바꾸었으므로 갈근해기탕에서 마황발표탕으로 표병의 감기 처방이 변하는 과정에서 실마리를 찾을 수 있다.

表寒病의 초기에 사용하는 마황발표탕과 裏熱病의 초기에 사용하는 갈근해기탕의 적응증상을 먼저 살펴보자. 마황발표탕은 감기에 걸려 惡寒發熱, 無汗, 喘, 頭痛, 身疼, 腰痛, 骨節痛이 있는 태양병 증상에 사용한다. 여기서 중요한 것은 無汗과 喘이다. 갈근해기탕은 감기에 걸렸지만 오한이 없어지고 열증이 심하게 나타나는 양명병陽明病에 쓰는 처방이다. 이제마 역시 陽明病인 微惡寒, 發熱, 目疼, 鼻乾, 不得臥부터 열이 속으로 깊게 들어간 陽毒, 面赤斑斑如錦紋, 咽喉痛, 唾膿血 憎寒壯熱, 潮汗閉澁 등에 갈근해기탕을 쓴다. 마황발표탕과 갈근해기탕은 적응증은 다르지만 모두 발열하는 감기에 쓰는 처방인 것이다. 그런데 《상한론》의 관점에서 보면, 하나는 태양병증太陽病證에, 다른 하나는 양명병증陽明病證에 쓴다.

여기서 경자본의 태음인 〈胃脘受寒 表寒病論〉에 나오는 문장을 살펴보자.

"태음인 병에 한궐이 4일 동안 지속되면서 땀이 나지 않는 것은 중증이다. 한궐이 5일 동안 지속되면서 땀이 나지 않는 것은 험증이다. 마땅히 웅담산을 써야 한다. 혹은 한다열소탕에 제조 5, 7, 9개를 넣고 써도 된다. 대변이 묽으면 반드시 건율, 의이인 등의 계열 약을 쓰고 대변이 굳으면 반드시 갈근, 대황 등의 계열 약을 쓴다. 만약 이마와 눈썹부위에 땀이 난다면 저절로 낫기를 기다렸다가 병이 난 다음에 약을 써서 조리한다. 조리 약을 쓰지 않으면 다른 병이 생길까 두렵다."[133]

이 글이 개정되기 전 갑오본의 글을 다시 보자.

"태음인 병에 한궐이 4일 동안 지속되면서 땀이 나지 않는 것은 중증이다. 한궐이 5일 동안 지속되면서 땀이 나지 않으면 위증이 된다. 마땅히 갈근해기탕에 웅담 3푼을 타서 복용하고 이어서 갈근해기탕을 2~3번 복용해야 한다. 다음날 낮에는 길경생맥산을 복용시키고 밤에는 갈근해기탕을 복용시킨다. 매일 이처럼 복용하기를 8일, 9일, 10일 정도 하면 병이 완전히 낫게 된다. 만약 웅담이 희귀한 약재라서 없으면 승마개뇌탕을 2~3번 복용시킨다."[134]

갑오본에는 寒厥을 치료하는 처방으로 갈근해기탕과 웅담을, 조리하는 처방으로는 길경생맥산을 제시하고 있다. 이에 비해 개정한 경자본은 웅담산, 한다열소탕을 쓰고 조리하는 처방은 제시하지 않고 있지만 조리하지 않으면 후유증으로 다른 병이 생길 것이라고 경고한다. 寒厥을 치료할 때 갑오본에서 주요 처방으로 제시한 갈근해기탕이 개정한 경자본에서는 없어지고 대신에 한다열소탕이 들어

133 論曰 太陰人病 寒厥四日而無汗者 重證也 寒厥五日而無汗者 險證也 當用熊膽散或寒多熱少湯加蠐螬五七個 大便滑者 必用乾栗薏苡仁等屬 大便燥者 必用葛根大黃等屬 若額上眉稜上有汗 則待其自愈 而病解後用藥調理 否則恐生後病.

134 "今考更定 太陰人病 寒厥四日而無汗者重證也. 寒厥五日而無汗爲危證也 當用葛根解肌湯 調下熊膽三分 又連用葛根解肌湯二三服. 翌日則晝服桔梗生脈散 夜服葛根解肌湯. 每日如此服 或八九日十餘日 以至於病快解. 若熊膽闕材則當用升麻開腦湯二三服."(최병열 교열, p.91)

갔다. 이것은 태음인 寒厥症의 임상경험이 쌓이면서 寒厥에는 갈근해기탕보다 한다열소탕을 쓰는 것이 더 효과적이라는 것을 이제마가 알았기 때문이다. 웅담은 寒厥의 급증에 땀을 내게 하는 효과가 좋아서 경자본은 웅담을 웅담산이라는 처방으로 독립시켰고[135] 길경생맥산은 한다열소탕, 혹은 태음조위탕으로 진화하였다.

이제마는 表病이라고 분류한 寒厥症에 갈근해기탕(갈근, 대황 등의 계열 약)보다 한다열소탕(의이인, 건율, 마황 등의 계열 약)으로 치료가 더 잘 되자 의이인, 건율, 마황 등이 들어간 처방을 표병 약으로 분류했다. 만약에 이제마의 처음 생각처럼 갈근해기탕이 寒厥症에 더 효과적이었다면 갈근, 대황 등이 들어간 처방이 표병 약이 되었을 것이다.

한다열소탕을 사용하는 寒厥證은 위완의 기운이 소장으로 하강하는 것에 장애가 생겨 발생한 병이어서 대변이 묽어진다. 그런데 寒厥, 無汗하면서 대변이 단단한 경우는 의이인, 건율 등의 계열 약으로 치료가 되지 않기 때문에 갈근, 대황이 들어간 처방을 써야 한다. 寒厥證 중 대변이 단단하면 《동의사상신편》에는 한다열소탕에서 의이인, 건율을 빼고 갈근, 대황을 대신 넣는다(이것이 윤폐청간탕이다)고 하였다. 반면에 유순섭은 대변이 묽으면 의이인, 건율이 들어간 한다열소탕을 쓰고 대변이 단단하면 한다열소탕에 갈근, 대황을 넣고 쓰거나 갈근해기탕을 써야 한다[136]고 하였다. 《동의사상신편》처럼 한다면 군약이 의이인에서 갈근으로 바뀌는 것이다. 물론 이런 경우 갈근이 군약으로 바뀌었다고 표병이 리병이 되었다는 의미는 아니다. 평소 表病인 사람에게 肝熱이 생겨서 이를 함께 치료하기 위한 임시방편일 뿐이다. 여기서 중요한 것은 無汗하면서 대변이 묽으냐, 단단하냐에 따라 표리가 나뉠 수 있다는 것이다.

갑오본은 寒厥證의 치료약으로 갈근해기탕(갈근, 대황 계열 약)을 제시하였고 경자본은 한다열소탕(의이인, 건율, 마황 계열 약)을 제시하였다. 아마도 이제마의 임상경험이 쌓이면서 한다열소탕이 寒厥證에 더 유효하기 때문에 처방을 갈근해기탕에서 한다열소탕으로 바꾸었을 것이다. 寒厥, 無汗이면서도 갈근해기탕으로

135 〈갑오본〉 신정태음인응용요약에 웅담을 단방으로 쓰는 웅담산이 있다.

136 《사상의학통해》 2권, pp.289-290

낫지 않는 경우가 있어 이를 자세히 관찰하니 寒厥, 無汗하면서 대변이 묽은 경우는 갈근, 대황이 들어간 처방보다 의이인, 마황이 들어간 처방이 더 효과가 있다는 것을 알게 되었다. 그럼으로써 갈근해기탕과 한다열소탕(마황발표탕)의 열증熱證과 한증寒證을 구분하게 되었고 나아가 표병과 리병의 차이를 분명하게 알게 되었을 것이다.

마황발표탕과 한다열소탕의 이런 임상경험 때문에, 이제마는 肝에서 肺로 상승하는 생리작용에 장애가 생겨 병리가 되는 것을 表病이라고 하지 못하고 胃脘에서 小腸으로 하강하는 것에 장애가 생긴 병증을 表病으로 볼 수밖에 없었다고 추정된다. 소음인과 소양인의 표리병증을 살펴보면, 이제마에게 상승운동의 장애는 열증熱證으로, 하강운동의 장애은 한증寒證으로 나타나야 한다. 肝→肺로 상승하는 것에 문제가 생기면 열증이 생긴다. 같은 無汗이지만 한다열소탕의 대변은 묽은 한증이고 갈근해기탕은 굳어서 열증을 나타낸다. 그러므로 갈근해기탕은 열증이 나타나는 肝→肺로의 상승 장애를 치료하는 처방이 된다. 그러므로 마황이 들어간 한다열소탕은 裏病의 처방이 될 수 없었다. 나쁜 기운을 땀으로 급하고 빠르게 내보내는 처방인 마황탕 계열인데 이를 누가 裏病 약으로 취급하겠는가. 이제마도 그래서 경자본에 새로 추가한 한다열소탕과 갑오본에서 이미 사용하고 있던 마황발표탕을 표병의 감기약으로 삼고 표병은 胃脘에서 小腸으로 하강하는 힘이 울체되어 생긴다고 판단하게 되었을 것이다. 원래부터 마황탕이 태양병증을 치료하고 갈근해기탕이 양명병증을 치료하는 약이라는 것도 표병과 리병을 이렇게 구분할 때 작용하였을 것으로 판단된다.

이렇게 표병과 리병을 상승과 하강에 의해 나누고 여기에 적합한 처방을 배속시키는 것은 이론에 의해서 정해지는 것이 아니라 임상경험에 토대를 두고 결정했다. 소음인과 소양인은 임상경험과 활용 처방이 누적되어 있어서 좀 더 쉽게 생리·병리를 판단할 수 있었지만 쌓여 있는 경험이 적은 태음인은 많은 임상의 실패와 수정을 통하여 생리·병리를 만들었다. 하지만 이런 과정을 거쳐 소음인, 소양인, 태음인은 각각의 생리와 병리구조를 가지게 되었다.

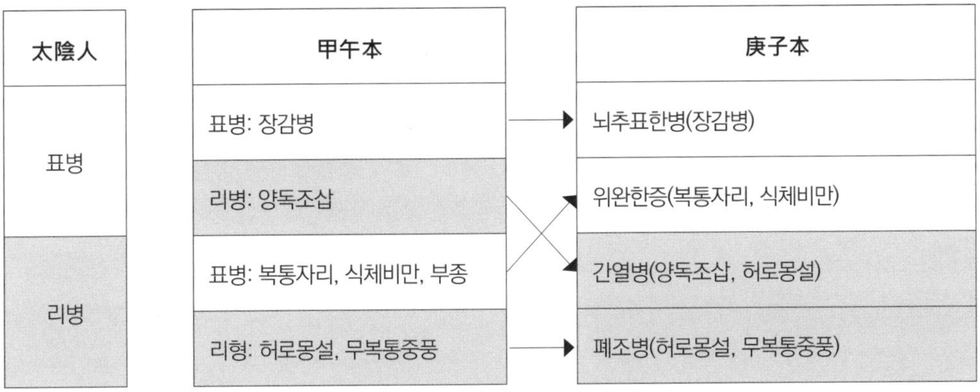


**도표4-8. 태음인 표리병의 변화**

| 太陰人 | 甲午本 | 庚子本 |
|---|---|---|
| 외감병 | 대오한발열, 신체동통 | ? |
| | 해역증 | ? |
| 내촉병 | 복통, 장명, 설사, 이질 | ? |
| | 얼격반위증 | ? |

**도표4-9. 태양인 표리병의 변화**

태음인의 표리병이 위와 같은 과정을 거치면서 정해졌다면 태양인도 이 근거와 이론에 맞춰서 표리병에 변화가 있어야 할 것으로 생각된다. 우선 표병인 外感腰脊病은 小腸受熱 表熱病으로, 리병인 內觸小腸病은 肺受寒 裏寒病으로 바뀌어야 한다. 또한 앞의 표에 나와 있는 것처럼 태음인의 경우 갑오본을 경자본으로 개정하면서 양독조삽陽毒燥澁을 裏病으로, 복통자리腹痛自利, 식체비만食滯痞滿, 부종을 표병으로 바꾸었고 장감병과 허로몽설병은 그대로 두었다. 그렇기 때문에 이제마가 태양인을 개정했다면 지금 남아 있는 갑오본처럼 '해역병(오가피장척탕)은 표병이고 얼격병(미후도식장탕)은 리병이다'라는 의견을 철회할 수도 있다. 이 부분은 태양인 생리와 병리 편에서 자세하게 논하겠다.

# 5장

# 태양인

## 1. 태양인의 생리와 병리

태음인의 생리와 병리에 비추어 추론해보면, 태양인은 소장에서 위완으로 량기凉氣가 상승하였다가 津海, 두뇌, 膩海를 거쳐서 肺로 가로순환하고 다시 肺에서 肝으로 하강하며, 肝에 도착한 량기凉氣는 소장으로 하여금 음식에서 량기凉氣를 흡수하여 油가 잘 만들어지도록 조절하고 보호하는 것이 생리이며, 이것에 장애가 발생한 것이 병리이다. 소장에서 위완으로 상승하는 힘이 울체되거나 약해지면 표병이 되고, 폐에서 간으로 하강하는 힘이 울체되거나 약해지면 리병이 생긴다. 그러므로 태양인의 편명을 개정한다면, 표병은 小腸受熱 表熱病, 리병은 肺受寒 裏寒病이 된다.

이렇게 이제마가 언급하지 않은 것을 임의로 말한다고 이제마에 대한 불경죄라고 하는 분들도 있지만, 이제마 자신이 말했던 것처럼 부족한 부분은 후학들이 연구하여 의견을 제시하고 이것이 타당하다고 임상에서 증명이 되면 이제마가 개정하지 못한 태음인이나 태양인 이론을 이것으로 교체해야 한다. 교조적으로 이제마만을 바라보고 따른다면 언제 학문의 발전이 있겠는가. 《동의수세보원》은 바이블(the Bible)이 아니다.

태음인의 생리와 병리가 갑오본과 신축판이 매우 다르다는 것을 이미 앞에서 말하였다. 간열병은 갑오본에서는 표병이었으나 신축판에서는 리병으로 바뀌었다. 그러므로 갑오본의 태양인 병증을 경자본처럼 개정한다면 병증 분류가 변할 가능성을 배제할 수가 없다. 현재 우리가 보고 있는 외감병[解㑊]과 내촉병[噎膈]이 경자년 개정판에서도 표병과 리병이라고 단정지어 말할 수 없다. 도리어 해역병과 열격병의 한열을 따져서 또는 승강에 따른 4대 지표의 양상을 보고 정하여야 하지 않을까 생각한다. 앞에 나와 있는 '태양인 표리병의 변화'를 다시 한번 살펴보기 바란다. 이제부터 이런 시각을 가지고 태양인 조문을 하나씩 분석해보자.

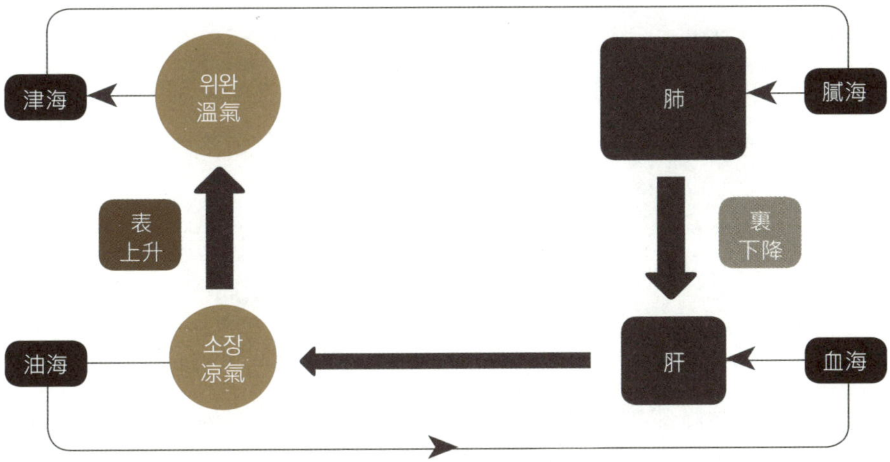


**도표5-1. 태양인 생리도**

## 2. 表病: 外感腰脊病

### (1) 가설: 요척표열병腰脊表熱病

"태양인이 만약 심하게 오한발열이 있으면서 삭신이 몹시 아픈 병증이 있다면 소장에서 상승하는 힘[腰脊表氣]이 충분하여 비록 해역병이 생기더라도 쉽게 치료되고 환자도 건강한 상태로 회복된다."[137] 태양인 외감병의 마지막 구절을 살펴보면, 이제마가 분류하여 제시하지 않았지만 태양인도 외감병이 있어 심한 오한과 발열, 삭신 아픈 증상이 생긴다는 것을 알 수 있다. 외감에 격렬하게 저항하는 증상이 있으면 소장에서 위완으로 상승하는 힘이 충분한 것이므로 해역이 생겨도 걱정할 것이 없이 오가피장척탕을 쓰면 쉽게 낫는다. 반대로 평소 외감병에 걸려도

**137** 15-4. 太陽人 若有大惡寒發熱身體疼痛之證 則腰脊表氣充實也 其病易治 其人亦完健.

오한발열과 삭신 아픈 증상이 없거나 약하게 오는 사람이 해역병이 발병한다면 치료가 어렵고 더디며 발병하기 전의 건강한 상태로 회복하기 위해서는 많은 노력과 시간이 필요할 것이다. 이 문장만 본다면 해역은 표병 전체에 잠복되어 있다.

그러므로 태양인 표병은 소장에서 위완으로 상승하는 힘이 울체된 大惡寒發熱, 身體疼痛과 상승하는 힘이 약해져 겉으로 완전히 발현된 해역병으로 나뉜다. 태음인의 표병 감기를 뇌추표한병이라 부르듯 태양인 표병 감기는 요척표열병腰脊表熱病이라고 부르면 될 것 같다. 태양인 표병은 소장이 위완으로 상승하는 힘이 울체되어 생기는 요척표열병과 상승하는 힘이 약해져 생기는 해역병이 있으며 요척표열병을 치료하는 약은 이제마가 제시하지 않아 없으며 해역병에는 오가피장척탕을 쓴다.

### (2) 해역증

외감표병을 설명하면서 이제마가 처음 인용한 것은《내경》의 맥상이다. 그러면서 주석을 인용하여 "완맥緩脈은 소화가 잘 되어 자주 먹으나 살이 찌지 않은 것[熱中]이며 삽맥澁脈은 피가 부족하거나 기능이 매우 약해진[亡血] 것이기 때문에 해역이라 한다. 해역은 추운 듯하나 춥지 않고 더운 듯하나 덥지 않고 약한 듯하나 약하지 않고 굳센 듯하나 굳세지 않아 무엇이라 부를 수 없어서 해역이라 한 것이다"[138]라고 하였다. 이 문장에서 중요하게 생각되는 핵심어는 망혈亡血이다. 당뇨병의 증상에 해당되는 열중熱中은 증상이 뚜렷하기 때문에 새로운 의견을 제시할 필요가 없다. 하지만 망혈은 무엇하나 뚜렷한 증상이 나타나지 않아 한증 같은데 찬 증상이 없고 열증 같은데 열로 인한 증상이 없고 허증 같은데 허증이 별로 없고 굳세어 보이는데 힘을 쓰지 못한다. 무언가 병이 생긴 것 같은데 뚜렷하게 증상이 나타나지 않고 있는 이 상태를 해역병 초증이라고 하면 어떨까.

두 번째 문장은 "골수가 상하면 진이 다 마르고 다리가 시큰거리며 몸이 늘어져서 걷지 못한다"[139]이다. 걷지 못할 뿐이지 감각이 무디거나 저리거나 붓거나 아

138 15-1. 釋曰 尺爲陰部 肝腎主之 緩爲熱中 澁爲亡血 故謂之解㑊 解㑊者 寒不寒 熱不熱 弱不弱 壯不壯 寧不可名 謂之解㑊也.(內經)

139 15-2. 髓傷則消爍胻痠體解㑊 然不去矣. 不去謂不能行去也.(靈樞)

픈 것은 아니다. 이것은 다리가 병든 것이 아니라 요척腰脊이 병들었기 때문이다.[140] 해역병은 표열병의 열이 깊게 들어와 골수가 열에 의해 녹고 근육이 늘어지고 살이 빠지며 피가 졸아들어 생긴다. 이 시기는 해역병의 증상이 뚜렷하게 나타나므로 해역병의 중증이나 말증 중 하나일 것이다.

결론적으로 태양인 외감요척병은 小腸受熱 表熱病이다. 소장표열병은 2가지로 분류되는데, ⑴소장에서 위완으로 상승하는 힘이 울체되어 생기는 외감병과 ⑵상승하는 힘이 약해져 생기는 해역병이 있으며 해역병은 초증과 중증, 혹은 말증으로 다시 나눌 수 있다.[141]

태양인 소장표열병은 복용 약으로는 해역병에 쓰는 오가피장척탕 하나만이 있고, 아울러 깊게 슬퍼하는 것을 경계하여 폐의 기를 안정시키고 격렬하게 화내는 것을 조심하여 간의 기를 진정시키면서 마음을 맑고 흔들리지 않게 하여야 고칠 수 있다. 약을 복용하는 것은 급한 병증을 가라앉힐 수 있을 뿐이지만 욕심을 버리고 감정을 절제하는 것은 병의 뿌리를 뽑는 최고의 약이다.

태양인의 가장 좋은 대변은 묽고 시원하게 나오는 것이며 두 번째는 굵직하게 많이 나오는 것이다. 소변은 한꺼번에 많이 나오는 것이 제일 좋고 자주 보는 것이 두 번째로 좋다.[142] 태양인은 간-소장의 중하초가 작고 약하므로 소변을 많이 자주 시원하게 본다는 것은 간-소장의 힘이 아직 활기차게 살아 있다는 뜻이며 소변이 적게 불쾌하게 본다면 이는 간-소장의 힘이 더욱 약해졌다는 표현이다. 태양인은 小便旺多해야 完實無病하다.

표병은 소장에서 위완으로 상승하는 힘이 울체되거나 약해지면 생기는 열병이므로 4대 지표와 증상도 이를 따라 변한다. 울체된 외감병은 소변의 양도 많고 시원하게 나오고, 대변은 대체로 정상이나 차츰 변비로 변하고 땀도 無汗이지만 점

---

**140** 15-4. 解㑊者 上體完健而下體解㑊然 脚力不能行去也 而其脚自無麻痺腫痛之證 脚力亦不甚弱 此所以弱不弱 壯不壯 寒不寒 熱不熱 而其病爲腰脊病也.

**141** 태양인 표병 중 상승장애가 약해져 생긴 병을 이제마는 해역병이라고 하였다. 또 다른 의견을 내자면, 망혈병이라고 하자는 것이다. 소양인의 망음병, 소음인의 망양병처럼 망혈병이라고 해도 될 것 같다.

**142** 16-11. 太陽人 大便一則宜滑也 二則宜體大而多也. 小便一則宜多也 二則宜數也.

차 나게 될 것이며 음식을 주의하는 한 소화장애는 없을 것으로 추측된다.

상승하는 힘이 약해진 해역병은 본격적인 열증이 나타난다. 《내경》의 '熱中'과 '亡血'은 열로 인하여 생긴 대표적인 병증으로, 아무리 먹더라도 살이 빠지고 뼈가 약해져 시큰거리고 걷지 못하게 된다. 그래서 대변은 단단해지고 변비가 되며 소변을 자주 보고 양이 줄어들 것이며 보고 나도 불쾌할 것이다. 땀이 점차 많이 나고 속쓰림, 신물 넘어옴, 트림 같은 소화기 증상도 생길 수 있으며 수면장애도 발생할 것이다.

4대 지표는 아니지만 추가로 말한다면, 태양인은 얼굴색이 희어야 하고 살이 없어야 건강한 것이며 얼굴색이 검고 살이 찌면 병이 든 것이다. 또한, 명치끝을 만져서 덩어리가 만져지면 이미 중한 병이지만 덩어리가 작을수록 치료가 쉽고 클수록 치료가 어렵다.[143] 명치끝의 덩어리는 폐의 내뿜는 호산지기가 너무 강하고 간의 흡수지기가 너무 약하여 승升은 하되 강降 운동은 이루어지지 않아 생기는 증상으로 생각된다. 현대적으로 해설하면 횡격막이 위로 올라가기만 하고 내려오지 못하면서 명치끝의 구조물이 굳어버린 것이며 숨을 들이마시지는 못하고 내쉬기만 하는 증상, 즉 上氣, 短氣의 증상도 있을 것이라고 추측된다.

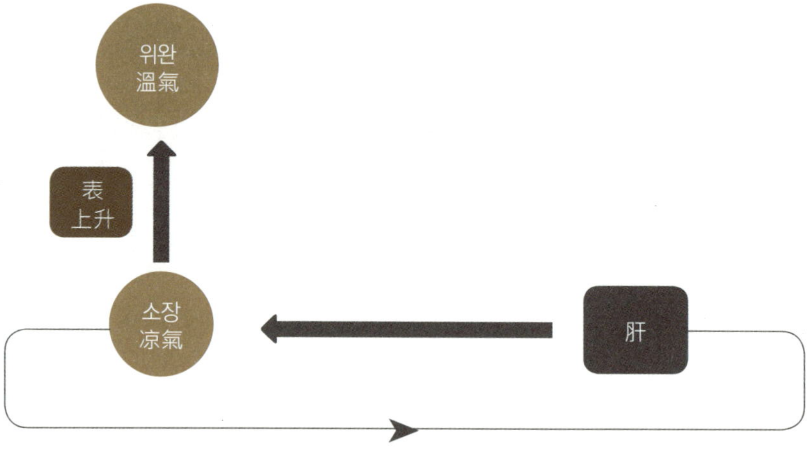


**도표5-2. 태양인 해역병**

143 16-11. 面色 宜白不宜黑 肌肉 宜瘦不宜肥 鳩尾下不宜有塊 塊小則病輕而其塊易消 塊大則病重而其塊難消.

## 3. 裏病: 內觸小腸病

태양인 리병은 4대 지표를 먼저 이야기하고 시작하고자 한다. 리병은 폐에서 간으로 하강하는 흐름을 가지고 있으므로 肺受寒 裏寒病이라고 불러야 하며, 따라서 4대 지표도 한증으로 나타난다. 기본적으로 대변은 설사 경향이며 소변은 정상이며 땀은 無汗, 소화도 거의 정상, 수면상태도 양호하다.

### (1) 가설: 폐한증肺寒證

폐→간으로 하강하는 힘이 울체된 병은 복통, 장명腸鳴, 설사, 이질이 생기므로 대변은 설사 경향이고, 소변은 정상, 땀은 無汗, 소화에서는 복통과 장명이 있고, 수면상태는 양호라고 할 수 있으며, 하강하는 힘이 약해져 얼격병이 완전히 드러나면 복통, 장명, 설사, 이질이 없어지고 목에서부터 음식이 넘어가지 않고 넘어가더라도 한참 있다가 토해내며, 심해지면 아침에 먹으면 저녁에 토하고 저녁에 먹으면 아침에 토하는 소화기증상과 소변의 양이 줄고 시원하게 보지 못하고 땀은 無汗하고, 수면장애가 있을 것으로 판단된다. 복통, 설사는 하강하는 힘이 아직 충분히 남아 있을[小腸裏氣充實] 때 생기며 하강하는 힘이 약해지면 복통, 설사, 장명, 이질 같은 한증이 나타나지 않는다.[144] 이렇게 폐→간으로 하강하는 힘이 울체된 병을 태음인 간열증에 빗대어 폐한증이라고 이름 붙여 보았다.

표병에서 大惡寒發熱, 身體疼痛이 있는 해역병은 쉽게 낫고 이 증상이 없는 해역병은 치료하기 어려우며, 리병에서 복통, 장명, 설사, 이질이 있는 얼격병은 쉽게 낫고 이 증상이 없는 얼격병은 치료가 어렵다고 하였다. 표병은 오한발열 같은 감기 증상이 있으므로 이를 상승하는 힘이 울체되어 생긴 외감병으로, 상승하는 힘이 약해져 오한발열과 신체통이 나타나지 않는 것은 해역병으로 분류하였다. 리병은 복통, 장명, 설사, 이질의 증상을 폐에서 간으로 하강하는 힘이 울체되었을 때 나타나고 하강하는 힘이 약해지면 얼격병이 생긴다고 분석하였다.

물론 소양인처럼 하강하는 힘이 울체했을 때보다 약해진 망음병에서 설사가,

---

**144** 16-5. 太陽人 若有腹痛腸鳴泄瀉痢疾之證 則小腸裡氣充實也 其病易治 其人亦完健.

태음인의 하강하는 힘이 울체된 뇌추한병보다 약해진 위완한병에서 설사가 더 뚜렷하게 발생하기 때문에 이에 기준을 두고 태양인의 복통, 설사, 이질, 장명을 얼격병 초증이라고 할 수도 있다. 사상체형학회의 《임상경험집》 1~9권에 나오는 태양인 의안을 4대 지표를 가지고 분석했지만, 어느 것이 가설에 부합하는지 결론을 내릴 수 있는 결과가 나오지 않았다.

### (2) 얼격병

주진형은 물은 넘어가나 곡물은 잘 넘어가지 않고 넘어가더라도 다시 토하는 것이 얼격병이며 피와 진액이 모두 마르고 위완도 건조하여 생긴다고 원인을 밝히고 있다. 상초의 얼격은 음식을 먹으면 위완이 있는 가슴이 아프면서 곧바로 토하며 토하고 나면 아픈 것이 곧 없어진다. 중초 얼격은 음식은 넘어가나 위장까지 먹은 음식 전부가 들어가지는 못하여 어느 정도 시간이 흐른 다음 토한다. 하초 얼격은 아침에 먹으면 저녁에 토하고 저녁에 먹으면 아침에 토한다.[145]

다음은 이제마가 말한 얼격병의 원인, 병리를 살펴보자. 신축판 태양인 편에 나오는 생리와 병리는 모두 갑오본에 나오는 것과 같으며 개정되지 않은 것이어서 사상의학에 대한 이제마의 최초 시각을 보여준다. 세련된 맛이 없을지라도 투박하고 소박함 속에서 사상의학의 기원을 음미하는 것도 좋다.

우선 소양인과 비교하면서 설명한 생리와 병리를 보자. "소양인은 대장이 수곡을 내보내서 음한陰寒의 기가 부족하니 위에서 수곡을 받아들여 양열陽熱의 기가 반드시 왕성하다. 태양인은 소장이 기액을 흡수하여 음량陰凉의 기가 부족하니 위완에서 기액을 내뿜어 양온陽溫의 기가 반드시 왕성하다. 위완의 양온의 기가 지나치게 왕성하면 위완의 혈과 진액이 마르는 것은 당연한 것이다. 하지만 위쪽이 말라서 그런 것일 뿐만 아니라 위쪽으로 내뿜은 기가 지나치게 왕성하고 속에서 흡수하는 기가 너무 약하여 먹은 것이 들어가 흡입되지 않고 도로 내뿜어지는 것이

145 16-1. 噎膈反胃之病 血液俱耗 胃脘乾枯 其枯在上近咽 則水飮可行 食物難入 入亦不多 名之曰噎 其枯在下近胃 則食難可入 難盡入胃 良久復出 名之曰膈 亦曰反胃. 大便秘少若羊矢 然名雖不同 病出一體. 又曰 上焦噎膈 食下則胃脘當心而痛 須臾吐出 食出痛乃止 中焦噎膈 食物可下 難盡入胃 良久復出 下焦噎膈 朝食暮吐暮食朝吐.

다."[146] 소양인은 대장과 신이 작아서 수곡에서 만들어진 한기寒氣를 충실하게 담아두지 못하고 내보내며 위장과 비는 커서 수곡에서 만들어진 열기를 많이 담아둘 수 있으므로 한기는 적고 열기가 많게 되는 체질이다. 태양인은 소장과 간이 작아서 기액을 흡수하여 생기는 량기凉氣가 적고 위완과 폐는 커서 기액을 내뿜어 생기는 온기가 왕성하므로 흡수하는 량기는 적고 내뿜는 온기는 많다. 흡수하는 힘은 약하고 내뿜는 힘이 강하므로 음식을 흡수하지 못하고 내뿜는 얼격병이 생긴다.

이 이론대로라면 태음인은 간의 흡수하는 힘이 강하고 폐의 내뿜는 힘이 약하여 몸에 량기凉氣가 쌓여서 병이 생길 것이며 이는 많이 먹어서(기액의 흡수력이 강하여) 생기는 간경화, 간암, 위암 등의 현대의학 질병이 속할 것이라고 추측된다. 또한 흡수하는 힘이 강하므로 살이 찌는 경향이 있으며 반대로 체중이 적정량에서 줄면서 마르면 병이 있는 것이다. 태양인은 내뿜는 힘이 강하므로 말라야 건강한 것이며 오히려 살이 찐다면 병이 생기려는 징조일 것이다.[147] 어떤 체질이든지 살이 너무 찌거나 마르면 병이 생길 가능성이 높으며 태양인과 소양인은 찐 것보다 약간 마른 것이, 태음인과 소음인은 마른 것보다 약간 찐 것이 건강한 측에 속한다.

이제마는 얼격병의 원인을 오장육부가 아닌 다른 측면으로 설명하고 있다. "태양인은 의意가 강하고 조操가 약하다. 의가 강하면 위완의 기가 위쪽으로 올라가 내뿜는 힘이 너무 지나쳐 흩어지고, 조가 약하면 소장의 기가 속을 꽉 잡아 빨아들이는 힘이 약하여 주리게 된다. 그래서 얼격과 반위로 나타난다."[148] 의意는 무언가를 하고자 하는 뜻을 세운다는 뜻이며 보통 '의意'와 같이 쓰는 '지志'는 하고자 하는 것을 이룰 때까지 그 뜻[意]이 흔들리지 않게 굳건히 유지하는 것을 의미한다. 의지는 뜻을 세우고 그 뜻을 끝까지 유지하여 목적한 것을 이루거나 도달하게

---

**146** 16-8. 是故 少陽人大腸出水穀陰寒之氣不足 則胃中納水穀陽熱之氣必盛也 太陽人小腸吸氣液陰凉之氣不足 則胃脘呼氣液陽溫之氣必盛也. 胃脘陽溫之氣太盛 則胃脘血液乾槁 其勢固然也 然非但乾而槁然也 上呼之氣太過而中吸之氣太不支 故食物不吸入而還呼出也.

**147** 16-11. 肌肉 宜瘦不宜肥

**148** 16-7. 太陽人 意强而操弱 意强則胃脘之氣上達 而呼散者太過而越也 操弱則小腸之氣中執 而吸聚者 不支而餒也 所以其病爲噎膈反胃也.

하는 정신적인 힘이다. 조操는 지志[149]와 유사한 뜻으로, 중심을 잡고 흔들리지 않은 담대한 마음을 의미한다. 담력膽力이 큰 사람은 외부의 자극에 흔들리지 않고 실천하니 이것이 담대한 것이다. 조선 유학자들에게 의와 지, 혹은 조는 곧 자신의 생명과 같은 것이었다.

태양인은 뜻이 강하여 이것저것 하고 싶은 것은 많으나 그 뜻을 손에 꼭 쥐고 흔들리지 않도록 하여야 하는데, 그것이 잘 흔들리고 자주 변하는 기질을 가지고 있다. 그러므로 의가 강하여 내뿜는 힘이 강하고 조가 약하여 손에 꼭 쥐는 힘이 약하므로 음식을 먹어도 소장에 흡수하는 힘이 약하여 위완이 도로 토해낸다는 것이다. 이런 설명은 도교든, 유학이든, 불교든 육체와 마음이 분리된 2개가 아니라는 전통 동아시아의 사유방식과 일치한다.

이렇게 태양인 리병의 얼격병을 다양한 각도에서 해석을 시도했지만, 이제마가 제시한 자료가 부족하여 생리·병리는 선명하지 않고 치료하는 처방은 부족하다. 태양인도 사람이라 감기도 걸리고 체하기도 하고 피부병도 생기고 타박상도 입을 텐데, 이제마는 몸소 겪었다고 하면서도 왜 이리 자료를 적게 남겼는지 아쉬움이 너무 크다.

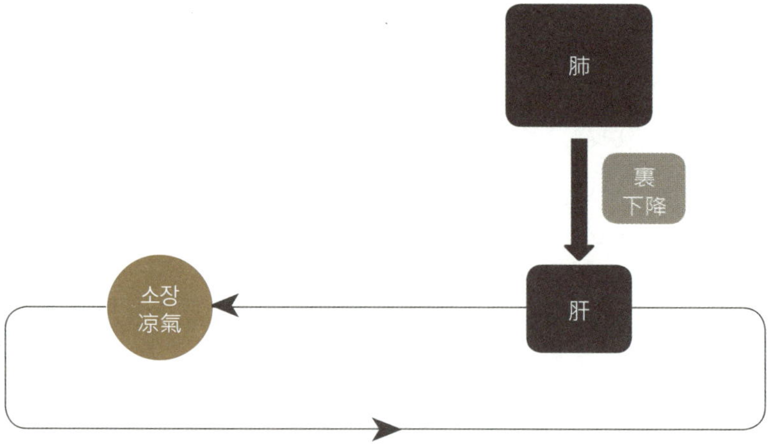


**도표5-3. 태양인 얼격병**

149 意, 慮, 操, 志는 각각 폐, 비, 간, 신에 속하며 操가 膽으로 되어 있는 곳도 있다.

## 칼럼14

### 肝燥病에 대한 추론

우리는 태음인 편에서 이제마가 따로 분류하지 않았지만 태음인의 병증을 분류하면서 리병의 하나로 폐조병을 언급하였다. 이는 사상체질의학회에서도 받아들여 이미 사용하고 있는 분류법이다. 그렇다면 태음인과 장부의 대소가 반대되는 태양인의 리병의 마지막 단계에는 肝燥病이 있어야 한다. 태양인의 간조병을 고찰하기 위해서 태음인의 폐조병 병리를 다시 한번 살펴보자.

태음인 폐조병은 간에서 폐로 상승하는 힘이 완전히 약해져 위완에서 만들어진 온기가 폐로 전혀 전달되지 않아 생기는 전형적인 것과 위완에서 소장으로 하강하는 힘이 너무 약해져 표병의 마지막 단계로 생기는 비전형적인 병리로 생기는 2가지가 있다. 性情의 시각으로 설명하면, 자기만을 보호해달라는 감정인 락정이 폭발하면 腎의 기가 가파르게 하강하여 폐의 기가 깍여나감으로써 폐는 간으로부터 온기를 받지 못하고 또한 膩海로부터도 膩의 맑은 즙을 흡수하지 못하여 폐조병이 생긴다. 어떤 병리로 설명하더라도 결론적으로 폐조병은 폐가 완전히 말라비틀어져 생기는 병이다. 그래서 이제마는 폐조병의 원인으로 '음혈이 완전히 말랐음[陰血耗竭]'을 들고 있다.

태양인 간조병도 또한 마찬가지이다. 폐에서 간으로 하강하는 힘이 완전히 약해져 소장에서 만들어진 량기凉氣가 간으로 전달되지 못하여 생긴다. 그리고 이 병의 원인은 주진형의 말을 빌리면 '혈과 진액이 모두 말랐다[血液俱耗]'이다. 태음인의 음혈모갈병이 폐조병인 것처럼 태양인의 혈액구모병은 간조병이다라는 주장이 억지를 부리는 것만은 아닐 것이다. 얼격반위병이 간조병이라고 해도 무방할 것 같다. 또 하나 해역병 또한 말기에는 간조병으로 진행될 것이다. 태음인 위완한증의 말기에 조위승청탕이 표병으로부터 진행된 폐조병을 치료하듯 태양인 해역병의 말기는 오가피장척탕 계열로 치료하는 간조병도 있을 것이라고 생각한다.

# 6장

# 대변, 소변, 땀, 소화, 4대 지표의 음양승강

전통한의학은 생리와 병리를 몸의 깊이(皮–肉–脈–筋–骨–六腑–五臟)와 몸이 표현하는 현상들, 즉 증상을 역추적하여 음양오행의 방법론으로 분류하는 방법을 가지고 설명하였다. 이 방법은 모두 해부학적인 몸의 분류가 아닌 몸이 발현하는 기능을 기와 혈의 기능으로 인지하고 이를 가지고 분류하는 방법이다.《황제내경》과《상한론》을 중심으로 발달한 한의학은 이러한 몸에 대한 접근법을 가지고 치료법을 만들었는데, 몸의 기능이 겉으로 드러나는 대표적인 현상이 땀, 대변, 소변, 구토, 소화, 맥동 등이다. 고대부터 중세까지 유럽의 주류의학이었던 갈레노스 의학 또한 몸에서 드러나는 이 생리현상을 중요하게 여겼다.

한의학의 병리학과 처방학의 기원이 되는《상한론》은 기본 치료방법으로 한토하汗吐下와 화법和法 4가지 방법을 제시하고 있다. 가슴 이상에서 음식이나 기가 체하면 토하게 하고, 명치 밑에서 음식이나 기가 체해 나가지 못하면 설사를 시키며, 몸의 표면에서 기가 막혀 있으면 땀을 낸다. 하지만 이 세 가지 치료방법은 동아시아에만 있었던 것이 아니다. 우리 몸이 하는 모든 생명활동이 겉으로 드러나는 현상들은 모두 먹고 자고 싸는 것에서 벗어날 수 없기에, 유럽이나 동아시아, 서아시아 등의 많은 고대의학은 몸의 질병을 치료하는 방법을 찾을 때 역시 먹고 자고 싸는 것에서 찾을 수밖에 없었다. 서양의학의 아버지인 히포크라테스나 갈레노스도 이 3가지 치료법을 많이 사용하였다. 이 3가지에 사혈(bloodletting)을 더한 4가지 치료법은 현대의학이 의학의 주도권을 잡기 전인 19세기 초까지 유럽과

미국에서 사용된 질병 치료법의 거의 전부였다.

몸은 겉과 속으로 나뉜다. 겉은 피부와 근육, 인대 등이 속하고 속은 오장육부 같은 장기가 속한다. 그런데 우리가 입을 열고 항문을 열면 입에서부터 항문까지는 몸의 내부가 아니라 외부가 된다. 그러므로 입에서 항문까지의 소화기를 몸의 내부가 아닌 외부로 취급하기도 한다. 사람의 몸을 발생학적으로 나누면 외배엽, 중배엽, 내배엽이다. 난자와 정자가 결합하여 세포분열을 할 때 이렇게 세 부위로 나뉘어 우리 몸이 만들어진다. 발생학적으로도 소화기는 그렇게 만들어졌다. 한의학에서 오장과 육부를 겉과 속[表裏]으로 나눈 것도 역시 오장은 속에 속하고 육부는 소화기관이 많으므로 속에 있지만 몸의 겉으로 보았기 때문이다.

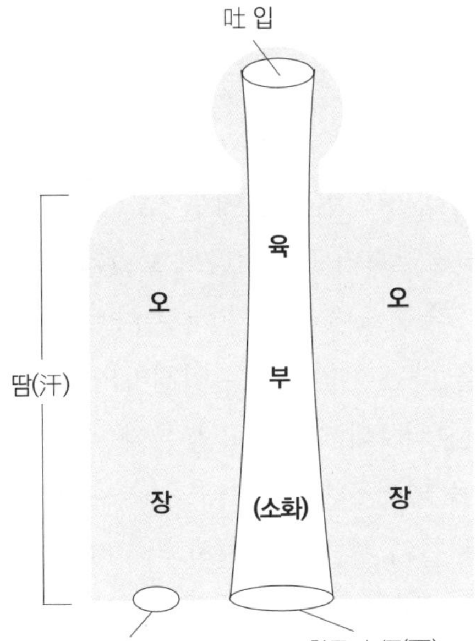


**도표6-1. 한토하 그림**

이렇게 겉과 속으로 나뉜 몸의 겉은 땀을 흘리고, 몸속의 겉인 소화기는 입으로는 먹거나 토하고 가운데에서는 소화를 시키고 아래 항문으로는 똥을 싸며, 마지막으로 몸속의 속, 즉 오장은 소변을 통하여 몸속 상황을 보여준다. 땀나고 싸고 토하는 것[汗吐下]은 몸의 상태를 보여주는 대표적인 현상이다. 고대부터 사람들은 병에 걸리면 땀나고 먹고 싸는 것이 변한다는 것을 발견하였으며 이를 정상적인 것으로 돌려놓은 방법 또한 토하게 하고 땀나게 하고 대소변을 싸게 하면 된다는 것을 경험적으로 알게 되었다. 땀과 소변, 대변이 정상을 벗어났을 때 이를 정상으로 돌려놓으면 몸의 이상 현상들, 즉 질환도 낫는다는 것을 발견하였다. 이것은 동아시아의 사람들뿐만 아니라 몸을 가지고 먹고 자고 싸는 사람들 모두가 경험을 통하여 자연스럽게 축적한 지식이다.

자연스럽게 축적된 선조들의 몸의 지식을 이제마 또한 거부하지 않는다. 〈사상인변증론〉에서 "태양인은 소변이 왕성하게 많이 나오면 튼튼하고 병이 없으며, 태음인은 땀이 충분히 나면 튼튼하고 병이 없으며, 소양인은 대변이 시원하게 잘 나오면 튼튼하고 병이 없으며, 소음인은 먹고 마신 것이 잘 소화되면 튼튼하고 병이 없는 것이다"[150]고 하였다. 태양인은 소변, 태음인은 땀, 소양인은 대변, 소음인은 음식소화라는 생리활동이 정상적일 경우 건강하다[完實無病]는 것이다. 이제마 역시 겉으로 드러나는 몸의 생리현상을 매우 중요하게 여기고 있으며 이는 먹고 땀나고 싸는 생리현상을 생명력의 표상이라고 보았기 때문이다. 단지 대변, 소변, 땀, 소화가 각 체질에 따라 중요한 정도가 서로 다르다는 특징을 가지고 있을 뿐이다. 그래서 사상의학을 하는 한의사들은 이제마의 의견에 따라 대변, 소변, 땀, 소화상태를 사상의학 변증의 4대 지표라고 부른다. 여기에 '잘 먹고 잘 싸고 잘 자고'에서 빠져 있는 수면을 넣어 5대 지표라고 불러도 좋다.

사상의학에서 땀은 몸 겉의 상태를 표현하는데 肺-胃脘과 이어져 있고, 음식소화는 脾-胃와 당연히 이어져 있고, 대변은 소화시키고 남은 찌꺼기가 배출된 것으로 大腸-腎이 그 일을 맡고 있고, 소변은 소화기에서 만들어진 것을 제외한 나머지 오장의 찌꺼기를 배출하는 곳으로 小腸-肝과 기능적으로 이어져 있다. 소변이 혈액 속의 불순물을 내보내는 통로이지만 한의학의 소변은 반드시 그것만을 가리키지 않기 때문에 현대의학처럼 그렇다고 말할 수는 없다. 吐하는 것은 입에서부터 명치 혹은 위에서 음식물이 내려가지 못할 때 생기고 이것을 치료하는

150 18-16. 太陽人 小便旺多則完實而無病 太陰人 汗液通暢則完實而無病 少陽人 大便善通則完實而無病 少陰人 飮食善化則完實而無病.

방법 또한 토법이지만, 이제마는 토吐라는 증상과 치료법을 4대 지표에서 제외하고 있다.

이제마가 태양인의 건강성을 보여주는 지표로 소변을 거론한 것은 태양인의 간-소장이 작기 때문이다. 작은 간-소장이 튼튼하지 못하여 병이 생기면 소변을 만들거나 배출하는 기능에 이상이 생긴다는 것을 의미한다. 마찬가지로 태음인은 폐-위완이 작기 때문에 폐-위완에 병이 생기면 땀이 나지 않거나 지나치게 많이 나게 되고, 소양인은 신-대장이 작아서 병이 생기면 설사나 변비가 생기고, 소음인은 비-위가 작아서 병이 생기면 소화가 되지 않고 식욕에 이상이 생긴다. 즉 대변은 신-대장, 소변은 간-소장, 땀은 폐-위완, 소화는 비-위의 생리활동을 대표한다. 이제마가 직접 말하지 않았을 뿐이다.

이제마가 생각한 대변, 소변, 땀, 소화의 기능 이상은 경증輕證, 중증重證에서는 뚜렷하게 나타나질 않는다. 험증險證, 위증危證이 되어서야 대변, 소변, 땀, 소화의 기능 이상을 표현하는 증상들이 뚜렷하고 빠르고 거세게 나타난다. 또한 경증輕證, 중증重證에 이런 증상이 조금이라도 나타난다면 몸이 위험신호를 보내는 것이므로 적극적으로 치료해야 한다. 이런 경우 대수롭지 않게 여기고 일반적인 치료방법을 쓰게 되면[尋常治之] 생명이 위태로워진다.

이제부터 4가지 체질에 따라 대변, 소변, 땀, 소화의 어떤 상태가 정상이고 어떤 상태가 질병이며 어떤 형태가 경증輕證, 중증重證, 험증險證, 위증危證인지 구체적으로 설명할 것이다. 또한 4대 지표에서는 빠졌지만 마음 상태를 보여주는 '수면'을 첨가하여 설명할 것이다. 4대 지표에서 역시 빠져 있지만 토吐에 해당되는 오심구토惡心嘔吐의 증상을 병증을 변증하는 중요한 지표로 다룰 것이다.

## 1. 대변

상승하는 기가 울체되거나 약해지면 대변이 굳어지거나 변비가 되고, 하강하는 기가 울체되거나 약해지면 묽어지고 설사를 한다. 이것을 각 체질별로 풀어보면 다음과 같다.

### (1) 소음인

腎의 열기熱氣는 상승하여 脾의 열기熱氣가 된다. 하지만 상승하는 힘이 한사寒邪에 막혀서 상승하지 못하고 울체되면 鬱狂病 초증初證이 생긴다. 腎에서 脾로 상승하는 힘이 막혀 울체되었지만 초기이기 때문에 대변은 정상을 유지한다. 울체가 심해져 鬱狂病 중증中證이 되면 대변이 단단해지고 1~3일에 1회 보게 된다. 때로는 鬱狂病 중증임에도 불구하고 대변을 일주일이 넘어서 한번 보는 경우도 있다. 팔물군자탕을 쓰면 대변이 서서히 풀려서 1~2일에 1회씩 대변을 보게 된다. 울체가 매우 심하거나 오래되어 鬱狂病 말증末證이 되면 역시 대변을 2~7일에 1회 보게 된다. 물론 울광병 말증인데도 1일 1회를 보는 사람도 있다. 주의할 것은 평소 몸 상태가 울광병 중증인 사람이 감기에 걸리면 증상은 울광병 초증인데 대변은 울광병 중증를 보이는 경우도 많다는 것이다. 이런 경우 평소의 대변상태는 중증일지라도 현재의 증상을 따라 초증을 먼저 치료하고 초증이 치료된 후 평소의 병증인 중증을 치료한다.

腎에서 脾로 상승하는 힘이 평소에 약한 사람이나 오랫동안 울체되어 있어서 상승하는 힘이 약해진 경우는 亡陽病이 된다. 상승하는 힘이 약간 약하여 亡陽病 초증으로 발병하면 굳은 대변을 2~3일 1회 본다. 상승하는 힘이 더 약해지면 중증이나 말증의 亡陽病이 되는데 2~3일에 1회 대변보는 경우가 많고 때로는 일주일에 한 번 보는 경우도 있다. 대신에 亡陽病은 땀의 많고 적음을 살펴서 초증, 중증, 말증을 구별해야 한다.

腎→脾로 상승하는 기가 울체되거나 약해져 생기는 소음인 울광병이나 망양병은 설사를 하는 경우가 없다. 평소에 1~7일에 1회 대변보던 사람이 갑자기 腹痛泄瀉를 하는 경우는 스트레스를 받았거나 소음인 체질에 맞지 않는 밀가루음식, 돼지고기, 매운 음식의 섭취, 과식 등이 원인일 가능성이 높다. 이런 경우는 일시적이므로 잠깐 태음병 처방을 써서 치료한다. 하지만 평소 질환이 태음병은 아니므로 오해하지 말아야 한다. 소음인은 음식의 종류와 양을 늘 조심하여야 소화가 잘 되고 속이 편하다.

胃의 열기熱氣는 하강하여 大腸의 한기寒氣와 조화를 이루어야 한다. 하지만 열기가 하강하지 못하고 울체되면 食滯, 腹滿自利, 腹痛 등의 太陰病이 된다. 太

陰病 초증初證은 食滯와 心下痞, 腹滿에 간혹 설사를 할 수 있다. 울체가 심해지면 太陰病 중증中證과 말증末證으로 변하면서 설사의 빈도가 증가한다. 太陰病 설사는 胃의 열기가 大腸의 한기를 몰아내는 설사이므로 저절로 낫거나 며칠 분의 약으로도 잘 낫는다. 少陰病은 胃의 열기가 하강하는 힘이 약해져 더이상 胃의 열기가 大腸의 한기를 몰아내지 못하고 도리어 大腸의 한기가 소음인의 보명지주保命之主인 胃의 열기를 몰아내는 병증이다. 저절로 낫기는 당연히 힘들 뿐만 아니라 이미 병의 시작부터 험증險證, 위증危證이다. 少陰病 초증에는 설사를 잘 하지만 말증의 음성격양陰盛格陽이 되면 도리어 변비가 되고 自汗이 생기기도 하므로 주의하여야 한다.

소음인 '胃受寒 裏寒病論'에는 설사를 下利淸水, 下利靑水, 下利黃水[151]로 분류한 의안(chart)[152]이 나온다. 太陰病의 下利淸水는 胃의 열기와 大腸의 한기가 서로 뒤엉켜 풀리는 않는 상태라서 완전히 맑은 물 설사만 하고 건더기가 없는 것이다. 이런 때는 파두巴豆를 써서 열기와 한기가 엉켜 있는 것, 즉 고냉적체痼冷積滯를 풀어주어야 한다. 下利靑水는 퍼런 물똥을 싸는 것으로 아직 한기가 우세한 형태의 설사이고 下利黃水는 설사에 어느 정도 소화된 음식물이 섞여 있어 누런 색을 띠며 가장 흔한 설사이다.

가끔 소음인 설사 환자에게 이중탕理中湯 계열의 처방을 주었는데도 설사가 더 심하다고 하는 경우가 있다. 소음인이 확실하다면 복용횟수를 하루 4~6번으로 늘리면 설사 속에 건더기가 나오면서 그친다. 이중탕을 복용하고 설사가 더 심해지는 것은 胃의 열기가 大腸의 한기를 몰아내는 힘이 아직 약하다는 의미이므로 약을 여러 번 복용하여 胃의 열기를 보강해주면 大腸의 한기와 장 속에 정체되어 있는 찌꺼기[雜穢物]를 몰아내면서 낫는다.

151 下利黑水로 되어 있기도 하다.

152 7-39. 嘗見 少陰人十歲兒思慮耗氣 每有憂愁一二日 則必腹痛泄瀉 …… 預治次用白何烏理中湯 二貼 則泄瀉因作 下利靑水 連用六貼 靑水不止 急用附子理中湯六貼 靑水變爲黃水 又二貼 黑水泄瀉 亦愈 又二三貼 調理. 以此觀之則下利靑水者 病人有霍亂關格而後成此病也.

### (2) 소양인

脾의 한기寒氣는 하강하여 腎의 한기寒氣가 된다. 脾의 한기寒氣가 열사熱邪의 방해를 받아 하강하지 못하고 울체되면 少陽傷風證이 된다. 少陽傷風證은 단순한 울체여서 대변의 상태는 거의 정상이다. 울체가 심하게 되면 등짝[背膂]부위에 있는 막해膜海에서 脾로의 기 흐름마저 울체[凝聚膂間 膠固囚滯]되어 結胸病이 생긴다. 결흉병의 대변 상태는 두 가지로 나눌 수 있다. (1)결흉병이 급하고 빠르게 진행되는 경우는 대변 역시 변비가 되어 1~3일 이상 대변을 보지 못한다. 이런 때는 먼저 지황백호탕을 쓰고 대변이 풀리면 형방도적산을 쓴다. (2)서서히 진행된 경우는 대변이 정상이거나 묽고 때로는 1일 1회라도 된 변을 보므로 형방도적산을 쓴다.

표병表病의 소양상풍증(결흉병 포함)은 대변의 상태가 그리 중요하지 않다. 단지 말증末證이 되면 膈內拒痛 手不可近하면서 물을 먹어도 토하고 大便不通, 譫語한다. 그러므로 말증까지 진행되지 않도록 미리 예방하여야 하고 예방하지 못한 경우에는 소양상풍증(결흉병) 말증을 정확히 인지하고 있다가 大便不通이 발생하면 대변이 나올 때까지 지황백호탕을 1시간 간격으로 계속 투약하여야 한다는 것을 꼭 알아야 한다. 소양상풍증(결흉병) 중증中證과 말증末證은 정확히 진단하고 정확히 치료하여야 한다.

脾의 한기寒氣가 하강하는 힘이 약해지면 亡陰病이 된다. 망음병은 평소에 대변을 1일 1~5회씩 정상형태나 묽은 형태로 보며 때로는 1일 1회, 정상형태로 보다가 과로하거나 스트레스를 받으면 묽게 변하는 경우도 많다. 형방지황탕이 주 처방이다. 형방사백산은 脾에서 腎으로 하강하는 힘이 약해진 상태에서 大腸의 한기가 胃로 상승하는 힘이 울체되어 생긴 병증(身熱, 頭痛, 泄瀉)에 쓴다. 大腸 한기의 상승이 울체되어 발병한 경우는 열증熱證이어서 병증의 변화가 빠르고 위급한 증상이 많이 나타나므로 주의하여야 한다. 대변이 묽다가도 口渴引飮, 便秘가 생기고 이어서 譫語와 動風이 나타난다. 이런 경우는 지황백호탕을 대변이 나올 때까지 하루에 여러 번 복용시켜야 한다.

소양인 중 하루에 대변을 3~6번씩 보는 과민성 대장증후군을 치료하러 오는 경우가 있다. 당연히 소양인 음식만을 먹고 다른 체질 음식을 먹지 말라고 권한다. 그러면 간혹 환자가 '나는 돼지고기를 먹으면 설사한다'고 하면서 본인이 소음인이 아니냐고 반문하는 분들이 있다. 이런 경우는 한기와 열기가 뒤섞여버려서[寒熱錯雜] 생기는 현상이다. 소양인이 확실하다면 돼지고기 먹고 설사하는 망음병에는 형방사백산을 쓴다. 약을 복용하고 나면 돼지고기 등 소양인 음식에는 설사하지 않게 되고 다른 체질 음식에만 설사하는 경우를 여러 번 보았다. 형방사백산으로 한기와 열기를 제자리로 돌려놓으면 음식에 대한 반응도 정상으로 돌아온다. 그러면 형방지황탕으로 망음병을 조리한다.

소양인 裏病은 大腸의 한기가 胃로 상승하여야 하는데 상승하는 힘이 울체되거나 약해져서 생긴다. 大腸의 한기는 胃로 상승하므로 大腸陽氣, 大腸淸陽이라고도 부르고 胃로 올라온 大腸의 한기는 胃局陽氣, 胃局淸陽이라고도 부른다.[153] 이때 淸陽과 陽氣는 음의 성질을 가진 한기寒氣를 가리키는 것이 아니라 대장에서 위로 상승하는 힘을 의미한다. '상승'하므로 '양陽'이라고 한 것이다.

大腸의 한기가 胃로 상승하지 못하고 울체되어 생기는 것이 胸膈熱證이고 上消와 中消이다. 胸膈熱證과 上消은 대변을 1일 1회 보는데 된 편이며 2~3일에 1회를 보면 심각한 상태이다. 간혹 평소 表病을 가지고 있는 사람이 흉격열증이나 상소가 생기면 1일에 대변을 2~4회씩 묽게 보면서도 시원하지 않고 대변볼 때 힘을 많이 주어도 쉽게 나오지 않는 경우가 있는데 이것도 변비에 속한다. 역시 흉격열증이므로 양격산화탕을 써야 한다. 中消는 열熱이 上消처럼 겉에 있는 것이 아니라 속으로 들어간 병증이어서 겉으로는 열이 없는 것 같지만 肌肉에 열이 있어 肌肉에 병이 생긴다. 당뇨병의 합병증은 모두 肌肉에 열이 있어서 생기는데, 이 열은 大腸 한기의 상승하는 힘이 울체되어 발생한다. 中消의 대변은 정상이거나 되어지는 정도이지 2~3일에 한 번 보는 심한 변비로 진행되는 경우는 많지 않다.

大腸 한기의 상승하는 힘이 약해지면 下消, 陰虛病이 된다. 下消는 오래 울체되어 大腸 한기의 상승하는 힘이 음허병만큼 약해진 상태여서 이 부분에 넣었다. 下消와 陰虛病의 대변은 1~3일에 1회 볼 가능성이 매우 크지만 환자들이 대변

**153** 10-17. 胃局淸陽上升 而不快足於頭面四肢 則成上消病 大腸局淸陽上升 而不快足於胃局 則成中消病.

보기가 힘들다고 호소하지는 않는다. 평소 대변을 그렇게 보고 불편한 점이 없었기 때문에 2~3일에 한 번 보더라도 정상이라고 생각한다. 이러다가 다시 大腸 한기의 상승하는 힘이 더 약해지면 평소랑 똑같이 1~3일에 1회 보더라도 불편함을 호소한다. 소양인 처방 중 숙지황이 4錢 이상 들어 있는 것은 모두 음허병에 쓰는 것들이며 음허가 보충되면(상승하는 힘이 회복되면) 대변이 1~3일에 한 번 보더라도 편하고 대변보는 주기가 3일에서 2일로, 2일에서 1일로 좋아진다.

소양인은 大便善通해야 건강하다. 그런데 소양상풍증 말기, 신열두통설사하는 망음병, 흉격열증은 大便不通의 위급한 상황이 빠르게 발생하고 음허증에도 만성적인 便秘가 발생한다. 소양인의 便秘는 胃의 열기가 大腸의 한기에 의해 적정하게 조절되지 못하고 있다는 뜻이고, 이것은 大腸→胃로의 상승작용이 울체되었다는 것이며 이보다 더 중요한 것은 소양인의 변비는 腎의 한기가 급격히 부족해지고 있다는 것이다. 이것은 소양인의 보명지주保命之主인 陰淸之氣(대장의 한기)가 부족해져 생명이 위태로워진다는 것을 의미한다. 표병의 脾에서 腎으로의 하강과 리병의 大腸에서 胃로의 상승, 이 하강과 상승이 정상적으로 이루어질 때 소양인의 생명은 지켜질[保命] 수 있다.

### (3) 태음인

태음인은 胃脘의 온기溫氣가 하강하여 小腸의 온기溫氣가 되어야 하는데 나쁜 기[凉邪]가 방해하여 하강하는 힘이 울체되면 표병이 된다. 태음인 腦傾表寒病은 대변에 큰 변화가 없고 일반적인 감기 증상과 無汗, 喘이 특징이다. 하강하는 힘이 약해지면 胃脘寒證이 생기는데 이때 대변이 묽어지고 1일에 1~3회씩 본다.

肝의 온기溫氣는 상승하여 肺의 온기溫氣가 되어야 하는데 울체되어 상승하지 못하면 리병의 肝熱證이 생긴다. 간열증의 초기는 울체가 심하지 않으므로 1일 1회의 정상적인 형태의 대변을 보거나 약간 단단하지만 울체가 심해질수록 대변의 단단함도 높아지고 1~3일에 1회 보게 된다. 그래서 가벼운 간열증은 신축판 갈근해기탕을 쓰고 심한 열증으로 변비가 있으면 《동의사상신편》의 대황이 들어간 갈근해기탕을 쓴다.

울체가 오랫동안 심하여 肝의 온기가 肺로 상승하는 힘이 떨어지면 肺의 온기가 부족해지는데 이를 肝熱肺燥病, 줄여서 燥熱病이라고 부른다. 상승하는 힘이 여전히 울체되어 있어 肝熱 때문에 변비가 잘 생기고 肺燥로 인하여 땀이 많이 난다. 燥熱病은 대변을 보통 1~3일에 한 번씩 보지만 상승하는 힘의 울체가 심해지면 4일 이상도 가능하다. 평소 表病이 있던 태음인에게 裏病이 발병하면 대변이 묽으면서도 삐질삐질거리고 힘을 주어도 시원하게 나오지 않는 경우도 있는데, 대변이 묽더라도 이것은 변비이므로 열다한소탕을 쓴다.

陰血耗竭病은 肝의 상승하는 기운이 약해서 肺燥가 된 것으로 이제마가 더 개정했다면 '陰血耗竭病은 肺燥病이다'라고 하였을 것이다. 肺燥病는 폐의 기운이 매우 약해진 상태에서 생기는 모든 질병을 의미하며 肝熱로부터 생기면 변비 경향이 있고 胃脘寒證으로부터 오면 묽은 형태를 띤다.

### (4) 태양인

태양인 表病은 小腸에서 胃脘으로 상승하는 량기凉氣가 울체되거나 약해진 것이다. 상승의 장애이므로 표병이 진행될수록 태양인의 대변은 단단해지거나 변비가 될 것이다.

裏病은 肺에서 肝으로 하강하는 량기凉氣가 울체되거나 약해져 생기므로 裏病이 진행될수록 대변은 묽어질 수밖에 없다. 하지만 말증末證에 이르면 하강하는 힘이 너무 약해져 大便秘少하게 되니 대변이 염소 똥처럼 나오면 이는 치료하기 어렵다. 태양인의 가장 좋은 대변은 묽은 것이며 두 번째로 좋은 대변은 굵고 양이 많은 것이다. 상승이 잘 되면 대변이 약간 묽을 것이고 하강이 잘 되면 굵고 많은 양의 대변을 볼 것이다.

## 2. 汗

대변과 마찬가지로 상승하는 힘이 울체되거나 약해지면 땀이 나고 하강하는 힘이 울체되거나 약해지면 땀이 나지 않는다.

### (1) 소음인

腎의 열기熱氣가 脾로 상승하여야 하는데, 상승하는 힘이 울체되었을 때는 땀이 나지 않고 상승하는 힘이 약해지면 땀이 난다. 같은 표병이라도 땀이 나느냐 나지 않느냐로 鬱狂病과 亡陽病을 나누는데, 울광병은 땀이 나지 않는다. 땀이 나는 亡陽病의 초증初證은 땀이 조금 나며 중증中證, 말증末證으로 갈수록 땀의 양이 많아진다. 亡陽病은 '不惡寒 反惡熱 汗自出 便秘'가 가장 중요한 증상인데 중증, 말증으로 진행되면 땀이 날 때는 惡熱이 있다가 땀이 그치고 식을 때는 반대로 惡寒이나 畏寒이 생기므로 이를 초증의 감기로 오해하지 않도록 주의하여야 한다. 땀이 그친 후 식을 때 몸이 오싹하면 이는 망양병 중증을 넘어선 것이다. 말증으로 갈수록 얼굴과 온몸에 땀이 줄줄 흐르고 몸이 뜨거우며 수면장애와 손발저림 등 다양한 증상이 발생한다. 늘 땀의 부위와 양을 잘 살펴서 초증, 중증, 말증을 정확히 진단하고 처방하여야 실수하지 않는다.

鬱狂病은 땀이 나지 않으면서 변비 쪽으로 진행되는 병증이지만 말증末證이 되면 濈濈汗出한다. 이것은 腎의 열기가 오랫동안 상승하지 못하고 울체되어 腎의 열기가 脾에 도달하지 못하였으므로 脾의 열기가 서서히 쇠약해져서 생긴다. 상승하는 힘의 울체와 脾의 열기의 쇠약이 맞물려 생긴 울광병 말증에는 午後潮熱, 濈濈汗出하는 증상이 나타난다. 오후 4~6시 사이 해 질 무렵에 갑자기 열이 훅하고 오르면서 땀이 살짝 나고 급격한 피로가 몰려오는 증상이 울광병 말증이다.

소음인 裏病은 胃의 열기熱氣가 하강하지 못하여 생기므로 땀이 나는 경우는 거의 없다. 단지 少陰病 말증末證까지 가면 음성격양陰盛格陽하여 땀이 나고 변비가 생기는 경우가 있다. 이것은 오랫동안 胃→大腸으로 하강하지 못하거나 약해져서 腎→脾로의 상승도 이루어지지 않고 다시 脾가 胃로 하여금 소음인의 保命之主인 熱氣를 만들도록 도와주는 힘까지 약해지면서 생기는 虛汗이다. 소음병의 虛汗은 매우 위험한 증상이어서 땀이 끈적끈적거린다.

한번은 설사하는 환자가 땀도 줄줄 나는 경우를 보았다. 그래서 설사를 하는 태음병, 소음병으로 먼저 진단하고 이중탕 계열의 약을 처방하였지만 설사가 그치지 않았다. 처방을 이렇게 저렇게 변경하여 2~3번, 2달 정도 썼더니 환자가 호소하는 부수적인 증상은 개선되었지만 설사와 땀은 여전하였다. 그래서 망양병 처방인 보중익기탕을 쓰니 땀도 그치고 설사도 그치는 것을 경험하였다. 아마도 胃로 하여금 열기를 충분히 만들게 하는 脾의 힘이 선천적으로 약한 사람에게 생기는 독특한 병증이 아닌가 생각된다.

### (2) 소양인

表病은 脾에서 腎으로 한기寒氣의 하강이 울체되거나 약해지면서 생기므로 땀이 거의 나지 않는다. 裏病은 大腸에서 胃로 한기가 상승하는데, 상승하는 힘이 울체되거나 약해져 생기므로 땀이 잘 난다.

裏病의 胸膈熱證과 上消는 大腸의 한기가 胃까지 충분히 상승하여야 하는데 그러지 못하여 생긴다. 大腸의 상승하는 힘이 울체되어 胃에 이르지 못하면 이어서 胃에서 胃脘으로 상승하는 힘까지 울체된 것처럼 되어서 땀이 난다. 어떤 이는 大腸의 한기가 胃의 열기를 조절하지 못하여 胃의 열기가 넘쳐서 땀이 난다고 설명한다. 이 설명도 틀린 것은 아니지만 땀은 胃脘과 肺를 포함한 상초上焦에 이상이 발생하였을 때 無汗하거나 有汗하게 되므로 앞의 설명이 병리학적으로 적합하다고 생각한다.

이제마의 설명대로 하면, 大腸의 한기는 胃로 상승하고 胃로 올라온 한기는 두면사지頭面四肢로 다시 흘러간다. 大腸→胃, 胃→頭面四肢로 흐르는 한기가 어떤 원인에 의하여 충분하게 흐르지 못하면 열증이 생긴다. 그래서 大腸의 상승하지 못하면 얼굴과 머리, 그리고 팔다리에 땀이 난다. 大腸의 상승하는 힘이 울체되어 생긴 胸膈熱證과 上消는 특히 머리와 얼굴에 땀이 많이 나고 상승하는 힘이 약해져 생긴 下消와 陰虛病은 몸 전체적으로 또는 부분적으로 자한自汗, 도한盜汗이 생긴다.

소양인 표병은 땀나지 않는 것이 기본이지만 少陽傷風證, 즉 감기에 땀날 수 있다. 하강장애에 상승장애가 겹친 身熱, 頭痛, 泄瀉하는 망음병에도 땀이 나는 경우가 많다. 또 脾에서 腎으로 하강하는 힘이 매우 약해져 腎의 한기가 쇠약해지고 폐에서 脾로 하강하는 힘까지 약해져 땀이 날 수 있다. 즉 망음병 초증에는 無汗이나 망음병 말증에는 자한自汗이 나는 경우가 있으며 이럴 때는 형방지황탕에서 숙지황을 4돈으로 증량하여 쓴다.

### (3) 태음인

태음인의 땀은 肝에서 肺로 온기溫氣가 상승하는 힘이 울체되거나 약해지는 裏病에서 땀이 나고 胃脘에서 小腸으로 하강하는 힘이 울체되거나 약해져서 생기는 表病에는 땀이 나지 않는다.

태음인은 땀이 잘 나야[汗液通暢] 병이 없이 건강하다[完實無病]고 이제마가 말하였기에 땀이 잘 나는 태음인은 건강하고 땀이 나지 않으면 병이 있다고 오해하는 경우를 본다. 태음인의 땀도 적정하게 나야 건강한 것이지 비정상적으로 많이 흘리는 땀은 병든 땀이다. 단지 태음인은 肺-胃脘이 작고 약하게 타고났기 때문에 폐가 어느 정도의 기운을 가지고 있을 때는 정상적인 생리기능을 유지하여 적정하게 땀이 난다. 그렇지만 상승하고 하강하는 힘이 울체되면 땀이 나지 않으며 더 약해지면 비정상적으로 땀이 많이 난다. 그러므로 태음인이 땀이 잘 나야 건강하다는 말은 폐의 기운이 적정한 상태를 유지한다는 의미이므로 땀이 많이 나야 건강하다는 의미로 오해하지 말아야 한다.

肝→肺로 상승하는 힘이 울체되면 裏病의 肝熱證이 생긴다. 가벼운 울체의 肝熱病에는 땀이 없다가 심하게 울체되거나 오랫동안 울체되면 땀이 난다. 肝→肺로 상승하는 힘이 약해지거나 오랫동안 울체되어 肺燥에 이르게 되면 땀이 많이 난다. 표병이든 리병이든 상관없이 肺燥, 즉 폐의 기운이 약해지는 상태가 되면 땀이 난다. 肝熱로 肺燥가 생겼거나, 肺燥에 肝熱이 끼어들었거나, 또는 胃脘寒證에서 진행된 肺燥이든 상관없이 肺燥가 되면 땀을 비 오듯 흘리는 경우가 많다. 肝熱이 오래되어 肺燥가 생기면 열다한소탕을 쓰고 肺燥가 肝熱보다 심한 경우에는 청심연자탕을 쓴다. 肺燥 자체로 땀이 많이 나면 보폐원탕, 산약보폐원탕, 흑원공진단, 녹용대보탕을 쓸 수 있다.

태음인 表病의 가장 큰 특징은 無汗이다. 평소에는 적정하게 땀이 나던 사람이 병이 들면 땀이 쏙 들어가 나지 않고 또는 평소에 웬만한 운동이나 더위에도 땀이 나지 않는 경우도 의외로 많다. 表病을 치료하는 약을 복용하면 약간 땀이 나다가(마황 들어간 약을 복용해도 땀이 나지 않는 환자도 많다) 병이 치료되면 다시 그 사람의 몸에 맞게 적절히 땀나는 상태로 변한다. 背(顀)表寒病은 당연히 無汗이며, 胃脘寒證도 無汗이다. 단지 胃脘寒證 말증에 쓰는 조위승청탕은 胃脘→小腸, 위완→폐→위완의 흐름이 약해졌을 때 사용하는 처방인데, 위완→폐→위완으로 가는 흐름이 심하게 약해지면 肺燥가 생겨 땀이 나는 증상이 생기므로 평소 땀이 난다고 모두 裏病으로 보는 잘못을 범하지 말아야 한다. 평소 表病인 사람도 병이 심하게 들면 땀이 나고 평소 裏病인 사람도 땀이 나다가 병이 심해지면 도리어 땀이 말라버리는 경우도 있다.

태음인 表病의 생리기전은 두 가지가 있다. 하나는 胃脘→小腸으로 하강하는 것이고, 다른 하나는 胃脘→津海→腦神→膩海→肺로 움직이는 가로순환운동이 있다. 가로순환운동은 도덕적 감정에 의해서만 작동하는 몸의 토대를 이루고 있는 생명력이기 때문에 도덕의 몸, 양육된 몸이라고 한다. 胃脘–肺의 가로순환운동이 비도덕적이거나 부도덕한 생각과 말과 행동으로 울체되면 이 흐름이 지배하는 신체 부위 모든 곳이 無汗이 된다. 그리고 병이 나을 때는 이 흐름이 지배하는 신체부위를 따라 땀이 나면서 병이 풀린다. 肺가 있는 腦顀와 耳後部에서부터 땀이 나기 시작하여 앞이마, 뺨, 위완이 있는 아래턱, 거기서 더 나아가 가슴부위까지 땀이 흠뻑 나야 背顀表寒病이 풀린다. 상초의 울체가 풀리면서 땀이 나는 것이다.

반대로 위태로운 병증인 肺燥病은 평소에도 땀이 나고 발병하면 더 많이 난다. 태음인은 땀이 잘 나야 건강하다. 이 말은 옳다. 말 그대로 잘 나야 건강한 것이다. 땀이 잘 난다는 것은 비 오듯이 나는 것을 의미하지 않는다. 적당한 땀을 의미한다. 그러므로 밥을 먹으면서 땀을 흘리고, 조금만 긴장을 하거나 화가 나면 땀이 흐를 정도로 나는 것, 한여름에 에어컨 밑에 있어도 땀이 나는 태음인은 모두 적정한 땀이 아니고 건강한 땀도 아니다. 모두 肺燥에 肝熱이 겹쳐 있는 상태이다. 肺가 완전히 말라비틀어진 肺燥가 되면 다시 無汗으로 바뀌는데 이때는 어떤 약을 써도 회복하기 어렵고 오직 '수신修身'하여야 치료될 것이다.

수신修身하여 극기克己하고 극기克己하여 정기正己하고 정기正己해서 입성立誠하여야 희로애락이 폭발해도 中節에 가까워져 몸의 기운을 회복할 수 있다. 입성立誠은 생각과 말과 행동을 하더라도 인의예지에 벗어나지 않는 것이니 올바르고 흔들리지 않는 가치관이 확립되어 외부의 유혹이나 내부의 욕심에 흔들리지 않는 도덕적 부동심, 진심盡心을 말한다.

### (4) 태양인

表病은 小腸→胃脘으로 상승하는 기운이 울체되거나 약해져서 생기고, 裏病은 肺→肝으로 하강하는 것이 울체되거나 약해져서 생긴다. 그러므로 小腸→胃脘으로의 흐름이 울체되거나 약해졌을 때 땀이 나고 하강하는 裏病에는 땀이 없다. 큰 흐름으로는 이럴 것이지만 구체적인 병증에서는 약간씩 달라질 것으로 예상된다.

## 3. 消化

소화는 상승과 하강 어느 쪽에 해당한다고 말하기가 좀 어렵다. 왜냐하면 상승과 하강장애에서 모두 소화장애가 발생하기 때문이다. 아마도 위완, 위, 소장, 대장 모두가 소화기이어서 어느 곳에 문제가 생겨도 소화에 영향을 주기 때문일 것이다. 추상적으로는 肺脾肝腎, 四臟이 人事에 의해 움직이는 힘을 가지고 있다면 四府는 이제마가 중요하게 생각하는 도덕적 힘을 전혀 가지고 있지 않다. 단지 '동물도 가지고 있는 기본 욕구'인 먹고 마시는 것을 실현하는 단순한 기능만을 가지고 있다.[154] 그렇기 때문에 사람의 도덕적 힘에 의해 움직이는 상승과 하강 운동의 영향을 직접 받지 않을 수도 있다. 그러므로 소화장애가 있는 경우에는 대변, 땀을 많이 참고하여 상승장애인지, 하강장애인지 감별하여야 한다. 그래도 상승과 하강의 장애가 脾－胃에서 발생하면 소화기증상들이 생기므로 그것을 중심으로 설명하겠다.

### (1) 소음인

소음인은 飮食善化, 즉 소화가 잘 되어야 기본적인 건강을 유지한다. 그러므로

---

**154** 조선 후기의 人物性同異論, 다른 말로 湖洛論爭의 쟁점 중 하나가 바로 이것이다. 이제마는 공자, 맹자, 중용, 대학에서 조선 후기의 성리학 문제를 해결할 방법을 찾고자 하였다. 그렇지만 조선 후기의 성리학자들이 벌인 수많은 논쟁을 의식하지 않을 수 없었을 것이다. 사상의학은 조선 후기 성리학 논쟁을 몸이라는 현실에서 해석하려고 한 이제마의 견해이다. 논쟁에 대한 자세한 것은 이경구의 《조선, 철학의 왕국》을 읽자.

표병, 리병을 가리지 않고 소화장애가 발생하면 이것을 먼저 치료해야 한다고 허만회는 말한다. 腎→脾로의 상승이 울체되거나 약해진 표병에서는 소화장애가 심하게 생기지 않는다. 소음인 표병은 소화장애가 거의 없으며 밥맛도 좋고 소화도 잘 되며 대변도 잘 보는 편이다. 단지, 소음인 체질에 맞지 않는 음식을 먹거나 과식, 쓸데없는 걱정[思慮過度]에 의해 체하거나 복통, 설사가 있을 수 있는데 이는 일시적인 증상이지 지속적으로 나타나지 않는다. 바로 금식을 하거나 숭늉을 마시거나 하면서 음식을 조심하면 저절로 낫는다. 소음인이 밥맛이 떨어져 먹지 못하는 첫 번째 원인은 쓸데없는 걱정[思慮過度]으로 희심喜心과 낙심樂心이 폭발하여 脾→胃의 흐름이 약해진 것이다. 소음인은 감기 같은 작은 병부터 중한 암까지 몸에 이상이 생기면 밥맛이 없어지는 증상이 잘 생긴다. 만약 밥맛이 있다고 한다면 아직 脾胃의 힘이 남아 있고 병이 깊지 않다는 신호이다.

胃→大腸으로의 하강이 울체되거나 약해지면 소화장애가 빈번하게 발생한다. 食滯, 噯氣, 呑酸, 惡心, 嘔吐, 腹滿, 腹痛 등이 모두 하강장애로 생기는 裏病에서 많이 나타난다. 돼지고기, 밀가루음식, 참외 등을 먹으면 바로 체하고 설사하기 때문에 먹지 않는다고 하는 소음인은 거의 대부분 裏病 환자들이다.

소음인은 소화장애가 있으면 소화장애를 먼저 치료해야 한다. 망양병이 있어도, 울광병이 있어도 우선은 소화장애를 먼저 치료하고 나서 망양병이나 울광병을 치료하여야 한다. 울광병이나 망양병이 있다고 소화장애를 무시하고 그 병만 치료하면 아무것도 낫지 않는 불행한 결과가 생길 가능성이 높다. 그래서 소음인은 飮食善化하면 完實無病하다고 하는 것이다. 그러므로 무슨 병인지 변증이 되지 않으면 먼저 소화가 잘 되게 치료해보는 것도 좋은 선택이 될 수 있다. 이런 경우 박인상은 어떤 처방에라도 白朮을 5錢 이상 써서 흔들리는 脾胃의 중심을 잡아주었다.

### (2) 소양인

脾→腎로의 하강장애로 생긴 表病에는 소화장애가 거의 없을 것 같지만 생각보다 많이 생긴다. 脾→腎로의 하강작용의 울체로 인하여 생긴 소양상풍증 중 胃→脾로의 가로순환운동까지 막혀서 생긴 결흉병結胸病은 胸滿, 胸痛과 더불어 噫

氣, 惡心, 心下痞 등이 생기고 하강하는 힘이 약해진 망음병에는 心下痞滿, 腹痛泄瀉가 나타난다.

급하고 거친 소화장애는 裏病의 胸膈熱證에서 噯氣, 呑酸, 嘈雜, 胸滿, 胸痛, 역류성식도염, 위산과다 등의 증상으로 나타난다. 大腸→胃로의 상승장애로 인하여 胃→胃脘으로의 상승도 울체되어 위장 부위, 위완 부위, 입까지의 소화기에 다양한 증상이 생길 수 있다. 陰虛病에는 食滯痞滿이 있는데 이것은 정말로 식체한 것이 아니다. 腎→大腸의 가로순환운동, 이어서 大腸→胃의 상승운동이 매우 약해져 생기는 증상이지 소화기 자체의 문제는 아니다. 음허로 생긴 것이므로 熟地黃 4錢이 들어간 처방을 쓰면 상승하는 힘이 생기면서 저절로 낫는다.

### (3) 태음인

태음인은 자기 체질 음식이 아니어도 체하거나 설사하는 경우가 드물고 입맛이 매우 좋다. 胃脘→小腸으로 하강하는 운동이 울체되거나 약해지면 食滯痞滿과 食後痞滿이 생긴다. 食滯痞滿은 음식이 들어가면서부터 윗배가 그득해져 체한 것처럼 느껴지는 증상으로 하강하는 힘이 울체되어 주로 생기고 食後痞滿은 먹을 때는 괜찮지만 먹고 나서 윗배부터 배꼽부위까지 헛배 부른 것처럼 느껴지는 증상으로 하강하는 힘이 약해져서 주로 생긴다. 이런 증상이 있더라도 태음인은 다음 식사시간이 되면 배가 고파서 다시 먹는다.

裏病는 肝→肺로의 상승이 울체되어 肝熱證이 생기는데 이 병증에 腹脹滿이나 腹痛自利하는 경우가 있다. 이것은 울체로 인하여 肝의 흡취吸聚하는 힘이 발휘되지 못하면서 생기는 증상이라고 생각된다. 燥熱病이 되면 噫氣, 呑酸, 嘈雜 같은 소화증상이 나타나며 특징적으로 惡心, 乾嘔도 나타나는데 이것은 소화가 안 되어서 생기는 증상이 아니라 肝熱肺燥 때문에 생기는 것이다. 燥熱病에서 肝熱이 우세하면 惡心(니글니글)이 나타나고 肺燥가 우세하면 乾嘔(헛구역질)가 나타난다. 惡心에는 열다한소탕을, 乾嘔에는 청심연자탕을 쓴다.[155] 만약 惡心과 乾嘔가 함께 나타나는 경우에는 肝熱을 더 큰 원인으로 판단하고 청폐사간탕을

---

155 원지상, pp.40-41

먼저 쓰는 것이 좋다.

태음인은 수술을 하고 나서도 배고파서 밥 먼저 찾을 정도로 식욕이 좋다. 만약 태음인이 밥맛이 없고 밥을 앞에 두고도 음식을 먹지 않으려고 한다면, 이는 스트레스가 정말 심하거나 폐가 매우 약해졌을 때이다. 밥맛이 없어 먹지 않겠다고 이야기하다가도 먹기 시작하면 입맛이 돌아와 과식하는 것이 태음인이므로 태음인이 밥맛이 없다는 말을 곧이곧대로 믿지 말고 반드시 진짜인지 가짜인지 분별하여 병의 경중을 찾아야 한다.

### (4) 태양인

小腸→胃脘의 상승장애로 생긴 表病은 解㑊이 주증이고 肺→肝으로 하강하는 힘에 장애가 발생한 裏病은 噎膈反胃가 주증이다. 噎膈反胃病으로 먹고 바로 토하거나 아침에 먹은 것을 저녁에 토하거나 저녁에 먹은 것을 아침에 토하는 것은 하강하는 힘이 너무 약하여 하강하지 못하고 마치 역류하는 것처럼 생기는 증상이다. 肝의 흡취吸取하는 힘이 너무 약해져 하강하지 못하고 肺의 호산呼散하는 힘만 남아서 상대적으로 상승하는 힘이 우세하므로 내려보내지 못하고 도로 토해내는 현상이 생기는 것이다. 일반적인 소화장애와는 구별해야 한다.

태양인은 육식을 절대 먹지 말아야 하고 소식하여야만 몸이 편한데 육식을 탐하거나 과식을 하여 식체, 복통, 설사하는 경우를 여러 번 보았으며 이런 경우 미후도식장탕도 효과가 있지만 오가피장척탕으로도 치료되는 것을 보았다.

## 4. 소변

《동의수세보원》에는 우리가 일반적으로 알고 있는 소변을 담고 있다가 내보내는 오줌보인 방광膀胱이 등장하지 않는다. 《동의수세보원》에 나오는 방광膀胱은 허리 아래 부위에서 엉덩이까지의 신체 부위를 가리키지 오줌보 방광은 아니다. 옛날 할머니들이 '방치가 아프다', '방광이 아프다'고 하면서 가리키는 바로 그 부위이다. 소변과 직접 관련된 해부학적 장기인 신장이나 방광 대신 이제마는 소변을 小腸(中下焦에 속하는 肝도 포함된다)에 연결하고 있다.

소변은 오장육부 중 오장의 탁기濁氣를 소장에서 걸러서 내보내는 것이며 탁기를 내보냄으로써 오장은 건강을 위한 적절한 환경을 유지한다. 이런 기능은《내경》에 나오는 것처럼 "泌別淸濁"하는 소장이 그 역할을 담당하고 있다. 그러므로 소변에 문제가 생겼다는 것은 몸의 가장 깊숙한 곳에 자리 잡고 있는 오장五臟에 이상이 생겨서 오장 내부의 탁기濁氣가 증가하였던지, 아니면 몸 밖으로 배출하는 기능에 이상이 왔다는 신호이므로 결코 가벼운 병증이 아니다. 증상이 나타나면 험증, 위증인 경우가 많다.

### (1) 소음인

亡陽病은 腎에서 脾로 상승하는 힘이 약해져 不惡寒, 反惡熱, 煩熱, 汗自出, 便秘가 생긴다. 상승하는 힘이 약해질수록 땀은 더 많이 나고 땀이 많이 날수록 상승하는 힘과 脾의 기운이 부족해져 병증은 더 악화된다. 상승하는 힘과 脾의 기운이 약해지면 腎과 脾의 가운데 위치한 肝의 힘이 약해지거나 이와 연동하는 소장의 힘도 약해져 소변량이 적어지고 시원하지 않게 나온다. 그래서 망양병은 땀을 살펴보는 것이 가장 중요하지만 소변의 양이 많고 적음과 색이 맑고 노랗고 붉은 것도 살펴야 한다.

소변이 적삽赤澁하거나 양이 적어지면 땀의 양에 상관없이 附子를 더 넣어야 한다.[156] 망양병의 소변은 상승하는 힘이 약해져서 생기는 증상이기 때문에 상승하는 힘을 북돋아주면 저절로 회복된다. 그래서 附子를 더 넣어 상승하는 힘을 보태준 것이다. 승양익기부자탕에서부터 인삼관계부자탕을 쓰는 망양병에는 모두 소변증상이 생긴다.

현대의학적으로 땀으로 몸의 수분이 많이 빠져나가면 수분이 부족해져 소변의 양이 줄어들고 소변의 색이 진해질 수밖에 없다. 몸의 수분이 부족해지고 전해질 대사가 정상적으로 이루어지지 못하므로 근육경련, 근육강직 같은 동풍動風 증상이 생길 것이다. 이런 경우 수액을 공급하면 급한 병증이 빨리 낫는다. 그렇지만 이 병의 원인은 땀이 많이 나는 망양병이므로 소변 증상과 동풍動風은 소음인 열

---

**156** 〈안춘철 선생님 사상의학강의록〉, 2004년, p.65

기가 땀으로 새어 나가지 않도록 하면 저절로 낫고 재발하지 않는다.

땀이 없거나 약간 났다가 그쳤다가 하는 망양병 환자가 자주 오줌소태가 생기는 경우을 보았는데, 땀이 없어도 보중익기탕으로 낫는 것을 두어 번 경험하였다. 이것을 장부변증臟腑辨證으로 말한다면 비기하함脾氣下陷으로 생긴 오줌소태라고 할 수 있고 사상의학으로는 선천적으로, 혹은 큰 병을 앓고 난 후 脾의 기운이 매우 허약해 脾→胃, 胃→大腸의 흐름이 약해져 생겼다고 할 수 있다.

裏病에서는 太陰病의 寒實結胸證에서 소변이상이 나타난다. 寒實結胸證은 太陰病에 속하며 태음병은 食滯, 腹滿, 自利를 주요 증상으로 하는 병증이다. 그렇지만 한실결흉증에는 태음병의 특징적인 증상보다 결흉으로 인하여 생기는 증상들인 頭痛, 惡心, 眩暈, 胸滿胸痛, 心下痞, 腹滿, 변비, 설사, 頭汗出 등이 더 많이 나타난다. 한실결흉병은 胃→大腸으로 胃의 열기가 하강하지 못하고 울체되어 胃脘→胃로 하강하는 힘마저 울체되었기 때문에 두통, 현훈이 생긴다. 이런 증상에는 계지반하생강탕을 쓴다.

또한 胃→大腸의 흐름이 막힐 때 그 가운데 위치한 小腸에서도 흐름이 막히면서 소변의 양이 적어지고 자주 보고 시원하지 않게 되고 소변을 볼 때 열감이 느껴지는 방광염(오줌소태)이 생긴다. 방광염이 자주 생기는 소음인은 평소 한실결흉증이 풀리지 않은 상태로 생활하다가 피로가 겹치면 바로 방광염이 재발하고 또 재발한다. 소변 관련 결흉병에는 주로 관중탕 계열의 처방을 쓰며 가끔 계지반하생강탕을 써야 하는 경우도 있다. 소음인이 肝이나 기타 질환으로 복수腹水가 찬 경우에도 역시 관중탕 계열 처방으로 소변을 잘 나가게 하면 효과를 보는 경우가 있다.

### (2) 소양인

脾→腎으로 하강하지 못하고 울체되어 생긴 少陽傷風證(結胸證 포함)에 소변 증상이 발생하는 경우도 있으나 다른 증상이 더 두드러지게 나타나기 때문에 소변 증상은 별로 중요하지 않다. 단지 結胸證에 사용하는 荊防導赤散의 '導赤'을 몸 안의 열을 소변으로 이끌어 내보낸다[157]는 뜻으로 전통한의학에서 사용하고 있

157 전통한의학은 '心移熱於小腸'으로 생긴 병증을 치료하는 약으로 도적산을 제시하였고, 이제마가 그 의미와 처방이름을 빌려 쓰고 있다.

기 때문에 소변의 문제가 주증으로 발생할 것이라는 오해를 하지 말아야 한다는 것이다. 그렇지만 表病에 소변의 문제가 생겼을 경우 結胸病證의 증상이 하나라도 있는지 살펴보고 결흉증이 하나라도 있는 경우에 형방도적산을 쓰면 의외의 효과를 볼 수 있다.

脾→腎으로의 하강이 약해져 생긴 亡陰病이 평소 있는데 大腸→胃로 상승하는 힘이 울체되면 몸에 열이 나면서 물 설사를 하루에 수차례 하며 이어서 소변량이 급격히 감소하는 '身熱' 망음병이 생긴다. 이런 경우에는 저령차전자탕을 쓴다. 대변으로 수분이 다 빠져나갔기 때문에 소변량이 줄어든 것이다. 이것은 表病에 裏病이 겹친 것이다.

소양인 裏病의 소변에 관련된 증상은 대부분 腎→大腸의 가로순환운동이 약해지거나 腎의 자체의 기운이 매우 부족해져 생기므로 허증성 방광염, 遺尿, 不禁 등은 모두 하초의 가로순환 장애로 많이 생긴다.

소양인의 利小便하는 약은 荊芥, 防風, 羌活, 獨活, 茯苓, 澤瀉이다. 그리고 이 6가지 본초가 모두 들어가 있는 처방은 망음병 처방인 형방지황탕, 형방사백산, 활석고삼탕, 저령차전자탕이며 예외적으로 유일하게 망음병 처방이 아니면서 6가지 본초가 다 들어간 처방이 결흉증의 도적강기탕이다. 脾→腎으로 하강하지 못한 기운이 등쪽 膜海부위에 완고하게 뭉쳐버리고 이로 인하여 胃→脾로 가로순환하는 힘까지 막혀서 생기는 결흉증 병리 중 비→신으로 하강하는 힘의 울체가 비→간에서 유독 심하게 발생하였을 때 소변에 이상 증상이 생길 것이다. 그래서 형방도적산에 복령, 택사를 더 넣은 도적강기탕이 利小便하는 처방에 들어간다. 이 5가지 처방들을 잘 활용하면 소변에 문제가 있는 병을 치료할 수 있을 것이다.

### (3) 태음인

앞의 소음인, 소양인의 소변에 대한 병리로 유추해보면, 胃脘→小腸으로 하강하는 흐름이 울체되거나 약해진 表病에 소변 병증이 많이 나타날 것이다. 하지만 태음인은 肝大하기 때문에 소변 증상이 빠르고 강하게 위급한 증상으로 나타나는 경우는 드물다. 실제로도 肝→肺로의 상승 흐름이 울체되었다가 점차 약해지는

燥熱病에서 熱症을 띤 방광염, 오줌소태가 많이 생기고 가장 심할 뿐 다른 병증에서는 두드러지지 않는다.

胃脘→小腸으로 하강하는 힘이 약해지면 땀이 나지 않고 대변이 묽으며 추위를 잘 타는 胃脘寒證이 생기는데, 이때 소변량이 줄고 자주 보고 시원하지 않은 증상이 생기는 경우가 있다. 그래서 寒證의 오줌소태에는 조위승청탕을 주로 쓰고 간혹 태음조위탕을 쓸 경우가 있다.

肝→肺로 상승하지 못하여 생기는 裏病의 肝熱病 초증初證에는 소변 증상이 거의 나타나지 않는다. 왜냐하면 肝이 커서 상승이 울체되어 있다고 해도 꾸역꾸역 肺로 온기를 올리고 있기 때문이다. 肝熱病 말증末證인 燥熱病은 肝→肺로 상승하는 힘이 오랫동안 울체되어 있으면서 점차 약해져서, 다시 말하면 肝熱로 인하여 肺燥가 생긴 병이다. 肺燥는 상승하는 힘이 너무 오랫동안 울체되었거나 상승하는 힘이 약해져 肺의 기운이 매우 부족해졌다는 의미이다. 그래서 燥熱病의 소변은 熱證과 함께 증상이 나타나고 肺燥病의 소변은 허증을 중심으로 나타난다. 燥熱病은 열증이어서 방광염처럼 소변이 적삽赤澁하고 불쾌 등이 위주이므로 열다한소탕을 쓰고 肺燥病은 허증이어서 소변이 맑고 양이 적고 시원하지 않게 나오므로 가미청심탕을 쓴다.

### (4) 태양인

태양인은 肝-小腸이 小하기 때문에 간-소장의 기능을 표현하는 소변이 잘 나오고 있으면 건강한 것이다. 애심哀心과 노심怒心이 안정되지 못하고 흔들리면 중하초가 더욱 작아져 소변에 문제가 생긴다. 소변이 정상이면 소장→위완으로 상승하고 肺→肝으로 하강하는 힘이 정상이라는 것이며 소변을 자주 보고, 양이 적고, 보고 나도 불쾌하면 상승과 하강하는 운동이 울체되었거나 약해진 것으로 판단하면 된다. 그렇기 때문에 태양인의 가장 좋은 소변은 왕성하게 많이 나오는 것이고 두 번째로 좋은 소변은 자주 보는 것이다. 소변이 왕성하게 많이 나온다는 것은 승강운동이 정상적이며 성정이 안정되어 있다는 표현이다.

## 5. 睡眠

이제마는 몸을 본능의 몸(동물의 몸)과 도덕의 몸(사람의 몸) 두 가지로 나눈다. 대변, 땀, 소변, 소화는 모든 동물이 가지고 있는 생리현상들이다. 그런데 생각하는 마음은 동물에게는 없고 사람에게만 있다. 특히 공동체를 위한 이타적 마음(지식의 공유, 도덕과 윤리 등)은 동물에게는 없고 사람에게만 있다고 고대부터 동아시아의 사상가들은 주장하고 있다. 《회남자》에는 동물과 사람은 모두 혈기를 가지고 있지만 동물은 경험을 나누지 않고 사람은 경험을 나누고 전수하는 지식의 공유 능력이 있다고 하였다. 유학자들은 지식의 공유보다 도덕의 유무로 동물과 사람을 나누었다. 유학자인 이제마도 이와 같은 생각을 견지하고 있다. 이렇게 사람만이 가지고 있는 도덕적 마음과 도덕적 마음으로 인하여 기능하는 몸을 필자는 '도덕의 몸', 또는 '사람의 몸'이라고 부른다.

사람의 몸이 건강해지기 위해서는 본능의 몸과 도덕의 몸 모두가 생리적으로 정상이어야 한다. 본능의 몸은 먹는 것과 대소변, 땀의 배출을 잘 하여야 하고, 도덕의 몸은 감정의 절제를 통하여 건강상태를 유지한다. 마음이 외부사물과 접촉하여 생기는 욕구를 절제하지 못하고 욕심을 부리게 되면 도덕의 몸은 상처를 입는다. 상처받은 도덕의 몸은 본능의 몸인 육체에 질병을 일으킨다. 상처 입은 마음이 안정되지 못하고 흔들리면서 영향을 미치는 것이 바로 수면이다. 수면을 굳이 몸 상태를 표현하는 지표로 삼은 것은 이런 이유 때문이다. 마음이 흔들리면 잠이 흔들린다. 수면은 마음의 표상이다.

마음에는 의식하는 마음과 의식하지 못하는 마음이 있다. 의식할 수 있는 마음은 우리가 이성적으로 분석하고 해석할 수 있지만 의식하지 못하는 마음은 이성적인 분석이 불가하다. 의식하지 못하는 마음은 말 그대로 의식하지 못하기 때문에 알기가 어렵다. 바람이 불어서 서글퍼지는 이유를, 비가 온다고 우는 나를, 20년 전 사랑했던 연인과 비슷한 사람을 보고 잠잠하던 마음에 물결이 생긴 것을 누가 알겠는가. 하지만 수면은 반응한다.

본능의 몸이 상하로 승강운동을 한다면 도덕의 몸은 좌우로 가로순환운동을 한다(음양승강 생리도를 다시 찾아보기 바란다). 그러므로 수면장애를 일으키는 각 체질의 병리는 가로순환운동의 장애와 같이 생기는 경우가 많다. 수면이 마음 상태를 구체적으로 다 보여주는 것은 아니지만 대략적인 것을 보여주는 것은 사실이다. 잠을 못 잔다는 것은 의식하든 의식하지 못하든 상관없이 마음에 욕구가 생기고 이 욕구가 마음을 흔들고 있다는 것이다. 수면이 병증을 변증하는 데 큰 도움이 되지 않음에도 불구하고 '잘 먹고 잘 자고 잘 싸는' 것을 건강의 3가지 조건이라고 하는 이유가 여기에 있고 사상의학의 4대 지표에 수면을 덧붙여서 설명하는 것도 이 때문이다.

### (1) 소음인

胃의 열기熱氣는 하강하여 大腸으로 들어가고 大腸의 열기熱氣는 液海→精海를 거쳐 腎으로 가로순환하고 이는 다시 脾로 상승한다. 腎→脾의 상승운동이 울체되면 腎의 기운도 상승하지 못하고 막혀서 정체되는데 이 정체는 大腸→腎으로 흐르는 가로순환운동을 방해한다. 마치 앞차가 서면 뒤차도 서고 그 뒤차도 서면서 긴 정체가 이루어지는 것과 같다. 이렇게 하여 생기는 병리 현상을 이제마는 外遁膀胱 大腸怕寒이라고 하였다. 腎의 기운이 상승하지 못하여 精海가 위치한 방광 쪽의 흐름이 막힌 것이 外遁膀胱이고 더 심해져 大腸까지 그 흐름이 막히면 胃의 열기熱氣가 大腸 한기寒氣를 조절하지 못하게 되어 大腸怕寒이 생긴다.

表病의 鬱狂病은 腎→脾로의 상승운동 장애와 더불어 大腸→腎으로의 가로순환운동도 울체되어 생기는 병증인데 가로순환의 울체가 심해지면 잠들기도 힘들고 깊은 잠을 못 자고 자주 깨는 수면장애가 나타난다.

裏病의 結胸證은 胃→大腸의 하강운동이 울체되어 생기는 太陰病 중 하나이다. 그런데 하강운동의 심한 울체로 胃脘→胃의 하강까지 울체되고 胃→脾로의 가로순환 또한 울체되어 생기는 병증이어서 수면이 불량해진다. 結胸證의 수면장애에는 계지반하생강탕을 쓴다. 少陰病은 胃→大腸의 하강운동이 약해져 생기는 병증이다. 하강하는 힘이 더욱 약해지면 大腸→腎으로의 흐름까지 약해지면서 음성격양陰盛格陽, 장조증臟躁症이 생기며 심한 수면장애가 발생한다. 오수유부자이중탕을 쓴다.

### (2) 소양인

大腸의 한기寒氣는 상승하여 胃로 들어오고 胃에서 膏海→膜海을 거쳐 脾로 들어갔다가 다시 腎으로 하강한다. 脾→腎의 하강운동이 울체되면 脾의 기운이 정체되면서[凝聚膂間] 胃→脾로의 가로순환을 방해한다. 이것이 結胸證의 병리이다. 그러므로 膏海→膜海→脾로의 가로순환이 울체되어 생긴 결흉병에 가벼운 수면장애가 나타날 수 있다. 신경을 쓰고 갑자기 생긴 수면장애에 형방도적산이 효과적인 이유가 여기에 있다.

裏病의 胸膈熱證은 大腸→胃로 상승이 울체되어 胃脘으로의 상승작용도 울체되고 또한 신→대장으로의 가로순환까지 울체되어 수면장애가 생기며 음허병은 大腸→胃의 상승운동이 약해져 胃→脾으로의 가로순환까지 약해지게 되므로 역시 수면장애가 생긴다.

### (3) 태음인

胃脘→小腸으로의 하강운동이 약해져 생기는 것이 胃脘寒證이다. 태음조위탕은 하강운동이 약해져서 생기는 병증에 쓰고 조위승청탕은 하강운동이 약해진 상태에서 위완→폐→위완, 小腸→油海→血海→肝으로 흐르는 가로순환까지 약해졌을 때 사용한다.[158] 그러므로 태음조위탕과 달리 조위승청탕의 적응증에는 수면장애를 비롯한 心悸, 怔忡, 胸痛, 불안초조 등 마음의 증상들이 포진해 있다.

胃脘→津海→膩海→肺→胃脘으로의 가로순환운동은 상초上焦에서 끊임없이 순환한다. 그런데 肺燥病이 되면 상초上焦의 모든 가로순환이 약해져서 수면장애와 마음의 증상이 생기고 여기에 감기나 감정조절 실패로 울체가 겹치면 불면증이 생긴다. 열다한소탕, 청심연자탕이 울체로 인한 肺燥病에 쓰는 대표적인 처방이고 보폐원탕, 녹용대조탕, 흑원공진단이 허약으로 생긴 肺燥病에 쓰는 대표적인 처방이다.

---

158 조위승청탕을 사용하는 병리기전은 아직 확실하지 않다. 단지 위완한증과 위완한증이 심해져 생긴 폐조증 일부에 쓰는 것만큼은 확실하다.

## (4) 태양인

胃脘→津海→膩海→肺→胃脘으로 흐르는 가로순환운동이나 小腸→油海→血海→肝→小腸으로 흐르는 中下焦의 가로순환운동이 약해지면 수면장애가 올 것이다.

수면에 대한 생리와 병리를 설명하는 논리는 그리 선명하지 않다. 이제마가 대변, 소변, 땀, 소화에 대해서는 자세히 설명하였지만 수면에 대해 언급한 것이 없기에 추측하여 새롭게 설명하는 것이기 때문이다. 맨 처음 수면과 마음의 증상들을 心의 문제로 이해하려고 했지만《동의수세보원》에 肺脾肝腎은 있어도 臟腑로서의 心은 존재하지 않는다. 그렇지만 마음이나 심장의 병증이 없거나 생기지 않는 것이 아니므로 이를 역추적하여 설명하는 방식을 시도하였다. 그리고 이 문제의 단초를 제시한 것은 태음인이었다. 임상을 하면서 태음인들의 마음 증상은 모두 폐와 연관되어 발생한다는 것을 알았다.

해부학적으로 심과 폐는 대동맥과 대정맥을 통해 서로 연결되어 있고 상식적으로 심폐기능이라는 말은 심장과 폐가 한 쌍이 되어 호흡과 혈액의 순환에 관여한다는 점에서 필자는 이제마가 심장기능을 폐로 귀속시킨 것은 아닌가 생각했다. 하지만 이것은 전통한의학의 마음과 감정은 모든 오장육부에 골고루 나누어 존재한다고 하는 사유방식과 心(마음)은 四臟의 뒤에서 四臟이 제 기능을 발휘하도록 뒷받침해준다[159]는 이제마의 주장과도 일치하지 않는다. 그보다 더 문제는 심폐를 묶어서 보는 시각은 태음인의 마음 증상은 어떻게 설명할 수 있지만 肺와 엮이지 않은 다른 체질에서는 견강부회할 가능성이 높았다.

그러다가 감정[性情]에 의해 운동하고 순환하는 가로순환에 대해 생각하던 중 결국 이제마의 마음[心]은 가로순환의 운동에 모두 관여하고 또한 이곳 가로순환에 존재한다는 것을 깨달았다. 그전에는 도덕적인 감정이 가로순환에 어떻게 기여하는가에만 중점을 두고 탐구하느라고 증상에 대한 부분은 고려하지 않았고 도덕적 몸을 위하여 마음을 수양하는 방법과 과정에만 관심을 두었다. 마음의 생리

**159** 4-17. 心爲一身之主宰 負隅背心 正向膻中 光明瑩澈.

와 병리도 다 그곳에 있다는 것을 어리석게도 간과하고 있었던 것이다.

결론적으로 상승과 하강 운동이 울체되거나 약해지면 가로순환도 역시 울체되거나 약해지며, 반대로 감정을 조절하지 못하여 생긴 욕심으로 가로순환운동이 울체되거나 약해지면, 역시 상승과 하강운동을 방애하여 질병이 생긴다. 단지 상승과 하강운동의 장애는 동물의 몸에 증상이 생기고 가로순환운동의 장애는 사람의 몸에 증상을 남긴다. 이제마는 가로순환운동이 중심 축이 되고 상하승강운동은 가로순환운동에 의해 움직이는 것으로 사유하였으므로 모든 질환은 실제로는 도덕의 몸인 가로순환운동의 장애로 생긴다고 보아야 할 것이다. 그런데 마음을 보여주는 수면이 도덕적인 몸에 해당되는 가로순환의 상태를 보여주는 지표가 되므로 경시할 수가 없어 4대 지표가 아니지만 그만큼 중요하기에 4대 지표에 덧붙여서 자세히 설명하였다.

## 6. 吐

《동의수세보원》은 병을 치료하는 방법으로의 吐法을 언급하지 않고 있다. 여기서 다루는 吐는 토하는 증상을 말하지 병을 치료하는 방법으로의 吐는 아니다. 그리고 이제까지 다룬 4대 지표도 병증을 말한 것으로 땀을 내고 설사시켜서 병을 치료하는 방법으로 다룬 것은 아니다. 물론 이를 분석하고 진단하여 치료하는 과정에 결과적으로 땀이 나지 않는 것을 땀을 내고 변비를 소통시키고, 설사를 그치게 하기는 하였지만 그래도 병증의 분석을 위한 증상으로서의 4대 지표였다. 4대 지표에 수면을 더 넣어 5번째 지표로 삼은 것은 마음과 마음이 겉으로 드러나는 감정이 수면상태로 표현되기 때문이었다.

여기에 토하는 증상을 4대 지표에 다시 덧붙이는 것은 토하는 것이 몸의 상태를 선명하게 겉으로 보여주는 몇 안 되는 병리현상 중 하나이며 또한 吐를 통하여 고대부터 근대까지 몸의 상태를 진단하고 치료하였기 때문이다. 그리고 근대까지 중요하게 다루었던 吐가 갑자기 천덕꾸러기처럼 되는 것이 안쓰러운 마음도 있다. 학문을 탐구하는 객관적 태도 외에도 필자의 주관적인 마음이 개입되어 있다는 것을 고백한다.

토하는 증상은 이론보다 임상에서 더 유용한 진단지표로 기능한다. 실제로 임상에서 惡心, 乾嘔를 포함한 토하는 증상이 매우 중요한 병증의 진단기준이 된다. 그래서 이런저런 이유로 토하는 증상을 4대 지표에 다시 또 덧붙이고자 한다. 이런저런 시시콜콜한 이유를 들 필요도 사실 없다. 吐에 대한 병증 분석을 하다보면 吐가 사상의학의 변증분류에서 매우 중요한 위상을 가지고 있다는 것을 저절로 알게 될 것이다.

### (1) 소음인

일반적으로 소음인의 토사곽란은 소음인이 어떤 몸 상태에 있는지와 무관하게 소음인에게 맞지 않는 음식을 먹었거나 과식했거나 스트레스를 많이 받았거나 혼자 골똘히 생각하는 등의 이유로 많이 생긴다. 그래서 토사곽란은 여기서 말하고자 하는 吐의 범주에 넣지 않았다. 일상적인 토사곽란은 곽향정기산이나 백하오이중탕을 쓰면 된다.

소음인의 메슥거리고 헛구역질하는 증상[惡心乾嘔]은 거의 대부분 結胸證에서 나타난다. 여러 번 이야기했지만 胃→大腸의 하강운동이 꽉 울체되면 結胸證이 생기는데 이때 胃脘→胃로의 하강운동도 울체되어 하강하지 못하므로 정체되거나 역류하게 된다. 그래서 생기는 병증이 惡心, 乾嘔, 噯氣, 呑酸, 頭痛, 眩暈이다.

또 하나의 토하는 증상은 소음인의 脾의 기운이 완전히 고갈될 정도로 부족해졌을 때 생긴다. 다른 말로는 脾→胃로의 흐름이 매우 약하다는 것이고, 이것은 脾가 胃에서 熱氣를 만들도록 조절하는 능력이 거의 상실되어 소음인의 보명지주保命之主인 열기熱氣가 만들어지지 않는다는 의미이기도 하다. 이런 경우는 환자의 평소 상태를 변증하여 이에 해당되는 처방을 사용하면서 人蔘을 5錢에서 1兩까지 넣고 써야 효과적이다.

### (2) 소양인

소양인 結胸證은 脾→腎의 하강운동이 울체되면서 胃→脾로의 흐름도 울체되어 생긴다. 그러면 胃→胃脘으로 상승하는 흐름이 胃에서 차단되고 막혀서 胸滿,

胸痛, 惡心, 頭痛한다. 심하게 막힌 경우는 밥이든, 약이든, 물이든 넘기지 못하고 다 토하게 되는데, 이때는 甘遂를 쓴다.

다른 헛구역질은 腎의 기운이 고갈되어 腎→大腸의 흐름이 매우 약해진 경우에 생긴다. 그러면 소양인의 보명지주保命之主인 한기寒氣를 大腸에서 만들도록 腎이 조절하지 못하여 한기가 매우 부족해짐으로써 헛구역을 하거나 입에 차가운 느낌의 느침이 자꾸 생기면서 약간의 구역감을 느끼게 된다. 이런 증상은 중풍의 전조증이니 독활지황탕으로 빨리 치료한다.

### (3) 태음인

태음인은 肺의 내뿜은 힘[呼散之力]이 약하고 간의 흡수하는 힘[吸聚之力]이 강하여 토하는 증상이 흔하지는 않다. 단지 肝熱肺燥病이 되면 토하는 증상이 생길 수 있다. 청폐사간탕이나 청심연자탕을 쓴다.

### (4) 태양인

태양인은 肺의 내뿜는 힘이 강하고 肝의 흡수하는 힘이 약하기 때문에 토하는 증상이 흔하다. 肺→肝으로의 하강운동이 약해지면 噎膈反胃病이 생기는데 이때 가벼운 병은 먹자마자 토하고 심하면 먹고 나서 한참 있다가 토하고 매우 심하면 아침에 먹은 것을 저녁에 토하고 저녁에 먹은 것을 아침에 토한다. 이것은 肝의 흡수하는 기세는 거의 고갈되고 肺의 내뿜는 기세만 강하기 때문에 생기는 병증이다.

태양인 편에 "소양인이 구토를 할 때는 반드시 심한 열증이 있고 소음인이 구토할 때는 반드시 심한 한증이 있으며 태음인이 구토를 하면 반드시 병이 낫는다. 噎膈反胃病의 구토는 한증도 아니고 열증도 아니고 실증도 아니고 허증도 아니니 이것이 태양인 병이 아니면 무엇인가"[160]라고 하였다. 소음인은 裏病의 한증寒證에 구토가 생기고 소양인은 表病의 열증熱證에 생기며 태음인이 토한다는 것은 폐의 내뿜는 힘이 살아 있다는 것이니 토하고 나면 병이 저절로 낫는다.

---

160 16-9. 少陽人有嘔吐則必有大熱也 少陰人有嘔吐則必有大寒也 太陰人有嘔吐則必病愈也 今此噎膈反胃不寒不熱非實非虛則此非太陽人病而何也?

# 7장

# 사상체질감별법

사상의학을 공부할 때 가장 먼저 접하는 어려운 점이 체질감별이다. 교과서적으로 사상의학 공부를 아무리 열심히 해도 체질감별을 하지 못한다면 임상에서는 무용지물이다. 이론과 임상은 다르다. 필자도 체질감별을 정확히 하기 위하여 많은 방법을 시도해보았지만 확실한 방법이 없다는 것만 확인하였다. 그렇지만 다양한 방법을 적용해보면서 정확성을 높이는 방법을 나름대로 찾아갈 수 있었다. 그 방법들을 소개하고자 한다.

이제마가 체질을 알기 위해서 소양인 처녀의 치마를 일부러 들쳤다는 뒷이야기는 이제마 자신도 체질감별을 어려워했다는 반증이기도 하다. 〈사상인변증론〉은 체질을 감별하는 방법으로 용모사기, 체형기상, 성정, 평소의 병증의 분석을 제시하고 있다. 이제마 자신이 임상을 경험하면서 체질을 구분할 수 있는 특징을 여기에 정리하여 수록하였다. 다른 방법도 많았을 것인데 그중 〈사상인변증론〉에 제시한 것은 거의 확실하다고 생각한 것들일 것이다.

용모는 얼굴과 눈, 코, 입, 귀의 생김새와 얼굴빛[顔色]이고, 사기詞氣는 말하는 분위기(차분함, 묵직함, 날카로움, 느리고 빠름 등)와 중저음, 가벼운 고음 같은 것이다. 체형은 겉으로 드러난 몸의 형태로, 가장 대표적인 체질감별법으로 알려져 있다. 어깨가 넓다, 배가 나왔다, 가슴이 좁다, 엉덩이가 작다, 그래서 전체적인 몸의 모습이 역삼각형, 정삼각형, 장고형 등으로 표현되는 것이 모두 체형이다. 기상氣像은 듬직하다, 단정하다, 날쌔 보인다, 느려 보인다처럼 몸이 풍기는 기세를 말한다. 여기까지가 겉으로 보이는 모습을 통하여 체질을 구분하는 방법이며 가장 기초적인 것이다.

성정性情은 타고난 마음, 감정, 심리부터 시작하여 자질, 재능까지 포괄한다. 중요한 것은 타고난다는 것이다. 타고난 것을 깨닫고 그대로 유지하기만 해도 건강을 지킬 수 있고 이를 더욱 갈고 닦아 자신의 역사적 사명을 실천한다면 이들이 바로 군자와 성인이다. 성정은 사상의학의 기초이며 뼈대이고 공기이며 물이다. 사상체질의 형성부터 시작하여 생리, 병리, 진단, 치료, 양생까지 모두 성정이 중심에 있다. '성정이 없으면 사상의학도 없다'라고 할 만큼 중요하지만, 공자, 맹자부터 주희, 조선 후기의 성리학 논쟁 등을 공부해야 하므로 그 과정이 지난하여 대충 공부하는 경향이 있으며 또한 성정에 대한 이해 없이도 임상에서는 환자에 대한 치료가 어느 정도 가능하기에 그 중요함을 간과하는 한의사들이 많다. 성정에 대해서는 다음 기회에 자세하게 논하고자 한다.

평소의 병증, 소증素症은 말 그대로 평소에 잘 나타나는 증상을 말한다. '설사를 자주 한다, 머리가 자주 아프다, 목에 가래가 잘 낀다, 피로하면 대변이 묽어진다' 같은 것들이 소증이다. 이는 체질의 감별에도 중요하지만, 체질을 감별하고 난 후 병증을 변증할 때 더 중요하다. 이것은 대개 환자와의 대화를 통하여 찾아내는 것이기에 무엇을 어떻게 물어볼 것인지, 왜 물어보는 것인지를 의사가 충분히 숙지하고 있지 않으면 환자가 대답을 하더라도 그 속에 어떤 중요한 정보가 담겨 있는지 찾아내지 못한다. 성정과 소증 2가지는 충분한 경험을 통하여 노련해져야만 능수능란하게 다룰 수 있다.

필자는 체질을 정확하게 감별하는 방법을 익히기 위해 버스를 타면 앞문 쪽 자리에 앉아 승차하는 사람들의 얼굴을 쳐다보고 '얼굴이 계란형이네, 턱이 기네, 이마가 넓네, 코가 방울토마토를 닮았네, 눈빛이 맑네, 입술이 얇고 빨갛네' 등을 관찰하여 체질을 감별해보기도 하였고, 목욕탕의 온탕에 몸을 담그고 지나가는 사람들의 체형을 관찰하여 체질을 감별해보기도 하였다. 얼굴은 김주의 《성리임상론》의 '체질통찰법'과 그의 제자 박인의 강의록 '사상의학 체질통찰법'을, 체형은 박인상의 《동의사상요결》을 참고하였다. 그래도 체질감별의 정확성이 그리 높지 않았다.

대학을 졸업하면서부터 박인상에게 태극침법을 배웠다. 이병행이 창안한 태극침법을 박인상만큼 잘 활용한 사람도 없을 것이다. 25년이 넘게 사상의학을 공부하면서 여러 선후배를 만났지만 태극침법을 임상에서 오랫동안 써 오면서 깊게 궁구한 이는 박인상뿐이었고, 그 외에는 호기심에 몇 번 해보고 임상적으로 효과가 없어서 중간에 그만두었다는 한의사가 대부분이었다. 지금도 태극침법을 쓰는 한의사는 대부분 박인상 문하들일 것이다.

태극침법은 앞에서 이야기한 용모사기, 체형기상, 성정을 통찰하여 체질을 어느 정도 구분한 다음 각 체질에 적용되는 침을 놓아 그 효과를 보고 감별하는 방법이다. 태극침을 놓고 5~10초 지나면 바로 효과를 확인할 수 있고 감별한 체질과 침이 일치하면 그 효과가 매우 뛰어나다. 하지만 모든 체질에 手少陰心經을 자침하기 때문에 조금 조금씩 효과가 있는 경우도 있기 때문에 완전하지는 않다. 태극침법은 불완전하지만, 효과가 탁월한 경우에는 체질의 정확성에 대한 확신을 주기 때문에 태극침법은 체질감별을 하는 데 있어서 나에게는 첫 번째 필수 방법이 되었다.

박인상이 귀천하고 나서 체형사상학회의 허만회를 뵙고 체형으로 사상체질을 감별하는 방법을 배웠다. 박인상과 허만회의 부친인 허연은 동향 사람으로 친밀한 교류가 있었고 함께 사상의학을 연구한 사이였기 때문에 체형으로 체질감별하는 것에 대해 박인상 생전에 들은 바가 많았다. 체형측정법으로 체질을 감별하는 방법을 배우고 나서야 비로소 체질감별의 정확성에 대한 자신감이 70%를 넘어섰다. 체형을 측정하는 방법은 그렇게 해서 나에게 두 번째 필수 방법이 되었다.

체형측정법은 체형기상의 체형을 자로 측량하여 객관화하였기에 측정하는 방법만 서로 일치시키면 누가 측정하든지 상관없이 반복적으로 같은 결과를 도출해낼 수 있다는 장점이 있다. 그렇지만 체형측정법에도 함정이 있다. 살이 찌거나 마르면 체형이 변하고, 특정 운동에 따라 어깨가 벌어지거나 엉덩이가 커지고 뱃살이 빠지면서 또한 체형이 변하므로 항상 이를 염두에 두고 있어야 한다는 점과 체형이 뚜렷하게 한쪽 체질로 측정되지 않을 때 이를 보완할 방법이 없다는 점이다.

그래서 태극침법과 체형측정법을 함께 사용하여 서로의 단점을 보완해가며 감별해보니 그 정확성이 매우 높아졌다. 그 후 사상의학을 함께 공부하는 한의사에게 체질을 감별하는 중요한 방법으로 태극침법과 체형측정법을 항상 같이 쓰기를 권하고 있다.

이 밖의 방법으로, 권도원은 진맥을 하여 체질을 8가지로 구분하여 침을 놓는데 손끝 감각이 무딘 나에게는 상당히 어려운 방법이었고 또한 팔상체질보다는 사상체질을 하고 싶었기 때문에 진맥법을 소홀하게 대할 수밖에 없었다. 김주는 얼굴 중 이마의 넓이를 자세하게 설명하고 있는데 이 방법으로 도움을 받은 적이 많으므로 《성리임상론》의 '체질통찰법'을 살펴보기 바란다. 또, 김주가 처음으로 제시한 시약을 투여하여 반응을 살피는 감별방법은 졸업 후 10여년 동안 여러 번 시도해보았지만 1회 복용 후 나타나는 반응을 치밀하게 살피고 알아내는 재주가 없고 경험이 미숙하여 포기하였다. 하지만 경험이 쌓이고 사상의학 처방 약들이 가루약 형태로 제약회사에서 판매하기 시작하면서부터는 이 가루약을 2~5일씩 길게 투여하고 그 효과를 살펴서 체질감별을 하기 시작하였다. 약물반응은 침 반응보다 더 정확하고 더 직접적이다.

태극침법과 약물반응은 용모사기를 보고 듣고 체형을 측정한 다음 내가 체질을 정확하게 감별한 것인지를 침과 약의 반응으로 최종 확인하는 방법이다. 그러므로 체질감별은 이제마가 제시한 용모사기, 체형기상에서 시작하여 체형측정법, 태극침법, 약물반응의 순서로 진행하며 이 방법들이 모두 다 일치하였을 때 무슨 체질이다라고 100%로 확신할 수 있다.

아래의 체질감별방법은 우천 박인상의 《동의사상요결》 중 第2章 四象辯論을 순서대로 인용하고 그 밑에 해설을 달았다. 해설할 능력이 안 되는 조문에는 달지 못하고 그대로 두했다. 해설의 잘못은 불초하고 우매한 제자에게 있지 스승에게 있지 않다. 그리고 이병행의 태극침법 원문을 실어 도움이 되도록 하였고, 박인상이 태극침법을 활용하면서 쌓은 임상경험을 덧붙여 놓았다. 체형측정법은 체형사상학회의 허만회에게 직접 배우는 것이 가장 정확하므로 이 책에서는 자세한 언급을 피한다. 사상의학을 하는 동지들에게 이 체질감별방법이 조금이라도 도움이 되길 바란다.

## 〈사상인변증론〉의 조문들

太陽人은 腦顀[後頭, 뒤통수]가 旺盛하고 腰圍가 弱하며 얼굴은 모나며 둥글고 果斷氣가 있으며 性質이 疏通하고 交遇에 能하며 깊은 哀性과 暴發하는 怒情이 있으며 臟腑는 肺大肝小하니 항상 나아가고자 하고 물러나려 하지 않으니 「龍」의 性이라고 한다.

**【해설】** 태양인은 뒤통수가 튀어나와 보이고 허리둘레가 호리호리해 보인다. 어깨에서 뒷목, 뒤통수를 포함하는 상초의 뒷면이 튀어나오고 크고 넓으며 간이 있는 중하초의 뒷면인 허리가 약해 보인다. 뇌추를 앞이마로 해석하는 곳이 많지만, 박인상은 명확하게 뒤통수라고 적시하였다.

태양인은 어떤 일을 하더라도 그 판단과 결정이 매우 빠른 편이며 옳다고 판단되면 불구덩이든, 썩은 다리이든 가리지 않고 뛰어든다. 역사를 꿰뚫어 보는 직관력이 발달하여 사건이 벌어지기 전에 예견을 잘 하지만 그 예견이 맞으면 천재요, 틀리면 미친놈이라는 평가를 받는다. 이것이 進하고자 하고 退하지는 않는 것이다. 전설의 동물 용은 홀로 뛰어나다.

태양인은 사무와 교우처럼 인정에 얽매이지 않는 사회생활은 원칙에 맞게 잘 하지만 당여나 거처처럼 인정이 개입할 가능성이 높은 관계에서는 적응하는 능력이 부족하다. 그래서 당여에서 원칙에 어긋나는 것을 보면 참지 못하고 노정이 폭발한다.

> 太陰人은 腰圍의 서 있는 形勢가 旺盛하고 腦頓가 약하며 肌肉이 堅實하고 正大한 氣가 있으며 性質은 成就性이 있으며 居處에 能하고 깊은 喜性과 허랑된 樂情이 있으며 항상 靜코저 하며 動코저 아니하니 「牛」의 性이라 한다.

**【해설】** 태음인은 중하초의 뒷면인 허리가 두툼하고 튼실하면서 앞면인 배꼽주위 복부도 발달하여 배와 허리가 크고 넓어 웅장하다. 반면에 상초의 뒷면인 어깨, 뒷목, 뒤통수는 두툼하면서도 짜리몽땅해 보인다. 앞 목도 짧아서 턱과 가슴이 가까워 보인다.

살을 만져보면 지방과 근육이 두툼하고 단단한 편이다. 하지만 피부는 겉모습과 달리 약하여 붙이는 파스나 저주파치료 자극에 과민반응을 보이는 경우도 많다. 피부는 폐에 속하고 살[肉]은 간에 속하기 때문에 태음인의 살은 튼튼하고 피부는 약하다. 피부를 만졌을 때 가장 부드러운 체질이다.

태음인은 함부로 움직이지 않다가 성취할 것이 있으면 매우 부지런하게 쉬지 않고 일을 한다. 충분히 성취를 한 다음에는 움직이지 않는다. 이것을 태음인은 거처에 능하다고 한다. 태음인이 거처에 들어앉아 움직이지 않는 것은 충분한 생각과 치밀한 기획, 실천의 성공을 충분히 자신하기 때문에 거처에서 넉넉하게 주위 사람을 보호하면서 즐거워하는 것이다. 생각과 기획, 실천이 불안정하면 거처에 앉아 있지 못하고 이곳저곳을 돌아다니면서 성취의 타당성을 저울질하고 방황한다. 소가 일을 할 때는 하루 종일 쉬지 않고 하지만 일을 끝내고 외양간에 누우면 발로 툭툭 차도 꿈적하지 않는다.

당여와 거처에 능하여 사람과 인정스럽게 사귀지만 사무와 교우를 할 때 개인적인 성취감에 도취되어 도의를 벗어나는 경우가 생긴다. 이때 속은 비었는데 겉만 넘쳐 보이는 허황된 락정이 폭발한다. 즉 준비가 덜 되어 있는데, 자신의 능력을 크게 보고 자만심에 빠져 사무를 하게 되면 락정이 폭발하여 발병한다.

少陰人은 膀胱의 앉은 자세가 旺盛하고 胸部가 弱하며 肌肉이 浮軟하며 성질은 端重하고(경망스럽지 않고) 黨與(서로 친숙하여 한편이 되는 것)에 能하며 깊은 樂性과 허랑된 喜性이 있으며 항상 居處코저 하고(일정한 곳에 머물러 있으려 하고) 出코저 하지 아니하니 「驢」(나귀)의 性이라고 한다.

**【해설】** 소음인은 앉아 있는 자세가 넓고 커 보이며 중상초인 가슴주위가 좁아 보인다. 여자 소음인의 경우 골반과 가슴의 넓이 차이가 뚜렷하여 구별하기가 쉽다. 남자 소음인은 약해 보이고 여려 보인다. 얼굴은 실제 크기보다 작게 보이고 상초, 중상초가 가녀리게 보이는 대신 중하초, 하초는 단단해 보이며 실제로도 배꼽 아랫배, 엉덩이, 허벅지, 종아리의 살이 많다. 미니스커트 입기를 꺼리는 일명 '저주받은 하체'는 소음인 여자에게 가장 많다. 피부는 단단하지 않고 하얗고 부드러워 보이지만 실제로 만져보면 부드럽지 않고 거친 경우도 많다. 피부를 만졌을 때 가장 부드러운 체질은 태음인이다.

소음인의 앉아 있는 자세는 엉덩이, 다리 등이 발달하여 안정되어 보이는데 성격 또한 안정을 추구한다. 앉아 있는 자세, 말하는 모습, 얼굴의 분위기가 모두 태생적으로 단정하고 안정되어 보이며 경망스럽거나 가벼워 보이지 않는다.

그러므로 새로 일을 벌이고 새로 사람을 사귀는 것을 좋아하지 않고 기존의 일, 기존의 사람과의 관계를 오랫동안 지속하는 '안정'을 좋아한다. 좋은 일, 좋아하는 사람도 한순간에 선택하는 것이 아니라 오랫동안 같이 해보고 사귀어보고 나서야 비로소 '좋아'라고 하지, 가볍고 쉽게 정하지 않는다. 안정적인 거처와 당여를 찾아서 안정적으로 잘 유지하지만 새롭게 사람 사귀는 것을 어려워하여 새로 사귄 사람과 일을 하게 되면 안정이 깨지면서 희정이 폭발하여 병이 생긴다. 나귀는 고집이 세서 억지로 이끌어도 끌려가지 않고 요지부동이다. 소음인은 요지부동의 안정을 추구하는 기질이다.

少陽人은 胸部가 旺盛하고 膀胱의 앉은 자세가 弱하며 唇(입술)과 頷(턱)이 淺薄하고(엷고) 날래고 강맹한 氣가 있으며 성질은 급하고 事務에 능하며 깊은 怒性과 暴發하는 哀情이 있으며 항상 動코저 하고 靜코저 아니하니 「馬」의 性이라고 한다.

**【해설】** 소양인은 중상초인 가슴과 어깨가 떡 벌어져 운동장처럼 평평하게 넓어 보이고 앉아 있는 자세가 불안정해 보인다. 진중하게 안정적으로 앉아 있는 모습이 아니라 언제든지 가볍게 일어나 움직일 것같이 보인다. 그렇기에 행동도 빠르고 무조건 부딪혀보는 강맹함이 있다.

소양인은 성격이 급하여 하고 싶은 일이나 해야 할 일이 있으면 빠르게 판단하고 결정하여 빠르게 실천한다. 빠르게 판단하고 결정하다 보니 실천에 빈틈이 나타나는 경우가 많다. 이것은 소음인의 안정적이고 치밀한 기질과 서로 반대이다.

이런 기질은 타고난 재능에도 영향을 미쳐 순간순간 빠른 판단과 응용을 요구하는 사무와 교우를 잘 하는 반면에 도의와 인정이 얽혀 있는 인간관계와 안정적으로 유지되는 거처에서 그 재능을 꽃피우지 못한다. 사무와 교우를 잘 하는 소양인이 같은 예절로 거처에서 시비를 판단하게 되면 애정이 폭발하여 발병한다.

太陽人의 體形은 그 수가 적어서 가장 分別하기 어렵다. 太陽人의 病은 噎膈, 反胃證, 解㑊證이니 저절로 分別하기 쉬우나 症勢가 甚하기 前에는 별로 큰 症勢가 나타나지 않으므로 完全하고 無病健康한 사람 같다. 한편 少陽人의 老人에게도 噎膈證이 있으니 太陽人病으로 잘못 다스려서는 안 된다.

**【해설】** 噎膈, 反胃, 解㑊證은 이제마가 언급한 태양인의 3가지 병증이다. 이 외에 태양인 병증으로는 감기에 대한 것도 언급하지 않고 있다. 이 3가지 병증은 심해지기 전에는 뚜렷하게 나타나지 않으므로 이 병증만으로 태양인을 구별해내기

는 쉽지 않다. 간혹 태양인을 진료하고 치료하지만 이 병증으로 치료한 태양인은 없었다. 태양인도 사람이기에 감기, 요통, 두통, 변비, 설사, 위염 등 일반적인 질환 환자가 많았으며 아직까지는 噎膈, 反胃, 解㑊證이 생겨서 오는 경우는 보지 못했다.

太陽人 여자는 體形이 堅實하나 肝이 작아서 子宮이 不足한 관계로 生産하는 數가 적다.

**【해설】** 전통한의학의 생식기능이 신장에 배속된 것과 달리 이제마는 자궁 등 생식기를 중하초, 간-소장에 배속하고 있다. 이는 새로운 이론이어서 논란의 여지가 있는 부분이다. 태양인은 여자의 자궁이 작고 남자의 정자가 약하여 출산을 많이 못하므로 태양인의 숫자가 적은데, 이는 간이 작기 때문이다. 태양인 여자의 자궁이 약하여 태양인이 적게 태어난다는 것은 체질의 유전성을 내포하고 있다.

太陰人과 少陰人이 서로 彷彿하여 少陰人도 키가 큰 者도 있고 太陰人도 키가 작은 者도 있어 分別하기 어려운 경우가 있는데 이때는 病證을 參酌하면 알 수 있다.

**【해설】** 소음인이 자기 체질에 맞는 음식 이외의 것을 함부로 먹거나 과식하거나 감정의 폭발 등으로 발병하여 뱃살이 찌고 중하초가 커지면 태음인 체형과 비슷해 보인다. 태음인이 음식조절을 잘 하여 중하초의 뱃살이 빠져 날씬해지면 소양인이나 소음인 같아 보이는 경우도 있다. 이런 경우 평소에 나타나는 증상을 비교하여 감별한다. 비대한 경우 소음인은 소화에 문제가 많고 태음인은 잘 먹고 잘 소화시킨다. 명치가 좁고 말랐어도 소양인은 어깨가 넓고 소음인은 골반이 넓다. 이제마는 소음인이 대체로 키가 작고 태음인은 키가 큰 것처럼 이야기하고 있지만 21세기에는 소음인, 소양인, 태음인, 태양인 모두 키가 커서 감별에 도움이 되

지 않는다.

太陰人이 虛汗하면 完實하고 少陰人이 虛汗하면 大病이다.

**【해설】** 태음인도 평소 더우면 땀이 나고 추우면 땀이 나지 않는 것이 정상 상태이다. 이제마가 말한 虛汗은 식은땀이 아니라 정상적으로 나는 땀을 의미할 것이다. 표병에서는 땀이 나지 않다가 저절로 땀이 나는 것은 병이 낫는다는 증거이다. 춥거나 덥거나 낮이나 밤이나 땀을 줄줄 흘리는 것은 조열병과 폐조병이므로 이것이 진짜 虛汗, 즉 식은땀이다. 단지 태음인이 땀 흘릴 힘이 있다는 것은 폐의 힘이 아직 남아 있다는 좋은 현상이다. 폐조가 심하면 땀 흘릴 힘도 없어 피부가 건조해진다. 그러므로 태음인이 병이 풀리는 땀이든, 식은땀이든, 땀이 난다는 것은 아직 폐의 힘이 견실하다는 것이다.

소음인은 땀이 나는지 안 나는지 모르게 살짝 나야 정상이다. 본인이 땀이 난다고 생각할 정도이면 식은땀이며 망양병의 땀이다. 소음인의 땀은 몸의 열기가 빠져나가는 땀이므로 땀이 나기 시작할 때부터 이미 중증이다.

太陰人이 堅剛하면 大病이요 少陰人이 堅剛하면 完實하다.

**【해설】** 堅剛한 대상을 피부로 해석한 시절이 있지만 지금은 땀으로 해석한다. 태음인은 폐가 작아서 피부가 약하고 예민하며 만져보면 부드러운데 이 피부가 단단하고 딱딱하고 두텁다면 도리어 폐가 튼튼한 것 아닌가. 그러니 큰 병이라고 할 수가 없다. 그러므로 태음인은 땀이 나지 않으면 큰 병이 걸린 것이고 소음인은 땀이 나지 않으면 건강하다는 의미이다. 태음인은 감기 초기에 운동을 하여 땀을 흠뻑내면 저절로 낫고 소음인은 땀을 억지로 내면 병이 더 심해진다.

太陰人은 怔忡證[心悸亢進](즉 가슴이 두근거리는 것)이 있으며 少陰人은 手足悗亂證(손발이 떨리고 힘이 없는 것)이 있다.

**【해설】** 태음인은 자신의 능력에 맞지 않게 여물지 않은 사무를 하려고 하면 겁심이 생기고 약한 심폐가 먼저 반응하여 심장이 벌렁거린다. 소음인은 자신의 둥지를 떠나 새로운 사람을 만나 교제를 할 때 약한 비위가 먼저 반응하고 마음이 불안정하여 손발을 가만히 두지 못하고 여기저기 더듬고 두드리고 떨고 힘이 들어가지 않는 현상이 생긴다.

太陰人은 目眥上引證(눈꺼풀이 위로 당기는 것)이나 目睛內疼證(눈알, 검은 자위가 아픈 것)이 있으나 少陰人은 이런 證이 없다.

**【해설】** 태음인은 간열병, 조열병이 있을 때 바깥 눈초리가 위로 치켜 올라가거나 당기는 것 같고 이 증상이 오래되면 평소에도 눈초리가 위로 치켜 올라가 있어 매서워 보인다. 또한 눈알이 아픈 증상도 생긴다. 갈근해기탕의 적응증인 '目疼, 鼻乾, 不得臥'의 目疼이 눈알이 아픈 증상이다. 소음인은 이와 유사한 증상들이 없고 심한 허로에서 눈 아픈 증상이 나타난다.

少陰人은 平時 呼吸에 間或 太息(한숨 쉬는 것)하는 證이 있으나 太陰人은 이런 證이 없다.

**【해설】** 소음인은 깊게 생각을 할 때 숨을 작게 쉬다가 간혹 한 번씩 크게 몰아쉬는데 이것이 한숨이다. 본인도 한숨을 쉬는 줄 모르다가 옆 사람이 알려줘 알게 되는 경우가 많다. 생각을 골똘히 하면 가슴에 기가 뭉치게 되어 숨을 한 번씩 크게 쉬어 막힌 기를 뚫는다는 의견도 있다. 소음인은 자신도 모르게 한숨을 쉬지만

일부러라도 한숨을 크고 깊게 쉬는 것이 어그러진 기의 승강운동을 정상으로 회복시키는 효과가 있으므로 자주 한숨을 쉬는 것이 건강에 좋다. 체질에 상관없이 깊고 크게 숨을 쉬는 것은 건강에 도움이 되므로 일부러 한 번씩 하는 것도 좋다.

太陰人은 瘧疾의 惡寒 中에 能히 冷水를 마시나 少陰人은 冷水를 마시지 못한다.

**【해설】** 학질은 추웠다 열났다를 반복하는 질환으로, 오전·오후로 번갈아 할 수도 있고, 하루 추웠다 하루 열났다 할 수도 있고, 2일 추웠다 3일 열났다 하기도 하고, 3일 열났다 2일 추웠다 하기도 한다. 이때 오한이 나서 으슬으슬하고 옷을 껴입더라도 태음인은 찬물을 마실 수 있으나 소음인은 찬물을 마시지 못한다. 소양인은 당연히 찬물을 마실 수 있다. 이는 원래부터 소음인은 몸이 차고 태음인은 차지 않기 때문이다. 이 조문은 태음인과 소음인이 비슷하여 구별하기 어려울 때 감별하는 방법이다.

참고로, 열병을 앓고 나서도 태음인은 바로 밥맛이 생겨 배고파하고 소음인은 밥맛이 생기질 않아 억지로 밥을 먹는다. 고열이 나는 아이를 보면 태음인이나 소양인은 링거를 맞으면서 병원을 돌아다니지만 소음인은 축 늘어져 움직이려 하지 않는다.

太陰人은 항상 怯心이 있으니 怯心이 怔忡證에 이르면 大病이요, 少陽人은 항상 懼心(두려움, 조바심)이 있으니 懼心이 健忘에 이르면 險證이다.

**【해설】** 태음인은 당여와 거처에서는 겁이 없지만 준비되지 않은 낯선 사무를 하거나 공과 사를 구분하지 못하고 정에 매여서 사무를 할 때 이로 인하여 생길 현실적인 책임을 생각하며 덜컥 겁을 내고 심하면 심장이 두근거린다. 심장 두근거림이 자주 발생하고 안정되지 않는 것은 폐조병에 속하므로 험한 병이다. 소양인

은 사무와 교우에서는 두려움이 없지만 불안정하게 거처를 하게 되면 가만히 있지 못하고 조바심을 내고 좌불안석하며 심하면 건망증이 생긴다. 두려움과 건망증은 주로 신열 망음병과 음허병에서 주로 생긴다.

少陰人은 항상 不安定한 마음이 있으니 마음을 鎭靜하면 脾의 氣[161]가 復活되고 太陽人은 항상 急迫한 마음(조금도 여유가 없어 절박한 마음)이 있으니 이 마음을 鎭靜하면 肝의 血이 부드러워질 것[和]이다.

**【해설】** 소음인은 깊은 사고를 하는 장점이 있으나 깊은 사고만 할 뿐 판단하고 결정하여 행동에 옮기는 실천력이 부족하다. 이렇게 해서 저렇게 되면 어쩌나, 저렇게 해서 이렇게 되면 어쩌나 늘 불안한 마음 때문에 결정을 내리지 못하고 결정을 내리지 못하니 행동하지 못한다. 깊게 생각하고 판단하여 결정한 다음 몸으로 직접 실천에 옮기게 되면 마음이 안정되고 脾-胃의 기가 되살아난다.

태양인은 직관이 발달하여 '아, 이것이다' 싶으면 바로 결단하고 바로 실천에 옮기므로 그때를 놓칠까 하는 급하고 절박한 마음이 잘 생긴다. 그러므로 한 번 더 생각하고 조심하며 실천을 하여 급한 마음을 조금만 느긋하게 하면 작은 장부인 간-소장의 혈이 부드러워진다. 결국 각 체질이 가지고 있는 단점을 자각하고 극복해야 건강하다는 것이다. 자신의 문제점이 무엇인지를 먼저 인지하지 못하면 이를 고칠 수도 없다. 자신을 관조하는 것이 修身의 기본이다.

太陽人은 小便이 잘 通하면 完實하여 病이 없고, 太陰人은 땀이 잘 通하면 完實하여 病이 없고, 少陽人은 大便이 잘 通하면 完實하여 病이 없고, 少陰人은 飮食이 잘 消化되면 完實하여 病이 없다.

161 神氣血精의 기이다. 상초는 가로순환을 하면서 신, 중상초는 기, 중하초는 혈, 하초는 정을 만든다.

**【해설】** 태양인은 작은 장부인 간-소장이 튼튼할 때 소변이 정상적으로 충분히 시원하게 잘 나오고, 태음인은 작은 장부인 폐-위완이 튼튼할 때 더우면 땀이 나고 추우면 나지 않고 운동하면 땀이 나고 가만히 있으면 나지 않는 정상적인 생리 작용이 나타난다.

소양인은 작은 장부인 신-대장이 튼튼할 때 약간 굵으면서 적당한 점도의 가래떡 같은 똥을 시원하게 싸며, 소음인은 작은 장부인 비-위가 튼튼할 때 먹고 마시는 것을 잘 소화시킨다. 각 체질이 가장 약하게 타고난 장부의 기능이 정상이므로 다른 곳은 말할 필요가 없이 건강하다.

太陽人은 噎膈證이 있으면 胃脘의 上焦가 흩는 바람과 같고 太陰人은 痢疾에 걸리면 小腸의 中焦가 막혀 안개가 낀 것 같고 少陽人의 大便이 通하지 못하면 胸膈이 불타는 것 같고 少陰人이 泄瀉가 멎지 않으면 배꼽 아래가 얼음처럼 차다.

**【해설】** 태양인 리병인 얼격병은 폐→간으로 하강하는 힘이 울체되어(혹은 약해져서) 발생하는데 하강하는 힘이 막혔으므로 상초인 가슴과 어깨 위쪽 부위에 갈가리 흩는 칼바람이 부는 것 같고, 태음인이 간→폐로 상승하는 힘이 울체되어 막혀서 이질이 생기면(대변이 묽고 삐질삐질거리면서 시원하게 나가지 않음) 중하초 복부가 안개 낀 것처럼 답답하고, 소양인이 대장→위로 상승하는 힘이 울체되어 대변이 막히면 가슴에 불타는 것처럼 열이 나고, 소음인이 위→대장으로 하강하는 힘이 울체되어 설사를 하게 되면 하초의 배꼽 아랫배가 얼음처럼 차가워진다.

이것은 각 체질의 질병 중 유독 그 체질만이 가지고 있는 특징을 이야기하고 있으므로 잘 새기고 잊지 말아야 한다.

太陽人은 항상 怒心과 哀心을 경계해야 하고 少陽人은 항상 哀心과 怒心을 경계해야 하고 太陰人은 항상 樂心과 喜心을 경계해야 하고 少陰人은 항상 喜心과 樂心을 경계해야 한다. 이와 같이 하면 반드시 壽하지 못할 理가 없다.

**【해설】** 각 체질은 선천적으로 가지고 태어나 자연스럽게 발현되는 性이 있고 조금만 노력해도 절제할 수 있는 情이 있다. 예로, 태음인은 喜性과 樂情을 타고 나 그 재능에 맞게 생활하므로 희성과 락정으로 잘 할 수 있는 당여나 거처를 자연스럽게 한다. 하지만 자연스럽게 발현되는 性에 대한 자만심이나 조금의 노력도 안하려는 게으른 마음이 항상 있으므로 타고난 재능을 가지고 있더라도 자만심과 게으름이 생기지 않도록 조심하고 신중해야 한다. 이렇게 하였을 때 타고난 재능을 널리 펼 수 있고 하늘이 준 수명을 다 누릴 수 있는 것이다. 다른 체질도 이와 같이 타고난 성정이 어그러지지 않도록 잘 보존하고 기르면서 갈고 닦아서 몸에 익혀야 한다. 이것이 '存其心 養其性'이요 '修其身 立其命'이다.

사람의 體形과 氣象을 자세히 살펴보되 迷惑함이 있으면 病證을 參酌하여 明確하게 판단한 然後에 藥을 쓸 것이오 경솔하게 하지 말 것이며 危險한 病勢에는 한 첩의 藥이 사람을 죽인다.

華陀는 말하기를 "養生之術은 매양 勞力(일)을 적게 하고 疲勞를 피하는 것이다"라고 하였다. 또 어떤 老人은 "사람은 하루에 두 번 먹으면 족하며 네 번 다섯 번 먹는 것은 좋지 않다"고 하였고 이미 먹고 난 이후에 또다시 먹는 것도 좋지 않으니 먹지 말 것이며 이와 같이 하면 오래 壽하지 못할 理가 없을 것이라고 하였다.

東武 先生의 말씀에 한 고을 사람 萬名 中에 太陰人이 五千이요 少陽人이 三千이요 少陰人이 二千이요 太陽人은 三, 四名 혹은 十餘名에 불과하다고 하시었다. 筆者의 淺見으로 볼 때 지방에 따라 差가 있는 것으로 思料되니 參酌함이 좋을 것 같다.

## 又川의 四象辨證 基準

**1. 氣像을 본다**

太陰人은 무겁고 점잖은 氣像이 있고 少陰人은 沈着하고 端重한 氣像이 있고 少陽人은 날래고 강맹한 氣像이 있다. 太陽人은 과단성이 있고 용과 같은 氣像이 있다.

**【해설】**

기상은 체형이 풍기는 기세이다. 태음인이 아무리 못나도 겉으로는 묵직하고 점잖게 보이고, 소음인이 아무리 모자라도 처음 만났을 때 단정하고 함부로 말과 행동을 하지 않을 사람처럼 보이고, 소양인이 현명하지 못해도 행동이 빠르고 용맹한 사람처럼 보이며, 태양인은 어리석어도 겉으로는 과감하게 판단하고 행동하는 사람처럼 우뚝 서 있는 것처럼 보인다.

이런 기상은 타고난 분위기와 겉으로 드러난 모습으로 내면까지 그렇다는 이야기는 아니다. 기상뿐만 아니라 교육과 경험에 의하여 형성된 수양된 인격까지 통찰하여 그 사람됨을 판단하여야 한다.

## 2. 體形을 본다

太陰人은 허리와 배의 서 있는 形勢가 旺盛하고 少陰人은 膀胱이 벌어진 편이며 兩脇이 좁다. 少陽人은 胸部가 旺盛하며 兩脇이 벌어진 편이다. 太陽人은 뒷머리의 일어선 형세가 旺盛하다.

**【해설】** 태음인은 소화흡수력이 좋아서 먹는 대로 살이 찌므로 배가 남산만 하다. 하지만 음식을 조심하여 섭취하고 저녁식사를 최저로 줄이고 운동을 하여 날씬해지면 소양인 같기도 하고 소음인 같아 보이기도 한다. 소음인은 하초의 신장이 크기 때문에 아랫배, 엉덩이, 허벅지, 종아리가 두툼하여서 하체가 튼튼해 보이는 대신 얼굴, 어깨, 가슴이 작아서 상체가 빈약해 보이지만 하초가 발달하여 앉거나 걷는 모습이 안정적이다. 소양인은 소음인과 반대여서 아랫배, 엉덩이가 작고 허리가 가늘면서 상체가 넓어서 걷는 모습을 보면 엉덩이가 좌우로 흔들거리고 어깨는 활짝 펴져 있어 건들거리는 것처럼 보인다. 태양인은 뒤통수와 가슴부위 위쪽이 발달하고 배꼽과 허리 주위가 빈약하기 때문에 소양인보다 더 불안정해 보인다.

하지만 이것은 일반적인 체형이다. 운동을 하거나 음식을 조절하거나 또는 질병에 걸려 붓거나 살이 빠지면 평소와 전혀 다른 체형이 만들어지기도 한다. 그러므로 이를 기준으로 삼되 무조건 이를 따라서는 실수하는 경우가 생긴다.

이제마는 체형을 시각적으로만 표현하여서, 사람마다 이해하는 방법이 다르면 체형에 대한 표현의 편차가 발생할 수밖에 없다. 허만회는 체형을 자로 측량하여 숫자로 표기함으로써 객관적 지표로 만들었다. 체형측정법은 시각적인 체형 감별을 한 단계 더 발전시키고 보완하였다. 체형을 눈으로만 보는 것에서 벗어나 실제적인 몸의 크기를 자로 측정하여 체형을 구체적인 모습으로 수학화하였다. 눈대중에서 숫자로 재현된 체형은 더 객관적으로 분명하게 보인다.

### 3. 皮膚를 본다

太陰人은 두텁고 거칠다. 或 부드러운 者도 있다. 少陰人은 軟하고 부드럽다. 少陽人은 미끄럽고 엷어 보인다. 太陽人은 少陰人과 비슷하다.

**【해설】** 피부로 체질을 감별하기는 쉽지 않다. 전형적인 태음인, 태양인, 소음인, 소양인이라면 피부도 많은 참고자료가 될 수 있다. 하지만 임상에서 활용해보니 부모의 서로 다른 체질이 섞여서 자녀가 태어나기 때문에 체형은 태음인인데 피부는 소음인, 소양인처럼 보이는 경우가 허다하고 같은 사람이라도 젊었을 때와 늙었을 때의 피부가 달라진다. 참고는 하되 핵심으로 삼아서는 곤란할 것이다.

### 4. 脈을 본다

太陰人은 길고 緊하다.

少陰人은 느리고 약하다.

少陽人은 뜨고 잦은 편[浮數]이다. 或 미약한 者도 있다.

**【해설】**

맥을 제대로 공부한 적이 없어서 뭐라고 할 말이 없다. 하지만 임상은 병이 생겨서 온 환자를 대상으로 진맥을 하기 때문에 각 체질의 정상적인 맥을 잡아본 적이 없다. 병증마다 다 다르다는 것만 말할 수 있다.

**5. 特徵을 본다**

太陰人은 準頭(코끝)가 풍부한 者가 많으며 毛孔이 큰 편이다.

少陰人은 앞머리에 고수머리털이 있는 者가 많으며 毛孔이 작다.

少陽人은 앞머리가 성글고 빼드러진 者가 많다. 毛孔은 보통이나 큰 者도 있다.

太陽人은 수척하게 보이고 용모가 뚜렷하다.

**【해설】**

코끝이 뭉뚝하고 큰 사람은 태음인이 맞지만 태음인이 모두 코끝이 풍부한 것은 아니다. 또한 모공이 다 크지도 않다. 소음인 중 고수머리인 사람은 많지 않으나 모공이 작은 것은 맞다. 소양인의 이마가 머리쪽으로 넓은 경우가 많으나 앞머리가 부족하고 빼드러진 이는 많지 않다. 태양인은 마르고 살찐 사람도 있었으며 용모가 뚜렷한 이도 있었다. 용모가 뚜렷한 이는 소양인에 많았다.

**6. 行步를 본다**

太陰人은 발이 무겁고 或 허리를 흔드는 者도 있다.

少陰人은 조심성 있게 걷는 편이다.

少陽人은 몸을 흔드는 者가 많다. 발이 가볍다.

太陽人은 발이 가볍다.

**【해설】** 걸음이 무겁고 느려 보이는 걸음은 태음인이 틀림없다. 조심스럽게 소리 없이 걷는 것처럼 보이면 소음인이다. 발걸음이 가볍고 빠르게 보이면 소양인일 확률이 높다. 태양인은 많이 살펴보지 못했다.

환자가 내원하여 복도를 걸을 때 그냥 쳐다보지 말고 의도를 가지고 쳐다보면 이런 특징을 뚜렷하게 보이는 사람이 있다. 그런 것이 보이면 걸음걸이로 체질을 감별하는 방법 한 가지를 터득한 것이다.

**7. 音聲을 듣는다**

太陰人은 말이 적으며 語韻이 웅장한 者도 있으나 대개는 沈重한 편이다.

少陰人은 沈着하고 溫順한 편이다.

少陽人은 語韻이 맑고 기운이 좋은 편이다.

太陽人은 말이 많고 급하다.

**【해설】** 태음인은 말수가 적지만 꼭 적은 것만은 아니며 말을 약간 느리게 하고 음색이 무겁고 두꺼우면서도 가라앉아 있다. 말에 다른 사람을 설득하고 가르치는 기운이 있다. 소음인은 말을 조곤조곤 차분하게 하고 논리적으로 하여 상대방을 편안하게 만들고 의사에게 말할 것을 종이에 적어서 오는 사람도 있다. 소양인은 음색이 가볍고 경쾌하며 말을 약간 빠르게 서둘러서 하는 기색이 있고 기분 좋게 들떠서 하는 말처럼 들린다. 하지만 공격적이고 싸우는 것처럼 말하는 소양인도 있다.

**8. 性質을 본다**

太陰人은 정직하고 고집이 세어 변동이 적으며, 얼굴에 항상 喜性을 띠고 있으며, 미련하고 우둔한 것도 太陰人의 특징이다.

少陰人은 溫順하고 沈着하며 초조해하는 者도 있다. 얼굴은 樂性을 띤다. 急하여도 內省的이기 때문에 自己의 의견을 잘 표현하지 않는 것도 少陰人의 특징이다.

少陽人은 急하여서 발끈하기를 잘하며 참을성이 없다. 얼굴에 怒性을 잘 띤다. 싹싹하고 人情이 많은 것도 少陽人의 특징이다.

太陽人은 앞으로 나아가고 후퇴를 모른다.

**【해설】**

이것은 어느 정도 성정이 온전할 때의 모습이다. 태음인의 성정이 흔들리면 정직하지 못하고 다른 사람의 말을 아예 듣지 않을 정도로 고집이 세고 생각이 자주 바뀐다. 거처가 불안정한 것이다. 소음인의 성정이 흔들리면 온순하지도 침착하지도 않으면서 매우 불안하고 초조해한다. 또한 초조함이 폭발하여 말과 행동이 과격해지기도 한다. 특히 친인에게 폭발한다. 소양인의 성정이 흔들리면 더욱 급해져 참지 못하거나 두려운 마음에 움직일 생각조차 못 하는 경우도 있다.

### 9. 機能과 좋아하는 것을 본다

太陰人은 居處에 能하며 대개 오락을 좋아한다. 일을 싫어하며 事務에 敏達하지 못하나 硏究가 깊고 뒤를 염려하는 생각이 주밀周密하여 성취성이 강하다.

少陰人은 親友교제에 能하고 매사를 細密하게 잘 처리하나 꼼꼼하여서 일에 진전이 없는 경우가 있다. 迫力이 없는 편이다.

少陽人은 活動力이 強하여서 일을 좋아하며 두뇌가 명석하여 판단력이 빠르며 자기 일보다 남의 일을 더 잘 보아준다.

太陽人은 성질이 疏通하고 교우에 능하다. 적극적이고 행동적이다.

**【해설】** 태음인이 좋아하는 오락은 즐겁고[樂情] 좋아하는[喜情] 잡기를 말한다. 장기, 바둑, 화투, 포카드, PC방 게임뿐만 아니라 축구, 야구 등 운동경기까지 성취감을 느낄 수 있는 모든 것에 즐거움을 '푸하하하' 드러내놓고 좋아한다. 태음인의 얼굴이나 몸매가 느릴 것 같고 대충대충 하는 것처럼 보이지만 하고자 하는 일에는 생각이 깊고 치밀하게 준비하였다가 순식간에 밀어붙여 결과를 만들어낸다.

소음인의 親友는 오랫동안 교제를 해오면서 신뢰가 쌓인 벗을 이야기하지 낯선 사람과 금방 친우가 되지는 않는다. 하고 싶은 것이 있어도 속으로 생각만 하고 표현을 하지 않으니 좋은지 싫은지 그 속을 알 수가 없다. 믿음 있는 친우에게만 그 속을 터놓고 이야기한다.

소양인은 호기심도 많고 하고 싶은 것도 많으며 하고 싶은 것이 있으면 바로 행동으로 옮기는 경우가 많다. 처음 만난 사람에게도 친근하게 잘 접근하는데 소음인 입장에서는 너무 친근하게 다가와 부담스럽고 한편으로는 잘 챙겨줘서 고맙기도 한 두 측면을 가지고 있다. 태음인 입장에서는 자신에게 도움이 되지 않은 일에 자꾸 나서는 소양인이 이해되지 않는다.

태양인은 '이것이다'라고 생각하면 바로 행동에 옮기고 적극적으로 하기 때문에 일도 잘하고 친구도 잘 사귄다. 이것이 지나치면 하고 싶은 것이 금방금방 변하여 변덕이 심하므로 직업이 수시로 바뀌는 사람도 보았다. 한 번 만났어도 친한 친구이고 잠깐 관여한 일도 자기가 한 일이라고 주장하기도 하여서 주위 사람에게 믿음을 주지 못하는 경우도 있다. 반대로 誠意, 正心, 格物, 致知, 修身을 잘 닦은 태양인이 사무를 철저하게 빈틈없이 하고 사람도 가려서 쓸 줄 알고 한 직장에 머무르면서 일을 하는 사람도 보았다.

**10. 平素의 症勢를 본다**

太陰人은 夏節에 땀을 많이 흘린다. 熱多者는 찬물을 좋아하고 寒多者는 더운물을 좋아한다. 겁이 많은 편이다.

少陰人은 脾胃가 弱하여 消化器障碍가 많다. 더운물을 좋아한다. 熱多者는 冷水도 잘 먹는다.

少陽人의 胃病者는 대개 便秘가 있다. 冷水를 좋아한다. 神經症勢가 많다.

太陽人은 가슴이 갑갑하고 吐하기를 잘 한다.

**【해설】** 평소의 병증은 표병과 리병에 따라 달라진다. 태음인 표병은 한증으로 나타나므로 땀이 없고 온수를 좋아하고, 리병은 열증으로 나타나므로 땀이 잘 나고 냉수를 좋아한다. 소음인 표병과 리병은 모두 소화기 질환이 잘 생기지만 표병은 변비와, 리병은 설사와 더불어 생기며 보통 음식과 감정의 조절실패가 원인이다. 표병에서는 온수뿐만 아니라 냉수도 잘 마시지만 리병에서는 냉수를 거의 마시지 못한다. 소양인 위장병은 대개 리병에서 많이 생기므로 변비도 같이 잘 생기며 표병, 리병 가리지 않고 냉수를 마실 수 있다. 스트레스 증후군은 체질을 가리지 않고 모두 많다. 소양인에게 신경증상이 많다는 것은 문맥을 살펴보면, 위장병

이 생기거나 위장병이 생길 때 스트레스가 많이 관여했다는 의미로 받아들이면 될 것 같다.

**11. 배[腹](누워 있는 자세)를 본다**

太陰人의 배는 계란형이다.
少陰人의 배는 장고長鼓형이다.
少陽人의 배는 팽이형이다.
太陽人의 배는 太陰人과 정반대이다.

아래 그림을 참조하기 바란다.

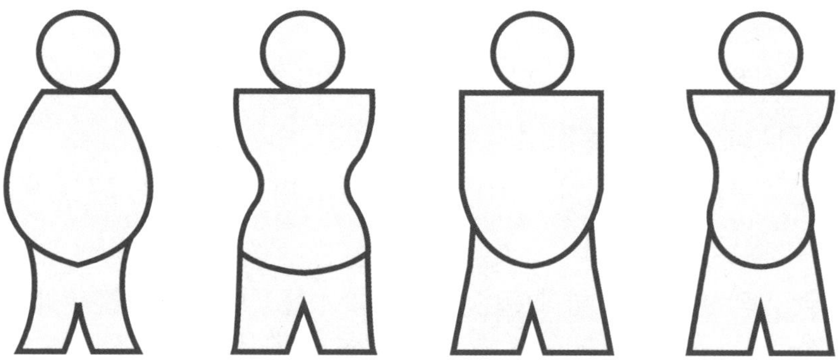


**그림7-1. 사상인의 체형**

마지막으로 박인상은 이렇게 말한다.

"이상 필자의 경험에 비추어 몇 가지 제시하여 보았으나 아직 미비한 점이 많을 것으로 思料된다. 더욱이 우리의 日常生活에 있어서 습관이야말로 제2의 天性이라고 하는 만큼 가정환경 등의 영향도 크며 地方마다 特色도 있고 時代에 따른 流行의 영향도 무시할 수 없으며 특수한 운동으로 身體의 어느 部分이 極度로 發達되는 點도 있으니 어느 한 가지만 갖고 體質을 가린다는 것은 深思熟考할 필요가 있다고 본다.

近者에 와서 尺度法으로 몸을 재보고서 四象을 가리는 先生도 있고, 脈을 보고서 가리는 先生, 또한 觀形察色만으로 가리는 先生, 針으로 가리는 先生도 있음을 볼 때, 그 어느 것도 一理는 있으나 完全無缺한 것은 없음을 본다. 이 점 현대과학으로 확정을 보지 못하여 遺憾스럽기 恨이 없다."

20대 초반부터 80대 초반까지 사상의학을 연구하고 어떻게 하면 체질감별을 정확하게 할 수 있을까 궁구하던 박인상도 완전무결한 체질감별법은 없다고 하였다. 1990년대 이후 잠깐 동안 유전자를 연구하여 체질의 유전성을 증명하고 유전자 배열을 통하여 사상체질을 구분하고자 하는 시도가 한의대에서 있었지만 별 성과를 맺지 못하였다. 현대과학기술을 이용하여 안면계측과 목소리를 구분하여 감별하는 방법을 대형병원에서 사용하고 있지만 개인의원에서는 아직이다. 현대과학으로 전통의학의 일부를 형식화, 수학화, 즉 과학화할 수 있는 부분이 있기는 하지만 한의학 전체를 현대과학으로 다 설명하는 것은 힘들다. 학문의 토대가 다르기 때문이다. 그렇지만 한편으로는 과학기술로 체질을 정확하게 감별하는 진단기가 나오기를 바라고 있다.

체질감별을 할 때, 이제마부터 현재까지 나와 있는 모든 방법을 총동원할수록 오류가 생길 확률이 낮아질 것은 당연한 것이다. 필자는 그 중에서도 태극침법과 체형측정법, 약물반응을 동시에 사용하기를 권한다. 마지막으로 체질감별의 정확성을 높이는 침법, 《동의사상요결》 제5장의 태극침법을 그대로 옮기고 평소 박인상이 태극침과 더불어 응용한 침법을 마지막에 간단히 붙이고자 한다.

# 태극침법

故 晩齊 李炳幸先生 編著『鍼道源流重磨』344~353面에서 拔萃한 것이며 其 治療效果가 많으므로 試用하기를 勸告한다.

## 1. 緖論

우리 東洋醫學은 半萬年의 悠久한 歷史를 가지고 있기 때문에 奧妙한 眞理를 開拓하였다고 하겠으나 反面 多樣한 學派가 群出하여 後學으로 하여금 도리어 迷惑케 하므로 斯學發展에 支障이 많았다고 보겠다. 그러므로 나는 가장 簡便하고도 合理的이며 體系的인 方法을 探究하였으니 이것이 바로 四象醫學의 原典인『東醫壽世保元』(以下는 原典이라 略述함)을 土臺로 하여 研究된 太極針法이다. 四象醫學은 病理를 爲主로 함이 아니요 體質을 爲主로 하였으니 太陽 太陰 少陽 少陰의 四體質로 區分하여 簡便하고도 合理的이라서 可謂 東洋醫學을 果敢히 大整理한 醫學의 捷徑이라고 하겠으나 體質鑑別의 難點이 있는 것이다. 그러므로 原典의 著者인 李濟馬先生도 이 點의 未完成을 自認하고 後學에게 遺言하였으니 下記와 같다.

原典 少陰人篇에 云하되 少陰人의 中氣病 舌捲不語에 醫者가 合谷穴에 行針하니 그의 效果가 대단히 좋아서 其他諸病에 試驗한즉 그의 效果가 藥보다 越等하더라. 그러면 針穴도 또한 太少陰陽의 四象人穴이 있을 것이니 後學은 研

究開發하여 活人積德하기를 懇曲히 바라노라. 그러나 合谷穴만으로는 體質鑑別이 到底히 不可能하므로 代表穴을 發見하기에 腐心한 나머지 原典卷一 臟腑論에 心은 光明瑩澈하여 一身의 主宰가 되니 耳目口鼻와 肺脾肝腎과 頷臆臍腹及頭手足等을 모두 統轄支配한다 하니 卽 心經의 四穴로 體質鑑別을 成功할 수 있는 것이다.

## 2. 本論

### (1) 四象의 意義

#### ① 四象圖表

| 極 ──. | | . ── 太 | |
|---|---|---|---|
| 陰 陽 | | | |
| 太 陰 | 少 陽 | 少 陰 | 太 陽 |
| 坤 艮 | 坎 巽 | 震 离 | 兌 乾 |
| 八 七 | 六 五 | 四 三 | 二 一 |
| 卦四十六은 八八 | | | |

#### ② 四象圖表解

이 圖表는 『周易』의 伏羲八卦次序圖이다.

太極은 萬物의 原核이 되는 것이니 例를 들면 桃核과 같아서 桃核의 發芽는 最初에 二葉이 生하니 이것이 바로 太極에서 生한 陰陽과 같고 또다시 發芽하면 四葉이 되니 이것이 바로 四象이며 또다시 成長發芽하면 八葉이 되니 이것이 八卦요 또다시 成長하여 六十四卦가 되는 것이다.

### (2) 四象과 人間과의 關係

人間은 비록 萬物之靈長이라고 自稱하나 宇宙의 一分子에 不過하므로 人間은 小宇宙라 하여 四象人 卽 太陽人 太陰人 少陽人 少陰人으로 區分하였으니 血液型의 區分原理와 類似한 것이다.

### (3) 四象人의 臟器大小關係

#### ① 四象人의 臟器 大小

太陽人(肺大肝小)

太陰人(肝大肺小)

少陽人(脾大腎小)

少陰人(腎大脾小)

#### ② 四象人의 臟器大小理由(原典 四端論)

太陽人은 哀性이 遠散而怒情이 促急하니 哀性이 遠散則氣注於肺而肺益盛이요 怒情이 促急則氣激於肝而肝益削하나니 太陽人之臟局이 所以로 成形於肺大肝小也요, 少陽人은 怒性이 宏抱하고 哀情이 促急하여 怒性이 宏抱則氣注於脾而脾益盛이요 哀情이 促急則氣激於腎而腎益削하니 少陽人之臟局이 所以로 成形於脾大腎小也며, 太陰人은 喜性이 廣張而樂情이 促急하니 喜性이 廣張則氣注於肝而肝益盛이요 樂情이 促急則氣激於肺而肺益削하나니 太陰人之臟局이 所以로 成形於肝大肺小也요, 少陰人은 樂性이 深確而喜情이 促急하니 樂性이 深確則氣注於腎而腎益盛이요 喜情이 促急則氣激於脾而脾益削하나니 少陰人之臟局이 所以로 成形於腎大脾小也라.

### (4) 四象人의 體質形成

#### ① 四象人의 體質

太陽人(金性體質)

太陰人(木性體質)

少陽人(火性體質)

少陰人(水性體質)

#### ② 四象人의 體質形成理由

太陽人은 肺大하므로 肺屬金하니 金性體質이 되며,

太陰人은 肝大하므로 肝屬木하니 木性體質이 되며,

少陽人은 脾大하므로 脾屬火하니 火性體質이 되고,

少陰人은 腎大하므로 腎屬水하니 水性體質이 된다.

### (5) 診斷法

#### ① 尺度法(體質鑑別의 第一法)

患者를 仰臥伸足하고 布尺으로 乳房上과 下及第十一肋骨端下와 腸骨棘上의 周圍를 測量한 後, 下의 B四象人의 體質形態에 依하여 四象人의 體質을 鑑別하나, 此法은 正確性이 稀薄하므로 輪郭만 定한 後에(假定) 下의 第二法으로서 四象人의 體質을 判定한다.

A. 臟器의 部位

가. 乳房上(肺部位)

나. 乳房下(脾部位)

다. 第十一肋骨端下(肝部位)

라. 腸骨棘上(腎部位)

B. 四象人의 體質形態

가. 太陽人(乳房上>乳房下)

나. 太陰人(乳房下>乳房上)

다. 少陽人(第11肋骨端下>腸骨棘上)

라. 少陰人(腸骨人棘上>第十一肋骨端下)

**註 :** 太陽人과 少陽人은 모두 乳房上이 크므로 鑑別上 混線을 招來할 수 있으나 太陽人과 太陰人은 乳房下의 大小로 鑑別하고(乳房下>乳房上은 太陰人) 少陽人과 少陰人은 腸骨棘上의 大小로 鑑別한다.

#### ② 太極針法(體質鑑別의 第二法)

A. 太陽人(少府火穴補)

B. 太陰人(靈道金穴補)

C. 少陽人(少海水穴補)

D. 少陰人(神門土穴補)

**註 :** 가. 太陽人은 金氣가 太過하므로 火穴인 少府를 補한즉 火克金하여 體內의 氣血이 調節되기 때문에 卽時로 發效하고,

나. 太陰人은 木氣가 太過하므로 金穴인 靈道를 補한즉 金克木하여 卽時로 發效하며,

다. 少陽人은 火氣가 太過하므로 水穴인 少海를 補한즉 水克火하여 卽時로 發效하고,

라. 少陰人은 水氣가 太過하므로 土穴인 神門를 補한즉 土克水하여 卽時로 發效한다.

### (6) 四象人의 臟腑配屬

A. 肺黨(胃脘卽上焦 舌 耳 頭腦 皮毛)

B. 脾黨(胃 兩乳 目 背膂 筋)

C. 肝黨(小腸 臍 鼻 腰脊 肉)

D. 腎黨(大腸 前陰 口 膀胱 骨)

**註 :** 原典卷一 臟腑論에서

가. 肺는 外歸于皮毛故로 胃脘與舌耳頭腦皮毛는 皆肺之黨也요,

나. 脾는 外歸于筋故로 胃與兩乳目背膂筋은 皆脾之黨也이며,

다. 肝는 外歸于肉故로 小腸與臍鼻腰脊肉은 皆肝之黨也요,

라. 腎는 外歸于骨故로 大腸與前陰口膀胱骨은 皆腎之黨也니라.

### (7) 四象人의 臟腑大小序例

A. 太陽人

가. 大臟腑(肺 脾 胃 上焦)

나. 小臟腑(腎 膀胱 大腸 肝 膽 小腸)

B. 太陰人

가. 大臟腑(肝 膽 小腸 腎 膀胱 大腸)

나. 小臟腑(脾 胃 肺 上焦)

C. 少陽人

가. 大臟腑(脾 胃 肺 上焦)

나. 小臟腑(肝 膽 小腸 腎 膀胱)

D. 少陰人

가. 大臟腑(腎 膀胱 大腸 肝 膽 小腸)

나. 小臟腑(肺 上焦 脾 胃)

註 : 臟腑大小序例는 原典卷一 擴充論을 土台로 하여 發見하였다.

### ⑻ 取穴法

#### ① 12原穴

肺(太淵) 胃(衝陽) 大腸(合谷) 肝(太衝) 小腸(腕骨) 膽(丘墟) 三焦(陽池) 腎(太谿) 脾(太白) 膀胱(京骨) 心(神門) 心包(大陵)

#### ② 原穴을 取한 理由

가. 原典卷 2 少陰人篇에 曰 少陰人의 中氣病舌捲不語에 有醫하여 針合谷穴而其效가 如神이라 하니 合谷은 大腸經의 原穴인 同時에 大腸은 腎의 黨與에 屬하니 聲出於腎이라는 原理에 依해서 少陰人의 不語症이 治療된 것이라고 推想된다.

나. 『靈樞經』 九針12原 第1에 曰 五臟에 有六腑하고 六腑에 有十二原하여 十二原은 出於四關四肢하니 四關은 主治五臟이라 五臟에 有疾이면 當取之十二原이니라.

### ⑼ 補瀉法

補瀉法은 針治法上 가장 重要한 役割을 차지하고 있으나 男女別等 그의 方法이 複雜多端하므로 도리어 後學者로 하여금 迷惑케 하여 나는 이것을 整理統一하였다.

A. 圓補方瀉法

男女及經絡並午前午後를 莫論하고 拇指를 前進하면 補가, 後退하면 瀉가 된다.

B. 手技法

가. 持針法

針柄을 拇指와 食指로 堅執하고 中指와 無名指로 針腰를 扶支한다.

나. 撥針法

拇指를 努力 前進한 後 다시 拇指를 無力後退하여 針을 다시 原點으로 돌리니 이 法을 補라 하고 이와 反對로 拇指를 努力하여 後退한 後 拇指를 無力前進하여 針을 다시 原點으로 돌리면 瀉가 된다.

다. 回數

補法은 一回轉을 9數(9陽數)로 하되 3次를 行하니 三九二十七回轉이 되며 每次마다 少停하고, 瀉法은 一回轉을 6數(六陰數)로 하되 3次를 行하니 三六十八回轉이 되며 每次마다 少停한다.

**註 :** 『素問』에 曰 瀉必用方하고 補必用圓이라 하니 此는 萬世不易之大法也라 換言하면 此法은 補瀉法의 代表的인 方法임을 意味한다.

## 3. 結論

### (1) 四象人의 體質鑑別

第 1 段階로 尺度法에 依하여 輪廓(假定)만 定한다.

第 2 段階로 太極針法을 使用하여 體質을 確定한다. 但 體質鑑別로써 病은 殆半 以上이 治療되나 完治를 期하기 爲하여 下의 治療方法을 活用한다.

### (2) 治療方法

이 法은 原則的으로 2大 方法으로 分類하니 그 1 法은 各人의 體質에 依한 方法이요 그 2法은 病의 種類에 依한 方法이다.

#### ① 各人의 體質別 療法

가. 太陽人(太衝補 太淵瀉)

나. 太陰人(太衝瀉 太淵補)

다. 少陽人(太白瀉 太谿補)

라. 少陰人(太白補 合谷瀉)

**註 :** 가. 太陽人은 肺大肝小하니 太淵을 瀉하고 太衝은 補하며,

나. 太陰人은 肺小肝大하니 太衝을 瀉하고 太淵을 補하며,

다. 少陽人은 脾大腎小하니 太白을 瀉하고 太谿를 補하며,

라. 少陰人은 脾小腎大하니 合谷을 瀉하고 太白을 補한다. 少陰人의 合谷瀉는, 元來는 腎無瀉法이라는 原則에 依해 腎을 直接 瀉하지 않고 그의 黨與인 大腸의 原穴인 合谷을 瀉한다.

### ② 病別治療方法

가. 太陽人耳病(太淵瀉)

나. 太陰人眼病(太白補)

다. 少陽人腰痛(太衝補)

라. 少陰人骨痛(合谷瀉)

**註 :** 이 方法은 四象體質에 依해서 活用함이 아니고 病의 種類에 따라 活用하는 方法이다. 그러므로 이 方法을 活用하려면 앞서 言及한 四象人의 臟腑配屬과 四象人의 臟腑大小序列를 細密히 參酌하여야만 한다. 例를 들면,

가. 太陽人耳病(太淵瀉)

耳는 肺黨에 配屬하고 太陽人肺는 大하므로 肺의 原穴인 太淵을 瀉하고,

나. 太陰人眼病(太白補)

眼은 脾黨에 配屬하고 太陰人은 脾小하므로 脾의 原穴인 太白을 補하며,

다. 少陽人腰痛(太衝補)

腰는 肝黨에 屬하고 少陽人의 肝은 小하므로 肝의 原穴인 太衝을 補하고,

라. 少陰人骨痛(合谷瀉)

骨은 腎黨에 配屬하고 少陰人은 腎大하므로 大腸의 原穴인 合谷을 瀉함.

### (3) 適應症

太極針法은 內外科를 莫論하고 全部 施針함을 原則으로 하나 研究實驗 如何에 따라 奇效를 發揮하는 수가 많다. 少陽人을 例로 들면

가. 中風手足不擧에 少海를 補하면 卽席에서 手足을 든다.

나. 耳鳴도 卽席에서 止息한다.

다. 頭腹痛及手足痲痺 等이 卽席에서 治療된다.

라. 咳逆 딸꾹질 等이 卽席에서 止息이 된다.

마. 胃癌의 治療는 確言할 수 없으나 卽席에서 痛症은 消失된다.

바. 眼昏이 밝아진다.

사. 疲勞가 卽席에서 回復된다.

아. 筋肉痛이 緩和된다.

자. 腰痛이 卽席에서 治療된다.

### (4) 體質鑑別成績統計表

| 性別 | 男 | 女 | 小兒 | 計 |
|---|---|---|---|---|
| 實施人員 | 1,000名 | 1,000名 | 100名 | 2,100名 |
| 成功人員 | 906名 | 955名 | 72名 | 1,933名 |
| 比率 | 90% | 95% | 72% | |

但 小兒는 體質鑑別法의 第1, 2로 判定하여도 對話가 不通하므로 判定의 與否를 確認키 不能하니 體溫及脉狀 察色 等으로 判定함.

다음에 太極針法을 알기 쉽게 도표로 정리한 것이 있어 참고로 싣는다. 이 도표는 誠心韓醫院 院長 金己培先生이 作成한 것이다.

## 附. 太極針法 도표

| 四象例 | 體質鑑別 判斷 | 體質別 治療病 | | 病別 治療穴 | | | |
|---|---|---|---|---|---|---|---|
| | | | | 頭腦 舌耳 胃脘 皮毛 | 乳 目 筋 背 膂 胃 | 臍 鼻 肉 小腸 腰脊 | 膀胱 口骨 大腸 前陰 |
| 太陽人 | 小府 ↱⊕ ↳9 ↓ | 太淵 ⊖ ↳6 ↑ | 太衝 ↱⊕ 9 ↓ | 太淵 ⊖ ↳6 ↑ | 太白 ⊖ ↳6 ↑ | 太衝 ↱⊕ 9 ↓ | 太谿 ↱⊕ 9 ↓ |
| 太陰人 | 靈道 ↱⊕ 9 ↓ | 太衝 ⊖ ↳6 ↑ | 太淵 ↱⊕ 9 ↓ | 太淵 ↱⊕ 9 ↓ | 太白 ↱⊕ 9 ↓ | 太衝 ⊖ ↳6 ↑ | 合谷 ⊖ ↳6 ↑ |
| 少陽人 | 少海 ↱⊕ 9 ↓ | 太白 ⊖ ↳6 ↑ | 太谿 ↱⊕ 9 ↓ | 太淵 ⊖ ↳6 ↑ | 太白 ⊖ ↳6 ↑ | 太衝 ↱⊕ 9 ↓ | 太谿 ↱⊕ 9 ↓ |
| 少陰人 | 神門 ↱⊕ 9 ↓ | 合谷 ⊖ ↳6 ↑ | 太白 ↱⊕ 9 ↓ | 太淵 ↱⊕ 9 ↓ | 太白 ↱⊕ 9 ↓ | 太衝 ⊖ ↳6 ↑ | 合谷 ⊖ ↳6 ↑ |

**기호 설명**

⊕補 ⊖瀉 ↓↑針方向 上 | 針方向下 ↰9九回轉 母指前進 ↳6六回傳 母指後退

* 各各 三回式 실시한다.

## 附. 박인상의 응용법

⑴ 태극침법은 반드시 心經을 補하고 큰 장부를 瀉하고 작은 장부를 補하는 補-瀉-補 순서로 침을 놓아야지 補-補-瀉이나 瀉-補-補 순서로 놓아서는 절대 안 된다.

⑵ 圓方九六補瀉를 반드시 해야 하지만 침을 무서워하는 사람은 태극침 세 자리에 單刺을 하고 반응을 살핀다. 반응이 약하면 圓方九六補瀉를 1회 하고 반응을 관찰하며, 반응이 뚜렷하지 않으면 圓方九六補瀉를 3회까지 시술한다.

⑶ 태극침법은 마음에 해당하는 手少陰心經을 첫 번째로 補하는 것이 모든 체질에 같기 때문에 神門, 太淵, 少府, 陰少海 어느 곳을 놓아도 체질에 상관없이 '효과 있다'는 긍정적인 반응을 보이는 사람이 있으므로 태극침법만 믿어서도 안 된다.

⑷ 健側 취혈을 최우선으로 하고, 아픈 곳이 좌우로 나누어지지 않거나 양측이 모두 아픈 사람은 男左女右로 취혈한다.

⑸ 소음인은 어떤 질병이라도 태극침 세 곳과 胃經의 족삼리, 내정을 놓으면 효과가 더 좋다.

⑹ 소양인은 어떤 질병이라도 태극침 세 곳과 膀胱經의 족지음을 놓으면 효가가 더 좋다. 족지음의 침자극이 강하여 환자가 많이 아파하는 경우는 속골을 놓아도 비슷한 효과를 볼 수 있다.

⑺ 태음인은 어떤 질병이라도 태극침 세 곳과 膽經의 족임읍을 놓으면 효과가

더 좋다.

⑻ 상체질환은 태극침에 수삼리, 하체질환은 족삼리에 놓아서 引經시킨다.

⑼ 외부질환은 태극침에 외관, 내상질환은 내관에 놓으면 좋다.

⑽ 감기에 걸렸을 때 手太陰肺經의 少商에 침을 놓거나 放血을 하면 일시적인 해열효과와 咽腫이 가라앉는다. 태극침을 먼저 놓고 후에 자침한다.

⑾ 현훈증상에는 태극침을 놓고 발가락 3~4趾間, 수삼리, 승장을 놓으면 효과가 좋다.

⑿ 구안와사에는 태극침을 놓고 건측의 대릉과 곡택을 이은 선의 중간점에 자침한다.

⒀ 인중을 놓을 때는 코를 잡고 코 중격의 밑으로 자침한다고 생각하고 斜刺한다.

# 마치는 글을 대신하여

## 길

뒤집지고
질뚝질뚝 가는 길이
내 길이구나

아빠, 부르는 소리에
고개 돌려 쳐다보니 빈 하늘뿐이고
여보, 속삭이는 소리에
발길 돌려보니 회색 흙빛이네

가는 길이 가는 길이고
걸어가는 것이 길이고
돌이켜도 그 길이고
가도 가도 그 길이네

소승의 길은 이 쪽이고
대승의 길은 저 쪽인가
예수의 길은 신의 길이고
공자의 길은 사람의 길인가

열 몇 걸음 내려가고
열 몇 걸음 올라가는
짧은 계단 모퉁이에 앉아
어느 길이 내 길이고
어느 길이 사람의 길인지 질문하네

반듯한 길도
굽이진 길도
산모퉁이 돌면 그 길이네
빠른 길 잽싸게 달음질치고
거북 걸음 찬찬히 둘러가도
저 강 건너면 다시 그 길이네

## 참고문헌


전국한의과대학 사상의학교실 역음, 사상의학, 집문당, 2001년

최병일 교열, 이제마유작문헌집, 파란들, 2002년

박인상, 동의사상요결, 소나무, 2015년

박인상, 우천임상요결, 소나무, 2016년

원지상, 동의사상신편, 정담, 2002년

김주, 사상의학 성리임상론, 대성문화사, 1998년

조황성, 사상의학의 원리와 방제, 집문당, 2005년

황민우, 사상의학강설, 군자, 2012년

류순섭, 사상의학통해, 대학서림, 2006년

신홍일, 동의수세보원주해, 대성문화사, 2000년

김형태, 김형태 동의수세보원강의, 정담, 1999년

김종덕 외, 이제마평전, 한국방송출판, 2002년

정용재 역해, 동의수세보원, 글항아리, 2018년

이창일, 사상의학, 몸의 철학 마음의 건강, 책세상, 2003년

최대우 역해, 동의수세보원 역해, 경인문화사, 2012년

최대우, 이제마의 철학, 경인문화사, 2009년

허훈, 동무이제마의 철학사상, 심산, 2008년

〈비출판 강의록〉

안준철 선생님 사상의학강의록, 2004년

김만산 강의록, 동의수세보원(상), (하), 2011.9.1–2012.12.6